职业卫生监督员培训教材

职业卫生监督基础

国家卫生健康委综合监督局
国家卫生健康委卫生健康监督中心 ｜组织编写

赵延配　胡　光｜主　编

人民卫生出版社
·北京·

图书在版编目（CIP）数据

职业卫生监督基础 / 国家卫生健康委综合监督局，
国家卫生健康委卫生健康监督中心组织编写 . — 北京：
人民卫生出版社，2020.11
职业卫生监督员培训教材
ISBN 978-7-117-30454-2

I.①职⋯ Ⅱ.①国⋯②国⋯ Ⅲ.①卫生工作 —执
法监督 —中国 —岗位培训 —教材 Ⅳ.①D922.16

中国版本图书馆 CIP 数据核字（2020）第 176216 号

人卫智网	www.ipmph.com	医学教育、学术、考试、健康，购书智慧智能综合服务平台
人卫官网	www.pmph.com	人卫官方资讯发布平台

职业卫生监督员培训教材
职业卫生监督基础
Zhiye Weisheng Jianduyuan Peixun Jiaocai
Zhiye Weisheng Jiandu Jichu

组织编写： 国家卫生健康委综合监督局
国家卫生健康委卫生健康监督中心
出版发行： 人民卫生出版社（中继线 010-59780011）
地　　址： 北京市朝阳区潘家园南里 19 号
邮　　编： 100021
E - mail： pmph @ pmph.com
购书热线： 010-59787592　010-59787584　010-65264830
印　　刷： 北京铭成印刷有限公司
经　　销： 新华书店
开　　本： 710×1000　1/16　印张：24
字　　数： 406 千字
版　　次： 2020 年 11 月第 1 版
印　　次： 2020 年 11 月第 1 次印刷
标准书号： ISBN 978-7-117-30454-2
定　　价： 72.00 元

《职业卫生监督员培训教材——职业卫生监督基础》
编写委员会

主　　编　赵延配　胡　光

副 主 编　秦兴强　霍小军　凤志慧

执行主编　李　晋　翟廷宝　程婉秋

编　　委　（以姓氏笔画为序）

　　　　　于素芳　王志萍　王金敖

　　　　　凤志慧　李　珏　李　晋

　　　　　杨曦伟　汪　莹　汪严华

　　　　　张　茹　张凤梅　张玉慧

　　　　　陆仲寅　赵　宇　赵延配

　　　　　胡　光　秦兴强　程婉秋

　　　　　靳大力　翟廷宝　霍小军

主　　审　于素芳

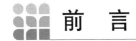 # 前　言

　　职业病防治工作关系到劳动者生命安全和身体健康,关系到劳动力资源的可持续供给和经济的可持续发展,关系到社会的和谐与稳定。因此,我们要提高政治站位,始终牢记保护劳动者健康权益、促进经济发展的根本宗旨,以习近平新时代中国特色社会主义思想为统领,以贯彻落实十九大精神为主线,以《中华人民共和国职业病防治法》为依据,将职业病防治工作抓紧落细。

　　当前,我国基层卫生健康监督机构职业卫生监督员的监督执法能力亟待加强。为了帮助职业卫生监督员更好地掌握职业卫生监督执法的基本知识和实务技能,规范执法行为,依法维护劳动者健康权益,国家卫生健康委综合监督局和卫生健康监督中心组织编写了职业卫生监督员培训系列教材。

　　《职业卫生监督员培训教材——职业卫生监督基础》是职业卫生监督员培训系列教材之一。基础知识部分主要介绍从事职业卫生监督工作必须具备的职业卫生与职业医学相关基础知识,包括工作场所常见职业性有害因素对健康的损害,常见职业性有害因素的识别、检测、评价及其预防控制措施等。

　　本书编写注重实用性和可操作性,旨在为职业卫生监督人员提供一本实用工具书,并可作为高等学校职业卫生与职业病学实践教学参考教材。

　　在本书编写过程中,得到了山东大学和全国相关领域专家的大力支持,在此表示衷心感谢。由于时间仓促,加之编者水平所限,书中难免出现疏漏和不妥之处,恳请广大读者给予批评指正。

本书编委会

2020 年 4 月

目 录

第一章
职业卫生与职业病防治

第一节 职业卫生

在我国,职业卫生与职业健康的含义相同,两者的英语表述都是"occupational health"。职业卫生曾称为"劳动卫生""工业卫生"。

职业卫生是对工作场所内产生或存在的职业性有害因素及其健康损害进行识别、评估、预测和控制的一门科学,其目的是预防和保护劳动者免受职业性有害因素所致的健康影响和危险,使工作适应劳动者,促进和保障劳动者在职业活动中的身心健康和社会福利。

职业卫生的工作对象是面向一切职业人群,全球人口中约有半数属于职业人群,包括工业、农业以及商业、交通、科研、教育、行政管理等各个行业,既包括各种体力劳动,也包括各种脑力劳动。不仅包括正式职工与合同职工,也包括临时职工、下岗职工和老年职工。世界卫生组织倡导"人人享有职业卫生"(occupational health for all)的工作策略。

职业卫生主要关注不良劳动条件对职业人群健康的影响,不但关注职业病,也关注职业性相关疾病。职业卫生的工作内容包括劳动者在生产工艺过程、劳动过程、生产环境接触的各种物理、化学、生物、作业组织安排、管理等不良因素的识别、评价、预测和控制。

职业卫生的基本任务是识别、评价、预测和控制不良劳动条件,以保护劳动者健康、提高作业能力、改善劳动条件,促进经济发展为目的。

古希腊著名医学家希波克拉底(Hippocrates)首次注意到环境与健康之间的联系,告诫他的学生要"注意观察环境,以了解患者所患疾病的根源"。我国北宋孔平仲在《谈苑》中指出"贾谷山,采石人,石末伤肺,肺焦多死",明确了采石时产生的粉尘是采石人患肺部疾病的原因。16世纪德国的阿格里科拉(Agricola)所著的《论金属》中述及金、银、铅、铜、锌、汞等引起的职业病。被誉为职业医学之父的意大利学者拉马奇尼(Ramazzini,1663—1714 年)出版了《论手工业者的疾病》,描述了包括制镜工人、矿工、陶工、制玻璃工、油漆工、磨面粉工、石工、助产士在内的 50 多种手工业者的常见职业病,有史以来第一次系统论述了职业性有害因素和职业病之间关系,并强调在询问工人病史时,必问"从事什么职业"。

职业卫生的发生和发展与经济发展密不可分。伴随着历次工业革命,许多职业卫生的新问题相继出现。特别是 21 世纪,伴随着以可再生能源、智能电力、物联网为标志的第四次工业革命,又出现许多新的职业性有害因素,职业卫生工作必将面临更多新的挑战。

第二节　职业性有害因素与职业危害

一、职业性有害因素

在生产环境中存在的各种可能危害职业人群健康和影响劳动能力的不良因素统称为职业性有害因素。

职业性有害因素又称作"职业病危害因素"(GBZT 224—2010),在《中华人民共和国职业病防治法》等法律法规中,多将其称为"职业病危害因素"。

职业性有害因素分类方法很多。职业病危害因素分类目录(国卫疾控发〔2015〕92 号)将其分为粉尘、化学因素、物理因素、放射性因素、生物因素和其他因素六大类。按其来源可分为生产过程中的有害因素、劳动过程中的有害因素和生产环境中的有害因素,按其性质不同可分为化学性有害因素、物理性有害因素、生物性有害因素和其他有害因素。

(一) 生产过程中产生的有害因素

1. 化学因素　在生产中接触到的原料、中间产品、成品和生产过程中的废气、废水、废渣中的化学毒物均可对健康产生损害。化学性毒物以粉尘、烟尘、雾、蒸气或气体的形态散布于车间空气中,主要经呼吸道进入体内,还可以经皮肤、消化道进入体内。

常见的化学性有害因素包括生产性毒物和生产性粉尘。

(1)生产性毒物

1)金属及类金属:如铅、汞、砷、锰等。

2) 有机溶剂：如苯及苯系物、二氯乙烷、正己烷、二硫化碳等。

3) 刺激性气体：如氯、氨、氮氧化物、光气、氟化氢、二氧化硫等。

4) 窒息性气体：如一氧化碳、硫化氢、氰化氢、氮气、甲烷等。

5) 苯的氨基和硝基化合物：如苯胺、硝基苯、三硝基甲苯、联苯胺等。

6) 高分子化合物：如氯乙烯、氯丁二烯、丙烯腈、二异氰酸甲苯酯及含氟塑料等。

7) 农药：如有机磷农药、有机氯农药、拟除虫菊酯类农药等。

(2) 生产性粉尘：如矽尘、煤尘、石棉尘、水泥尘及各种有机粉尘等。

2. 物理因素　是生产环境的构成要素。不良的物理因素较多，常见的有：

(1) 异常气象条件：如高温、高湿、低温、低湿、高气压、低气压。

(2) 噪声、振动。

(3) 非电离辐射：如可见光、紫外线、红外线、射频辐射、激光等。

(4) 电离辐射：如 X 射线、γ 射线等。

3. 生物因素　生产原料和作业环境中存在的致病微生物或寄生虫，如兽医和牧民可能暴露在炭疽杆菌、布鲁氏菌中，护林工人可能暴露在森林脑炎病毒中，医务卫生人员和警察可能暴露在生物传染性病原中等。

（二）劳动过程中的有害因素

劳动过程中产生影响健康的有害因素包括：①劳动组织和制度或劳动作息制度不合理等；②精神（心理）性职业紧张，如机动车驾驶；③劳动强度过大或生产定额不当，如分派的作业与生理状况不相适应等；④个别器官或系统过度紧张，如视力过度紧张、发音器官过度紧张等；⑤长时间处于不良体位、姿势或使用不合理的工具等；⑥不良的生活方式，如吸烟或过量饮酒；缺乏体育锻炼；个人缺乏健康和预防的观念，违反安全操作规范和忽视自我保健等。

（三）生产环境中的有害因素

生产环境是指劳动者操作、观察、管理生产活动所处的外环境，涉及作业场所建筑布局、卫生防护、安全条件和设施有关的因素。常见的生产环境中有害因素包括：①自然环境中的因素，如炎热季节的太阳辐射、高原环境中的低气压、深井下的高温高湿等；②厂房建筑或布局不合理、不符合职业卫生标准，如通风不良、采光照明不足、有毒与无毒工段安排在一个车间等；③由不合理生产过程或不当管理所致的环境污染。

在实际生产场所和过程中，往往同时存在多种有害因素，对职业人群的健康产生联合作用,加剧了对劳动者的健康损害程度。

二、职业危害

在一定的作用条件下,职业性有害因素可导致职业危害,包括职业病(occupational diseases)、工作有关疾病和工伤。工伤不属于卫生监管的范围,职业病将在第三节详述。

广义地说,职业病也属于工作有关疾病,但一般所称工作有关疾病,与职业病有所区别。职业病是指某一特异职业性有害因素所致的疾病,有立法意义。而工作有关疾病则指多因素相关的疾病,如慢性支气管炎、肺气肿和支气管哮喘、高血压、消化性溃疡、腰背痛等疾患等,它与工作有联系,但也见于非职业人群中,当这一类疾病发生于劳动者时,由于职业性有害因素的接触,会使原有的疾病加剧、加速或复发,或者劳动能力明显减退。工作有关疾病的范围比职业病更为广泛,其导致的疾病经济负担更大。世界劳工组织强调高度重视工作有关疾病,必须将该类疾病列为控制和防范的重要内容,以保护及促进工人健康,促进国民经济健康和可持续发展。

第三节　职　业　病

一、定义

(一) 广义的定义

医学上的定义:职业病是指职业性有害因素作用于人体的强度与时间超过一定限度,人体不能代偿其所造成的功能性或器质性病理改变,从而出现相应的临床征象,影响劳动能力。

职业病不仅具有科学的含义,还涉及敏感的政策和赔偿问题,所以又赋予其立法的含义,就有了法律意义上的定义。

法律定义:职业病是指企业、事业单位和个体经济组织等用人单位的劳动者在职业活动中,因接触粉尘、放射性物质和其他有毒、有害因素而引起的疾病。

(二) 狭义的定义

法定职业病:每个国家根据各自的经济社会发展和经济承受能力等具体情况,确定社会保障水平,由国家以法律法规形式确定职业病范围,称为法定职业病。

二、法定职业病种类

我国的法定职业病的分类和目录由国务院卫生行政部门会同有关行政管理部门制定、调整并公布。我国最早在 1954 年公布了 14 种法定职业病,1987 年对法定职业病名单进行了修订,改为 9 大类 99 种,2002 年又修改为 10 大类 115 种。

我国现行的法定职业病是 2013 年颁布的,共分 10 大类 132 种。包括:①职业性尘肺病及其他呼吸系统疾病 19 种;②职业性皮肤病 9 种;③职业性眼病 3 种;④职业性耳鼻喉口腔疾病 4 种;⑤职业性化学中毒 60 种;⑥物理因素所致职业病 7 种;⑦职业性放射性疾病 11 种;⑧职业性传染病 5 种;⑨职业性肿瘤 11 种;⑩其他职业病 3 种。具体见《职业病分类和目录》(国卫疾控发〔2013〕48 号)。

法定职业病又称"需要赔偿的职业病",依据《职业病管理条例》规定,患者一旦确认为法定职业病,可以获得工伤保险的赔付。构成法定的职业病必须具备的四个条件:①患病主体是企业、事业单位或个体经济组织的劳动者;②必须是在从事职业活动的过程中产生的;③必须是因接触粉尘、放射性物质和其他有毒、有害物质等职业病危害因素引起的;④必须是国家公布的职业病分类和目录所列的职业病。

三、职业病致病模式

人体直接或间接暴露于作业环境中职业性有害因素时,不一定都发生职业病。职业病的致病模式可用三角模式图表示(图 1-1)。

职业病是否发生、发生的快慢、损害的程度等取决于三个主要条件,即职业性有害因素的性质、作用条件和个体特征。充分识别和评价各种职业性有害因素及其作用条件,以及个体特征,并针对三者之间的内在联系,采取措施,阻断其因果链,才能有效预防职业病的发生。

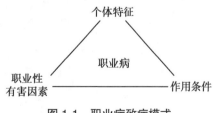

图 1-1　职业病致病模式

（一）有害因素的性质

职业性有害因素的基本结构、理化性质和作用部位与职业病的发生密切相关。

1. **职业性有害因素的基本结构**　毒物的结构决定了化学因素的毒性大小和特征，如在多种铬盐中，六价铬的致癌性最强；在不同结构的石英粉尘中，其致纤维化和矽肺能力的大小依次为结晶型＞隐晶型＞无定型。

2. **职业性有害因素的理化性质**　毒物的理化性质与其毒性密切相关，如电磁辐射透入组织的深度和危害性，主要决定于其波长；毒物的理化性质及其对组织的亲和性与毒性作用有直接关系，例如汽油和二硫化碳具有明显的脂溶性，对神经组织就有密切亲和作用，因此首先损害神经系统；一般物理因素常在接触时有作用，脱离接触后体内不存在残留；而化学因素在脱离接触后，作用还会持续一段时间或继续存在。

3. **职业性有害因素的作用部位**　刺激性气体氨易作用于湿润的眼和上呼吸道黏膜局部，立即产生刺激作用，出现流泪、流涕、咽痒、呛咳等症状；二氧化氮、光气，易进入呼吸道深部，对肺组织产生刺激和腐蚀，常引起化学性肺炎或肺水肿，最终可导致急性呼吸功能衰竭甚至危及生命。

（二）作用条件

1. **接触机会或频率**　在劳动过程中经常接触某些职业有害因素，受危害的可能性越大。

2. **接触方式**　不同的职业有害因素由于理化性状不同，经不同途径进入人体，如呼吸道、皮肤或其他途径，经容易进入体内的途径接触受危害的可能性大；如游离 SiO_2 粉尘需经呼吸道进入人体才能导致矽肺，但三硝基甲苯由于其较强的亲脂性则主要经皮肤吸收。

3. **接触时间**　每天或一生中累计接触的总时间越长，越易受危害。

4. **接触强度**　接触强度指接触浓度或水平，越高则越易受危害。

后两个条件是决定机体接受危害剂量的主要因素，常用接触水平表示，与实际接受量有所区别；实际接受量是指进入机体的量，与接触水平呈正比。据此，改善作业条件，控制接触水平，降低进入机体的实际接受量，是预防职业伤害的根本措施。

（三）个体特征

在同一作业条件下，不同个体发生职业病的机会和程度也有一定的差别，这与以下个体因素有关。

1. 遗传因素　患有某些遗传性疾病或存在遗传缺陷(变异)的人,容易受某些有害因素的作用。如对苯胺类化学物易感者,往往有葡萄糖 -6- 磷酸脱氢酶的先天性遗传缺陷;血清 α- 抗胰蛋白酶缺陷的个体,易发生刺激性气体中毒。

2. 年龄和性别差异　包括妇女从事接触对胎儿、乳儿有影响的工作,以及未成年和老年工人对某些有害因素作用的易感性。

3. 营养不良　如不合理的膳食结构,可致机体抵抗力降低。

4. 其他疾病　如皮肤病会降低皮肤防护能力,肝病会影响解毒功能等。

5. 文化水平和生活方式　如缺乏卫生及自我保健意识,以及吸烟、酗酒、缺乏体育锻炼、过度精神紧张等,均能增加职业性有害因素的致病机会和程度。

以上这些因素统称个体危险因素,存在这些因素者对职业性有害因素较易感,故称易感者或高危人群。

四、职业病的特点

从诱发职业病的主要条件来看,职业病具有下列五个特点。

1. 病因明确且有特异性　职业病的唯一病因就是职业性有害因素,只有在接触职业性有害因素后才可能患职业病,消除或控制了职业性有害因素后可以杜绝或降低职业病的发生。

2. 病因多可检测,且有暴露水平(剂量)- 反应(效应)关系　所接触的职业性有害因素大多是可以检测和识别的(既可定性又可定量),且所暴露病因的强度或浓度需达到一定程度才能致病,一般存在暴露水平(剂量)- 反应(效应)关系。

3. 群体性,特征性　在不同职业性有害因素的接触人群中,常有不同的发病集丛,很少只出现个别病例。然而由于接触情况不同和个体差异,可造成不同接触人群的发病特征不同。

4. 早期诊断,合理处理,预后较好　大多数职业病如能早期发现、早期诊断、及时治疗、妥善处理,预后较好。

5. 难治愈,重在预防　除了职业性传染病,仅治疗职业病个体,无助于保护仍在暴露人群的健康。大多数职业病目前尚缺乏特效治疗办法,所以工作重点应放在职业性有害因素的控制和职业病的预防方面。

职业病的三个发病条件和五个特点,进一步说明三级预防的重要性,保障劳动者健康是职业病防治、生产力促进和国民经济可持续发展的目标。

五、职业病诊断与管理

职业病的诊断科学性和政策性较强,涉及国家、用人单位和个人三方利益,一定要遵循科学、公正、及时、便民的原则,依据《中华人民共和国职业病防治法》及《职业病诊断与鉴定管理办法》和国家职业病诊断标准进行,并符合职业病诊断与鉴定的程序。

(一)职业病诊断依据

1. 职业史和职业性有害因素接触史　是职业病诊断的重要前提。应详细询问患者的职业史,包括现职工种、工龄、岗位、接触职业性有害因素的名称、生产工艺、操作方法、防护措施;既往工作经历,包括部队服役史、再就业史、兼职史等,以初步判断患者接触职业性有害因素的可能性和严重程度。

2. 现场调查　是诊断职业病的重要依据。应深入作业现场,进一步了解患者所在岗位的生产工艺过程、劳动过程、职业性有害因素的强度、预防措施;同一或相似接触条件下的其他作业人员有无类似发病情况等,进一步判断患者在该条件下,引起职业病的可能性。

3. 临床症状与体征　职业病的临床表现复杂多样,同一职业性有害因素在不同致病条件下可导致性质和程度可能有截然不同的临床表现;不同职业性有害因素又可引起同一症状或体征;非职业因素也可导致与职业因素损害完全相同或相似的临床症状和体征。因此,在临床资料收集与分析时既要注意不同职业病的共同点,又要考虑到各种特殊的和非典型的临床表现;不仅要排除其他职业性有害因素所致类似疾病,还要考虑职业病与非职业病的鉴别诊断。一般来说,急性职业性化学中毒因果关系较明确;而慢性职业性化学中毒的因果关系有时难以确立。诊断分析应注意其临床表现与所接触职业性有害因素的毒作用性质是否相符,职业病的程度与其接触强度是否相符,尤应注意各种症状体征发生的时间顺序及与接触职业性有害因素的关系。

4. 实验室检查　对职业病的诊断具有重要意义,生物标志物(biomarker)主要包括三大类:接触生物标志物、效应生物标志物和易感性生物标志物。接触生物标志物指机体内可测量的外源性物质、其代谢产物、外源性物质或其代谢产物与靶分子或靶细胞相互作用的产物,如:铅作业工人的尿铅、血铅作为铅的暴露标志物。效应生物标志物指机体内可测量的生化、生理、行为或其他改变,这些改变可引起确定的或潜在的健康损害或疾病,包括:

(1)反映毒作用的指标:如铅中毒者检测尿 δ- 氨基 -γ- 酮戊酸、有机磷农药中毒者检测血液胆碱酯酶活性等效应生物标志物。

(2)反映职业性有害因素所致组织器官病损的指标:包括血、尿常规检测及肝、肾功能试验等。易感性生物标志物指能使个体易受职业性有害因素影响的个体特征,主要为一些关键的代谢酶和 DNA 损伤修复基因,基因多态性常作为易感性生物标志物。

结合上述各项诊断依据,要进行全面、综合分析,才能作出切合实际的诊断。对有些暂时不能明确诊断的患者,应先作对症处理、动态观察、逐步深化认识,再作出正确的诊断,否则可能引起误诊误治,如将铅中毒所致急性腹绞痛误诊为急性阑尾炎而行阑尾切除术等。导致误诊误治的原因很多,主要是供诊断分析用的资料不全,尤其是忽视职业史及现场调查资料的收集。

(二) 职业病管理

职业病的报告由发现职业病的医疗卫生机构和用人单位负责报告。职业病报告工作是国家统计工作的一部分,各级负责职业病报告工作的单位和人员,必须树立法制观念,不得虚报、漏报、拒报、迟报,伪造和篡改。任何单位和个人不得以任何借口干扰职业病报告人员依法执行任务。有关职业病的报告和鉴定管理见培训教材《职业卫生监督实务》。

职业病防治法规定,用人单位应当保障职业病患者依法享受国家规定的职业病待遇,安排职业病患者进行治疗、康复和定期检查。用人单位对不适宜继续从事原工作的职业病患者,应当调离原岗位,并妥善安置。职业病患者的诊疗、康复费用,伤残以及丧失劳动能力的职业病患者的社会保障,按照国家有关工伤保险的规定执行。

六、职业禁忌证

(一) 定义

职业禁忌证(occupational contraindication)又称“职业禁忌”,是指劳动者从事特定职业或者接触特定职业性有害因素时,比一般职业人群更易遭受职业危害和罹患职业病或可能导致原有自身疾病病情加重,或者在作业过程中诱发可能导致对劳动者生命健康构成危险的疾病的个人特殊生理或病理状态。

(二) 职业禁忌证的界定原则

职业禁忌证界定的目的是贯彻预防为先的原则,最大限度的保护劳动者的健康。确保从业者选择适合的工作岗位,使工作适应工人,每个工人适应其工作。职业禁忌证的界定应平衡健康与就业权利的关系,尽最大努力保证劳动者平等、公正的就业机会。

职业禁忌证界定原则[《职业禁忌证界定导则》(GBZ/T 260—2014)]:①应遵循相关法律、法规,程序应合法;②只能针对特定的职业病危害因素、特定的工种或特种工作;③应在确定录用劳动者从事接触特定职业病危害因素之后方可界定;④职业禁忌证界定应在定义中明确,而非随时间和康复情况变化,但进行职业禁忌证的界定不应该是一次性的;⑤在评定劳动者的适应能力时,首先是要求改善劳动环境和劳动条件,使其达到职业接触限值的规定。

(三) 职业禁忌证判定条件

具有下列条件之一者,即可判定为职业禁忌证[《职业禁忌证界定导则》(GBZ/T 260—2014)]:①某些疾病、特殊病理或生理状态导致接触特定职业病危害因素时更易吸收(从而增加了内剂量)或对特定职业病危害因素易感,较易发生该种职业病危害因素所致职业病;②某些疾病、特殊病理或生理状态下接触特定职业病危害因素能使劳动者原有疾病病情加重;③某些疾病、特殊病理或生理状态下接触特定职业病危害因素后能诱发潜在疾病的发生;④某些疾病、特殊病理或生理状态下接触特定职业病危害因素会影响子代健康;⑤某些疾病、特殊病理或生理状态下进入特殊作业岗位会对他人生命健康构成危险;⑥依据毒物性质和职业病危害因素分类情况、结合以上判定条件进行职业禁忌证的判定。

(四) 职业禁忌证的意义及处理原则

在职业健康检查评价中,职业禁忌证是判定劳动者能否从事某项职业或接触某种职业病危害因素的关键依据。劳动者在参加工作(上岗)前应进行健康检查,以确定有无该工种的职业禁忌证,是否适合该工种工作。在工作岗位变动或长期病假复工前,也应进行健康筛检。从事某项工作后,每隔一定时间进行体检,与上岗前体检资料做比较,从而评价有无职业危害的损伤。对有职业禁忌证的职工,应按规定不得上岗工作。对在岗职工,一旦发现职业禁忌证,应及时调离,改做其他工作。对已经治愈的职业禁忌证职工,则可从事原工作。

检查职业禁忌证,在防止职业病发生和发展中具有很大的作用,也是一种不可忽视的手段。

第四节 职业病三级预防原则

《中华人民共和国职业病防治法》第一章总则指出,"职业病防治工作坚持预防为主、防治结合的方针,建立用人单位负责、行政机关监管、行业自律、职工参与和社会监督的机制,实行分类管理、综合治理"。职业卫生工作必须遵循三级预防的原则,对可能造成职业病的各种职业性有害因素严加控制,以保护和促进职业人群的健康。

一、第一级预防

第一级预防又称"病因预防",是从根本上消除或控制职业性有害因素对人的作用和损害,即改进生产工艺和生产设备,合理利用防护设施及个人防护用品,以减少或消除工人接触的机会;对暴露工人上岗前职业健康检查以检出职业禁忌证。首先通过职业卫生立法和有关规章、法规和标准的制定和监督执行,强制性限定和规范雇主、劳动者、技术服务人员和职业卫生行政管理人员的行为和操作,最大限度地保护劳动者的身体健康。如《职业病防治法》是保护劳动者健康及其相关权益的最有力保障,《工作场所有害因素职业接触限值》(GBZ 2.1—2019)限定了劳动者在工作场所的职业性有害因素的最高接触水平,《职业健康监护技术规范》(GBZ 188—2014)保证对劳动者的健康水平给予全面监控,一旦筛出职业禁忌证禁止从事相关的工作。通过岗前培训不仅可以有针对性的使员工熟知岗位中的职业性有害因素危害及防护措施,还可培养其健康行为和生活方式等,如禁烟可预防多种慢性病、职业病或肿瘤。

有关第一级预防中的各种防控措施,按其重要程度由高到低依次分为替代或消除、工程控制、暴露管理控制和个人防护四个层级(图1-2)。替代或消除为首选措施,通过替代或消除、工程控制可消除或降低职业性有害因素的接触机会。如果前二者的控制措施受限或效果不理想,则可

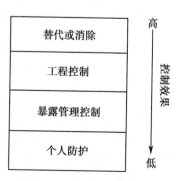

图 1-2 职业性有害因素的层级控制

采取补救措施,即暴露管理控制和个人防护防护用品,还可以最大限度地减少职业危害。

(一) 替代或消除

替代或消除措施始终是首选控制措施,包括原料替代和/或生产过程替代,是最简单、最彻底、最有效的预防措施,防患于未然,一劳永逸。如果工艺允许,追求职业性有害因素的零暴露或低暴露。可通过选择绿色原材料、清洁的工艺流程和安全的生产设备来实现,例如用玻璃棉代替石棉材料,可完全避免致肺癌和间皮瘤的危害,用无梭织布机就可以避免噪声聋。

(二) 工程控制

有时接触职业性有害因素不可避免。如在铅蓄电池的制造工艺中,接触铅是不可避免的,此时采取工程控制措施就是最好的选择。工程控制包括密闭装置和通风系统,通过硬件设施达到隔离、密闭和通风的效果。如果提高自动化、机械化或使用机器人操作,工人完全与职业性有害因素隔离,就能消除铅的危害风险。对于化学因素主要是通过密闭毒源、通风排毒、湿式除尘以减少、消除危害,对于物理因素则可通过消声减振、通风降温等隔离系统以减少、消除危害。因此相对于替代或消除控制,工程技术控制只是个硬件形式的补充措施,工程技术控制有可能会失败或者失效,所以还要有软件形式——管理控制和个人防护作为补救。

(三) 暴露管理控制

与聚焦于工作场所的硬件设施的工程控制不同,管理控制主要着眼于工作过程、制度和行为方面,并非一般意义上的职业卫生管理(职责和审查等),这里注重的是工人操作暴露控制和限制。暴露管理控制注重于教育培训(对具体接触有害因素的暴露途径、机制、后果、防护措施等给予充分的培训和教育,让工人知情重视)、工作时间安排(如果暴露超过 PC-TWA 则尽力缩短操作暴露时间)、脱离接触(当体内毒物累积超过正常范围,即使没有临床症状,最好暂时脱离接触并排毒)、易感者(对毒物过敏或职业禁忌证)筛除等管理措施。

(四) 个人防护

如果职业性有害因素不能被完全替代,如煤矿工人难以完全避免粉尘和噪声,戴防尘口罩可有效预防尘肺病,戴防噪声耳塞可屏蔽掉 30dB 左右的噪声。个人防护作为补救措施的最后一道防线,是最低层级的控制措施,是其他控制措施的补充和备用替补。另外,在某些不能应用较高层级措施的场所,个人防护就是唯一切实可行的控制措施。具体见个体防护用品章节。

二、第二级预防

第二级预防又称"发病预防",是早期检测和诊断人体受到职业性有害因素所致的健康损害。尽管第一级预防措施是理想的方法,但有时因为经济或技术力量的限值,有时难以完全达到理想效果,仍然可出现不同健康损害的人群,因此,第二级预防也是十分必要的。其主要手段是进行定期职业性有害因素的监测和定期的职业健康检查,以早期发现问题,及时处理。具体见"第十五章第五节职业健康监护"。

三、第三级预防

第三级预防又称"临床预防",对已发展成职业性病损者,给予明确诊断、积极的处理和治疗,以预防并发症,促进康复,延长生命,提高生命质量。

三级预防体系相辅相成、浑然一体,第一级预防针对整个人群,是最重要的,第二和第三级是第一级预防的延伸和补充。全面贯彻和落实三级预防措施,做到源头预防、早期检测、早期发现、早期处理,促进康复、预防并发症、改善生活质量,构成职业卫生与职业医学的完整体系。

第五节 职业卫生工作内容

职业卫生工作内容较多,主要集中在职业卫生立法和执法、职业卫生监督和职业卫生服务三个方面。

一、职业卫生立法和执法

法律法规具有明示、校正和预防的作用,也是执法的依据。所有职业卫生工作都需要以法律为依据和保证,职业卫生立法和执法是所有其他措施的根本。很多国家都制订自己的职业卫生法规。自改革开放以来,我国针对职业卫生的制度建设工作逐步得到加强,2002年颁布并实施了《中华人民共和国职业病防治法》,并有许多针对职业卫生问题的专门性法规、规章、条例和标准,我国的《工作场所有害因素职业接触限值》不断地加以修订和充实,132种法定职业病也基本都有诊断标准。这些都对职业卫生问题在一定程度上得到了有效的规制,也使劳动者的职业健康权利在一定程度上得到了保障。然而随着我国 GDP 的大幅提升,职业性有害因素暴露机会增多,职业病的发生率也随之大幅提高,职业卫生立法和执法工作任重而道远。因此要积极开展职业卫生和职业医学研究,积累资料,为制定和修订职业卫生与职业医学有关法律法规、卫生标准、接触限值和职业病诊断标准提供科学依据。有关具体内容见第十五章第二节职业卫生标准部分。

二、职业卫生监督

根据已经颁布的法律法规及标准严格进行有关职业卫生监督工作。监督用人单位落实和执行有关法律法规和标准的情况。职业卫生监督需要多部门协作,是一个全过程的监督,从生产设计到验收;从生产到破产;从作业环境到从业人群;从接触水平到病损的诊断及管理。

按监督实施阶段职业卫生监督可分为预防性卫生监督、经常性卫生监督和事故性卫生监督,有关监督内容和要求具体见职业卫生的监督与管理部分。

三、职业卫生服务

职业卫生服务是整个卫生服务体系的重要组成部分,是以职业人群和工作环境为对象的针对性卫生服务,是世界卫生组织"人人享有卫生保健"全人类卫生服务目标在职业人群中的具体体现。

(一) 职业卫生学评价

目的在于全面识别职业性有害因素,评价其来源、分布及动态变化,提出职业性有害因素控制措施和职业病预防策略。依评价的时机不同,具体分为建设项目职业病危害预评价、控制效果评价和职业卫生现状评价。

(二) 作业环境监测

按照规范要求,利用特殊的仪器和手段,对作业环境中的职业性有害因素进行定性和定量的测量与分析。目的在于掌握作业环境中职业病危害因素的性质、浓(强)度及其在时间、空间的分布及消长规律。通过作业环境监测,既可以评价作业环境的卫生质量,判断是否符合职业卫生标准要求,也可以估计在此作业环境下劳动的工人的接触水平,为研究接触 - 反应(效应)关系提供基础数据,进而确认安全的接触限值,还可鉴定预防措施效果,监督检查有关职业卫生和劳动保护法规的贯彻执行情况,为控制职业病危害因素及制定、修订卫生标准提供依据。

（三）职业流行病学调查

研究职业性疾患在人群中的发生、发展和分布规律及影响因素,寻找因果联系,为采取预防措施提供理论依据。包括接触水平的观察与估计和工人健康状况分析。

（四）健康监护

包括健康检查、健康档案的建立和运用、健康状况分析及劳动能力鉴定。根据《职业健康监护技术规范》(GBZ 188—2014)做好就业前健康检查、定期健康检查和离岗健康检查,研究早期特异的诊断指标,做到对病损进行早期识别处理,同时对劳动能力已受损者,根据《劳动能力鉴定职工工伤与职业病致残等级》(GB/T 16180—2014)作出劳动能力鉴定,并按劳保条例规定妥善处理。有关具体内容见第十五章第五节职业健康监护部分。

（五）职业病诊断和鉴定

按照《职业病诊断与鉴定管理办法》及相关职业病诊断标准,根据劳动者职业史和职业病危害接触史、劳动者职业健康检查结果、工作场所职业病危害因素调查结果进行综合诊断、诊断小组集体诊断。

（六）人员培训和健康促进

加强培训,更新专业人员的观念,提高业务能力和管理水平。加强对用人单位管理者和职工的职业健康教育,人人掌握致病环节和防护知识,增强自我防护意识,倡导健康行为和支持环境,使领导重视、群众参与,共同做好职业病预防工作。

第六节 我国职业卫生现状和展望

职业性有害因素的种类、接触强度或浓度(剂量)和职业健康损害随着社会经济和科学技术的发展而发生改变。经过 30 多年的高速发展,我国的经济总量已达世界第二位,并且将以较高的速度持续发展,但是,我国经济发展水平不平衡,传统的职业危害与新出现的职业卫生问题并存。因此,有必要认真分析现阶段我国的职业卫生现状,认清所面临的主要问题,以便于在此基础上作出相应努力,在探索和解决问题中,促进和推动职业卫生事业发展。当前,我国职业卫生的主要问题和展望如下。

一、我国职业卫生面临的主要问题

(一) 职业有害因素分布广、种类多

我国是世界上劳动人口最多的国家。2017年,我国就业人口7.76亿人,占总人口的55.8%,多数劳动者职业生涯超过其生命周期的二分之一。工作场所接触各类危害因素引发的职业健康问题依然严重,职业病防治形势严峻、复杂,新的职业健康危害因素不断出现,疾病和工作压力导致的生理、心理等问题已成为亟待应对的职业健康新挑战。当前我国职业有害因素的特点是种类多,分布广泛,从传统工业,到新兴产业以及第三产业,都存在一定的职业危害,不仅有发展中国家落后生产方式普遍存在的职业有害因素,还有发达国家存在的高科技、高技术生产带来的新的职业有害因素,如纳米材料的职业卫生问题。

(二) 职业有害因素新旧并存

当前,传统的职业性有害因素仍然威胁我国职业人群,主要以粉尘、化学毒物和某些物理因素(如噪声)为主。居前几位的职业病为矽肺、化学中毒、职业性皮肤病和噪声性听力损伤。新技术、新材料的推广应用(如纳米技术及其产生的纳米尘等),已成为备受关注的新的职业性有害因素。21世纪以微电子工业和生物基因工程技术的发展在高新技术产业中占据显著地位,但是这些领域中新材料、新工艺、辐射和潜在的生物致病源对职业卫生和职业医学提出的新的挑战。

(三) 职业卫生突发事件频发

职业卫生突发事件的原因一般是明确的,职业性有害因素是主因,各种促发因素或触发因素是辅因。虽然职业卫生突发事件的发生有其偶然性和不确定性,但只要将职业性有害因素和动因消除或严格控制在一定范围内,职业卫生突发事件就可以避免。

(四)"进城务工人员"等特殊人群职业卫生问题

在城市的各个行业里,有很多进城务工人员在工作,甚至有些行业和岗位上已由进城务工人员占了主导地位,例如建筑、煤炭、采矿、道路施工、水利施工等。由于他们文化水平较低,往往缺乏正规培训,工业生产知识贫乏,所从事的多是高毒、高尘、强噪声的脏、苦、累、险的工作,如建筑、煤炭、采矿、道路施工、水利施工等行业。尤其缺乏职业卫生和安全知识,自我防护能力差,因此在这个特殊人群中出现了许多职业卫生问题。随着由计划经济转为

市场经济,用工制度也由终身制变为合同制,临时工、合同工大量出现,导致工作时间不定和工种、工作单位频繁变动,其所接触的职业有害因素也随之频繁变动,其职业卫生的应有保障难以落实,这将给职业卫生与职业医学工作提出很多新问题和解决问题的迫切要求。高龄职工人群职业健康问题不容忽视。另外,女工、未成年人和残疾人等特殊人群职业健康问题也应引起关注。

(五) 职业危害转嫁严重

全球经济一体化是当今世界经济发展的主潮流,但是,在经济一体化过程中,不可避免地带来某些负面效应。其中,发达国家或地区将在本国或本地区禁止的原料、生产过程或产品转移到发展中国家或地区进行生产就是一个严重的问题,称之为“危害转嫁”。一些境内外地区投资方,单纯追求经济利益,忽视职业卫生、安全和环境保护,甚至对职业性有害因素采取“双重标准”,故意隐瞒有害物质的化学名,有意地向受资国和地区转嫁危害。这种倾向也发生于某些国内经营的企业,表现为发达地区向欠发达地区、城市向农村转嫁危害,而这种转嫁最严重的受害者为“进城务工人员”。而某些地区的地方政府对引进项目不严格审查,或明知其危害性,仅为短期的经济利益,牺牲环境和人民健康。

二、我国职业卫生工作展望

(一) 加强职业有关疾病的研究与防控,服务健康中国

广义的环境因素指围绕人群的空间和可以直接或间接影响人类生存和发展各种因素的总体,主要包括生活环境、职业环境和社会环境中的物理、化学、生物因素,经济因素,文化因素和生活方式,如吸烟、饮酒、锻炼与休闲、睡眠、饮食等。毫无疑问,职业环境和劳动条件是广义环境因素的重要组成部分,而不同的职业人群有独特的环境因素。《健康中国行动(2019—2030 年)》中的重大行动第九项就是针对职业卫生工作提出的“职业健康保护行动”。面对新的健康影响因素特点,及时调整职业卫生工作策略,真正做到服务健康中国。

(二) 新理念、新理论和新技术在职业卫生中的应用

职业危害是劳动条件(环境因素)与机体交互作用的结果,要把全球卫生、转化医学、精准健康的理念应用到职业卫生与职业医学的工作和研究中。在职业因素的评价和研究中,要有暴露组学的完美理念,发展先进的个体内暴露

测定方法。随着现代系统生物学技术的不断发展和完善,将为职业危害机制的阐明、早期分子诊断技术的发展、干预和治疗靶点的寻找和实施提供科学基础,进而制订出更加科学、有效的防治策略和干预措施,实现职业损害的可预防,保障国民经济发展的可持续,促进和谐社会的构建和完善。

(于素芳)

第二章
生产性粉尘及其所致肺部疾患

第一节 概 述

一、生产性粉尘

生产性粉尘指在生产活动中产生的能够较长时间漂浮于生产环境中的固体颗粒物,是污染作业环境、损害劳动者健康的重要职业性有害因素,可引起包括尘肺病在内的多种职业性肺部疾患。

(一)生产性粉尘的来源与分类

1. 生产性粉尘的来源 产生和存在生产性粉尘的行业和岗位众多,如矿山开采的凿岩、爆破、破碎、运输等;冶金和机械制造工业中的原材料准备、粉碎、筛分、配料等;皮毛、纺织工业的原料处理等。如果防尘措施不够完善,均可产生大量粉尘。

2. 生产性粉尘的分类 按粉尘的性质可概括为两大类。

(1)无机粉尘:无机粉尘包括矿物性粉尘如石英、石棉、滑石、煤、稀土等;金属性粉尘如铅、锰、铁、铍等及其化合物;人工无机粉尘如金刚砂、水泥、玻璃纤维等。

(2)有机粉尘:有机粉尘包括动物性粉尘如皮毛、丝、骨、角质粉尘等;植物性粉尘如棉、麻、谷物、甘蔗、烟草、木尘等;人工有机粉尘如合成树脂、橡胶、人造有机纤维粉尘等。

(3)混合性粉尘:在生产环境中,多数情况下为两种以上粉尘混合存在,如煤矿工人接触的煤矽尘、金属制品加工研磨时的金属和磨料粉尘、皮毛加工时的皮毛和土壤粉尘等混合性粉尘。

(二)生产性粉尘的理化特性及其卫生学意义

根据生产性粉尘来源、分类及其理化特性可初步判断其对人体的危害性质和程度。从卫生学角度出发,主要应考虑的粉尘理化特性如下。

1. 粉尘的化学成分、浓度和接触时间 工作场所空气中粉尘的化学成分和浓度直接决定其对人体危害性质和严重程度。不同化学成分的粉尘可导致纤维化、刺激、中毒和致敏作用等。如含游离二氧化硅粉尘致纤维化,某些金属(如铅及其化合物)粉尘通过肺组织吸收,可引起中毒,另一些金属(如铍、铝等)粉尘可导致过敏性哮喘或肺炎。同一种粉尘,作业环境空气中浓度越高,暴露时间越长,对人体危害越严重。

2. 粉尘的分散度 分散度指粉尘颗粒大小的组成,以粉尘粒径大小的数量或质量组成百分比来表示,前者称为粒子分散度,后者称为质量分散度,粒径或质量小的颗粒越多,分散度越高。粉尘粒子分散度越高,其在空气中飘浮的时间越长,沉降速度越慢,被人体吸入的机会就越多;而且分散度越高,比表面积越大,越易参与理化反应,对人体危害越大。

由于粉尘的密度和形状不同,同一粒径种类不同的粉尘在空气中的沉降速度亦不同。为了互相比较,引入空气动力学直径。尘粒的空气动力学直径(AED)是指某一种类的粉尘粒子,不论其形状、大小和密度如何,如果它在空气中的沉降速度与一种密度为1的球形粒子的沉降速度一样时,则这种球形粒子的直径即为该种粉尘粒子的空气动力学直径。

同一空气动力学直径的尘粒,在空气中具有相同的沉降速度和悬浮时间,并趋向于沉降在人体呼吸道内的相同区域。一般认为,AED 小于 $15\mu m$ 的粒子可进入呼吸道,其中 $10\sim15\mu m$ 的粒子主要沉积在上呼吸道,因此把直径小于 $15\mu m$ 的尘粒称为可吸入性粉尘;$5\mu m$ 以下的粒子可到达呼吸道深部和肺泡区,称之为呼吸性粉尘。

3. 粉尘的硬度 粒径较大、外形不规则、坚硬的尘粒可能引起呼吸道黏膜机械损伤;而进入肺泡的尘粒,由于质量小,肺泡环境湿润,并受肺泡表面活性物质影响,对肺泡的机械损伤作用可能并不明显。

4. 粉尘的溶解度 某些如含有铅、砷等的有毒粉尘可在上呼吸道溶解吸收,引起人体中毒;相对无毒的粉尘如面粉,其溶解度越大,其毒作用越弱;石英粉尘等很难溶解,在体内持续产生危害作用。

5. 粉尘的荷电性 物质在粉碎过程和流动中相互摩擦或吸附空气中离子而带电,荷电尘粒在呼吸道内易被阻留。

6. 粉尘的爆炸性 可氧化的粉尘如煤、面粉、糖、亚麻、硫黄、铝等,在适宜的浓度下(如煤尘 $35g/m^3$;面粉、铝、硫黄 $7g/m^3$;糖 $10.3g/m^3$)一旦遇到明火、电火花和放电时,可发生爆炸。

7. 粉尘的放射性　稀土的职业性放射性危害来自原料和产品中的少量天然放射性钍(^{232}Th),天然钍属于低毒性放射性同位素,^{232}Th 的半衰期为 1.4×10^{10} 年,放射 α 粒子。

(三) 生产性粉尘在体内的转归

1. 粉尘在呼吸道的沉积　粉尘粒子随气流进入呼吸道后,主要通过撞击、截留、重力沉积、静电沉积、布朗运动而发生沉降。粒径较大的尘粒在大气道分岔处可发生撞击沉降;纤维状粉尘主要通过截留作用沉积。直径大于 $1\mu m$ 的粒子大部分通过撞击和重力沉降而沉积;直径小于 $0.5\mu m$ 的粒子主要通过空气分子的布朗运动沉积于小气道和肺泡壁。

2. 人体对粉尘的防御和清除　人体对吸入的粉尘具备有效的防御和清除作用,一般认为有三道防线:①鼻腔、喉、气管支气管树的阻留作用;②呼吸道上皮黏液 - 纤毛系统的清除作用;③肺泡巨噬细胞的吞噬作用。

呼吸系统通过上述作用可使进入呼吸道粉尘的绝大部分在 24h 内被清除。人体通过各种清除功能,可清除进入呼吸道的 97%~99% 的粉尘,约 1%~3% 的尘粒沉积在体内。

二、生产性粉尘对健康的影响

生产性粉尘对机体的直接健康损害以呼吸系统损害为主,局部以刺激和炎性作用为主。

(一) 对呼吸系统的影响

生产性粉尘对机体最大的影响是呼吸系统损害,包括尘肺病、粉尘沉着症、呼吸道炎症和呼吸系统肿瘤等疾病。

1. 尘肺病　由于在生产环境中长期吸入生产性粉尘而引起的以肺组织纤维化为主的疾病。根据多年临床观察、胸部 X 线检查、病理解剖和实验研究的资料,我国按病因将尘肺病分为五类。

(1)矽肺:由于长期吸入游离二氧化硅含量较高的粉尘引起。

(2)硅酸盐肺:由于长期吸入含有结合二氧化硅的粉尘如石棉、滑石、云母等引起。

(3)炭尘肺:由于长期吸入煤、石墨、碳黑、活性炭等粉尘引起。

(4)混合性尘肺:由于长期吸入含游离二氧化硅粉尘和其他粉尘如煤尘等引起。

(5)金属尘肺:由于长期吸入某些致纤维化的金属粉尘如铝尘引起。

我国2013年公布实施的《职业病分类和目录》中,规定了十二种尘肺病名单,即矽肺、石棉肺、煤工尘肺、石墨尘肺、碳黑尘肺、滑石尘肺、水泥尘肺、云母尘肺、陶工尘肺、铝尘肺、电焊工尘肺及铸工尘肺。此外根据《职业性尘肺病的诊断》(GBZ 70—2015)和《职业性尘肺病的病理诊断》(GBZ 25—2014)可以诊断的其他尘肺列为第十三种尘肺。

2. 有机粉尘引起的肺部病变 不同的有机粉尘有不同的生物学作用,可引起支气管哮喘、棉尘病、职业性过敏性肺炎、非特异性阻塞性肺炎等肺部疾病。

3. 职业性金属及其化合物粉尘肺沉着病 在职业活动中长期吸入锡、铁、锑、钡及其化合物粉尘,引起吞噬金属及其化合物粉尘的肺巨噬细胞在终末细支气管及周围肺泡腔内聚集并沉积的肺部疾病,可伴有轻度肺组织纤维增生。患者脱离接触后病变多无进展,部分患者数年后肺内结节阴影可逐渐变淡、减少,甚至消失。

4. 硬金属肺病 由于反复或长期吸入硬金属粉尘引起的肺间质性疾病,其特征性病理改变为巨细胞间质性肺炎。硬金属是以碳化钨(WC)为主要成分,以钴(Co)为粘结材料,加入少量其他金属(如钛、镍、铌、钽、钼、铬、钒等)碳化物,经粉末冶金工艺制成的一类硬质金属合金。

5. 其他呼吸系统疾患 在粉尘进入的部位积聚大量的巨噬细胞,导致炎性反应,引起粉尘性气管炎、支气管炎、肺炎、哮喘性鼻炎和支气管哮喘等疾病。由于粉尘诱发的纤维化、粉尘肺沉积和炎症作用,还常引起肺通气功能的改变,表现为阻塞性肺病。在尘肺患者中还常并发肺气肿、肺心病等疾病。长期的粉尘接触还常引起机体抵抗功能下降,容易发生肺部非特异性感染,肺结核也是粉尘接触人员易患疾病。

(二) 局部作用

粉尘作用于呼吸道黏膜,早期引起其功能亢进、黏膜下毛细血管扩张、充血,黏液腺分泌增加,以阻留更多的粉尘,长期则形成黏膜肥大性病变,然后由于黏膜上皮细胞营养不足,造成萎缩性病变,呼吸道抵御功能下降。皮肤长期接触粉尘可导致阻塞性皮脂炎、粉刺、毛囊炎、脓皮病。金属粉尘还可引起角膜损伤、浑浊。沥青粉尘可引起光感性皮炎。

(三) 中毒作用

粉尘吸附或者含有的可溶性有毒物质如含铅、砷、锰等呈现出相应毒物的急性中毒症状。

(四) 致癌作用

某些粉尘如石棉、游离二氧化硅、镍、铬、砷等是国际癌症研究中心提出的人类肯定致癌物,含有这些物质的粉尘就可能引发呼吸和其他系统肿瘤。此外,放射性粉尘也能引起呼吸系统肿瘤。

三、生产性粉尘的控制与防护

我国综合防尘和降尘措施可以概括为"革、水、密、风、护、管、教、查"八字:①"革":改革生产工艺和革新生产设备,这是消除粉尘危害的根本途径;②"水":湿式作业,可降低环境粉尘浓度;③"密":将尘源密闭;④"风":加强通风及抽风除尘;⑤"护":个人防护;⑥"管":经常性地维修和管理工作;⑦"教":加强宣传教育;⑧"查":定期检查环境空气中粉尘浓度和接触者的定期体格检查。

实际工作中,生产性粉尘控制更为详细的措施如下:

(一) 法律措施是保障

新中国成立以来,我国政府陆续颁布了一系列的政策、法令和条例来防止粉尘危害。如1956年国务院颁布《关于防止厂、矿企业中的矽尘危害的决定》,1963年修订《矽尘作业工人医疗预防措施实施办法》,1987年2月颁布《中华人民共和国尘肺防治条例》,使尘肺防治工作纳入了法制管理的轨道;《中华人民共和国职业病防治法》的实施与历次修订,为控制粉尘危害和防治尘肺病提供了明确的法律依据。

我国还从卫生标准上逐步制订、修订和完善了作业场所粉尘的职业接触限值,明确地确立了防尘工作的基本目标。2019年修订的《工作场所有害因素职业接触限值　第1部分:化学有害因素》(GBZ 2.1—2019)列出49种粉尘的8h时间加权容许浓度,较2007版增加了工业酶混合尘、过氯酸铵粉尘的职业接触限值,补充了粉尘浓度临界可能产生的不良健康效应,用峰浓度来限定粉尘的短时间接触水平。

(二) 采取技术措施控制粉尘

各行各业需根据其粉尘产生的特点,通过技术措施控制粉尘浓度,防尘和降尘措施概括起来主要体现在:

1. 改革工艺过程,革新生产设备　这是消除粉尘危害的主要途径,如使用遥控操纵、计算机控制、隔室监控等措施避免工人接触粉尘。在可能的情况下,使用含石英低的原材料代替石英原料,用人工石棉替代天然石棉等。

2. 湿式作业、通风除尘和抽风除尘　除尘和降尘的方法很多,既可使用除尘器,也可采用喷雾洒水、通风和负压吸尘等经济而简单实用的方法,降低作业场地的粉尘浓度。后者在露天开采和地下矿山应用较为普遍。对不能采取湿式作业的场所,可以使用密闭抽风除尘的方法。采用密闭尘源和局部抽风相结合,抽出的空气经过除尘处理后排入大气。

(三) 个体防护措施

个人防护是防止粉尘进入呼吸系统的最后一道防线。在作业现场防尘、降尘措施难以使粉尘浓度降至国家卫生标准所要求的水平时,如井下开采的盲端,必须使用个体防护用品,包括:防尘口罩、防尘眼镜、防尘安全帽、防尘衣、防尘鞋等。

粉尘接触作业人员还应注意个人卫生,在作业点不吸烟,杜绝将粉尘污染的工作服带回家,经常进行体育锻炼,加强营养,增强个人体质。

(四) 健康监护

包括粉尘作业人员就业前、在岗期间及离岗时的医学检查以及职业健康信息管理。具体细节请参照《职业健康监护技术规范》(GBZ 188—2014)第6部分粉尘作业劳动者的职业健康监护。

四、尘肺病诊断及尘肺病患者的处理

(一) 尘肺病诊断

1. 诊断原则和方法　根据可靠的生产性粉尘接触史、现场劳动卫生学调查资料,以技术质量合格的 X 线高千伏或数字化摄影(DR)后前位胸部 X 线表现作为主要依据,结合工作场所职业卫生学、尘肺病流行病学调查资料和职业健康监护资料,参考临床表现和实验室检查,排除其他肺部类似疾病后,对照尘肺病诊断标准片作出尘肺病的诊断和 X 线分期。劳动者临床表现和胸部 X 线检查符合尘肺病的特征,在没有证据否定其与接触粉尘之间存在必然联系的情况下,应当诊断为尘肺病。

对于少数生前有较长时间接尘职业史,未被诊断为尘肺病的患者,根据本人遗愿或死后家属提出申请,可进行尸体解剖。根据详细可靠的职业史,由具有尘肺病理诊断资质的病理专业人员按照《尘肺病病理诊断标准》(GBZ 25—2014)提出尘肺病的病理诊断报告,患者历次胸部 X 线、病例摘要或死亡志及现场劳动卫生学资料是诊断的必需参考条件。该诊断可作为享受职业病待遇的依据。

2. 尘肺病诊断分期 尘肺病依据接尘种类、阴影分布范围和密集程度等对照标准片分为尘肺壹期、尘肺贰期和尘肺叁期。详细请参考《职业性尘肺病的诊断》(GBZ 70—2015)。

（二）尘肺病患者的处理

1. 治疗 目前尚无根治办法，大容量肺泡灌洗术是目前尘肺病治疗的一种探索性方法。尘肺病患者应根据病情需要进行吸氧、祛痰、镇咳、解痉、平喘综合治疗，积极预防和治疗呼吸系统感染、肺结核、慢性肺源性心脏病等并发症，以期减轻症状、延缓病情进展、延长患者寿命、提高患者生活质量。

2. 职业病致残程度鉴定 尘肺病患者确诊后，应依据其X线诊断尘肺病期别、肺功能损伤程度和呼吸困难程度，进行职业病致残程度鉴定。尘肺病致残程度共分为一、二、三、四、五、六、七级，具体请参考《劳动能力鉴定职工工伤与职业病致残等级》(GB/T 16180—2014)。

3. 患者安置原则

(1)尘肺病一经确诊，不论期别，均应及时调离接尘作业。不能及时调离的，必须报告当地劳动、卫生行政主管部门，设法尽早调离。

(2)伤残程度轻者(六级、七级)，可安排在非接尘作业从事劳动强度不大的工作。

(3)伤残程度中等者(四级)，可安排在非接尘作业做些力所能及的工作，或在医务人员的指导下，从事康复活动。

(4)伤残程度重者(一级、二级、三级)，不担负任何工作，在医务人员指导下从事康复活动。

第二节 矽尘与矽肺

矽肺(silicosis)是由于在生产过程中长期吸入游离二氧化硅(SiO_2)粉尘而引起的以肺部弥漫性肺间质纤维化为主的全身性疾病。矽肺是尘肺病中危害最严重的一种。我国矽肺病例占尘肺病总病例的比例接近50%，位居第一。

一、接触游离 SiO$_2$ 粉尘的主要作业

接触游离 SiO$_2$ 粉尘的作业非常广泛,遍及国民经济建设的许多领域。如各种金属、非金属、煤炭等矿山采掘作业中的凿岩、掘进、爆破、运输等;修建公路、铁路、水利电力工程开挖隧道;采石、建筑、交通运输等行业和作业;冶炼厂、石粉厂、玻璃厂、耐火材料厂等冶金、制造、加工业的生产过程中的原料破碎、研磨、筛分、配料等工序;机械制造业铸造车间的原料粉碎、配料、铸型、打箱、清砂、喷砂等生产过程。陶厂原料准备、珠宝加工、石器加工等均能产生大量含游离 SiO$_2$ 粉尘。通常将接触含 10% 以上游离 SiO$_2$ 的粉尘作业,称为矽尘作业。

二、影响矽肺发病的主要因素

矽肺发病与下列因素有关:粉尘中游离 SiO$_2$ 含量、SiO$_2$ 类型、分散度、接尘工龄、防护措施、接触者个体因素。

矽肺发病一般比较缓慢,接触较低浓度游离 SiO$_2$ 15~20 年后才发病。但发病后,即使脱离粉尘作业,病变仍可继续发展。少数由于持续吸入高浓度、高游离 SiO$_2$ 含量的粉尘,经 1~2 年即发病者,称为"速发型矽肺"。还有些接尘者,虽接触较高浓度矽尘,但在脱离粉尘作业时胸部 X 线未发现明显异常,或发现异常但尚不能诊断为矽肺,在脱离接尘作业若干年后被诊断为矽肺,称为晚发型矽肺。

三、矽肺病理改变

矽肺病例尸检肉眼观察,可见肺体积增大,晚期肺体积缩小,一般含气量减少,色灰白或黑白,呈花岗岩样。肺重量增加,入水下沉。触及表面有散在、孤立的结节如砂粒状,肺弹性丧失,融合团块处质硬似橡皮。可见胸膜粘连、增厚。肺门和支气管分叉处淋巴结肿大,色灰黑,背景夹杂玉白色条纹或斑点。

矽肺的基本病理改变是矽结节形成和弥漫性肺间质纤维化,矽结节是矽肺特征性病理改变。矽肺病理形态可分为结节型、弥漫性肺间质纤维化型、硅性蛋白沉积和团块型。

四、矽肺的临床表现与诊断

(一)临床表现

1. 症状与体征　肺的代偿功能很强,矽肺患者可在相当长时间内无明显自觉症状,但胸部 X 线上已呈现较显著的矽肺影像改变。随着病情的进展,或有合并症时,可出现胸闷、气短、胸痛、咳嗽、咳痰等症状和体征,无特异性,虽可逐渐加重,但与胸片改变并不一定平行。

2. 胸部 X 线表现　矽肺的胸部 X 线影像是肺组织矽肺病理形态在胸部 X 线反映,呈现发"白"的圆形或不规则形小阴影。胸部 X 线上其他影像,如肺门变化、肺气肿、肺纹理和胸膜变化,对矽肺诊断也有参考价值。

(1)圆形小阴影:圆形小阴影是矽肺最常见和最重要的一种 X 线表现形态,其病理基础以结节型矽肺为主,呈圆形或近似圆形,边缘整齐或不整齐,直径小于 10mm,按直径大小分为 p(<1.5mm)、q(1.5~3.0mm)、r(3.0~10mm)三种类型。

(2)不规则形小阴影:不规则形小阴影多为接触游离二氧化硅含量较低的粉尘所致,病理基础主要是肺间质纤维化。按其宽度可分为 s(<1.5mm)、t(1.5~3.0mm)、u(3.0~10mm)三种类型。早期也多见于两肺中下区,弥漫分布,随病情进展而逐渐波及肺上区。

(3)大阴影:大阴影指长径超过 10mm 的阴影,为晚期矽肺的重要 X 线表现,形状有长条形、圆形、椭圆形或不规则形,病理基础是团块状纤维化。多在两肺上区出现,通常对称呈"八"字形等。

3. 肺功能变化　矽肺早期即有肺功能损害,但由于肺脏的代偿功能很强,临床肺功能检查多属正常。随着病变进展,可出现肺活量及肺总量降低、时间肺活量降低,最大通气量减少等混合性通气功能障碍和弥漫功能障碍。

(二)并发症

矽肺常见并发症有肺结核、肺及支气管感染、自发性气胸、肺心病等。

第三节　煤矿粉尘与煤工尘肺

煤是主要能源和化工原料之一,可分为褐煤、烟煤和无烟煤。煤矿生产有露天和井工开采两种方式。露天开采主要有表土剥离和采煤两道工序,剥离工序为清除煤层表面的覆土和岩石,会产生大量粉尘。采煤工序多采用电铲掘煤,粉尘飞扬较少。由于露天自然通风良好,飞扬的粉尘颗粒较大,对工人健康的危害较小。我国多数煤矿为井工开采,井工开采的主要工序是掘进和采煤。岩石掘进可产生大量岩石粉尘,岩石掘进工作面粉尘中游离 SiO_2 多数在 30%~50%,是煤矿粉尘危害最严重的工序。采煤工作面的粉尘主要是煤尘,游离 SiO_2 含量较低,多数在 5% 以下。但由于地质构造复杂多变,煤层和岩层常交错存在,所以在采煤过程中常产生大量煤岩混合尘,称为煤矽尘。

煤工尘肺(coal workers'pneumoconiosis,CWP)是指煤矿作业工人长期吸入生产性粉尘所引起的尘肺病的总称,包括矽肺、煤肺和煤矽肺三种类型。在煤矿开采过程中由于工种不同,工人可分别接触煤尘、煤矽尘和矽尘,从而引起弥漫性肺间质纤维化,统称之为煤工尘肺。露天煤矿工人的尘肺病患病率很低,井下开采工作面的尘肺病患病率和发病率均较高。不同煤种的致病能力不同,由强到弱依次为无烟煤、烟煤、褐煤。

一、接触机会

岩石掘进工作面工作的工人,包括凿岩工及其辅助工、装渣工、放炮工等接触岩石粉尘,粉尘中游离二氧化硅含量都在 10% 以上,平均在 40% 左右,均为矽尘,如果这些工人没有在采煤工作面工作过,或者是只工作过很短时间,其所患尘肺应称为矽肺,约占煤工尘肺患者总数的 20%~30%。

采煤工作面的打眼工、采煤机手、回采工、地面煤仓装卸工等,主要接触单纯性煤尘,如果他们一直从事采煤工作,没有在岩石掘进工作面工作过,其患尘肺病为煤肺,发病工龄多在 20~30 年或以上。

既在岩石掘进工作面工作也在采煤工作面工作过的工人,他们接触煤矽尘或既接触矽尘,又接触过煤尘,其尘肺病在病理上往往兼有矽肺和煤肺的特征,这类尘肺病可称之为煤矽肺,是我国煤工尘肺病最常见的类型,发病工龄多在 15~20 年,病情发展较快,危害较重。

煤矿除掘进岩石巷道以外的各工种,选煤厂选煤工、煤球制造工、车站和码头煤炭装卸工均接触煤尘或煤矽混合尘。

二、病理改变

煤工尘肺的病理改变随吸入的矽尘与煤尘的比例不同而有所差异,除了凿岩工患矽肺外,基本上属混合型,多兼有间质性弥漫纤维化和结节型两种特征。主要病理改变有煤斑、灶周肺气肿、煤硅结节、弥漫性肺间质纤维化、大块纤维化、含铁小体。煤斑是煤工尘肺最常见的原发性特征性病变,是病理诊断的基础指标。

三、临床表现与诊断

1. 症状、体征和肺功能改变　患者早期一般无症状,当病变进展,尤其发展为大块纤维化或者合并支气管或肺部感染时才会出现呼吸系统症状和体征,如气短、胸痛、胸闷、咳嗽、咳痰等。从事稍重劳动或爬坡时,气短加重;秋冬季咳嗽、咳痰增多。在合并肺部感染、支气管炎时,才可观察到相应的体征。

2. 胸部X线影像　煤工尘肺X线表现也是其病理改变在胸片上的反映,煤工尘肺无论是煤矽肺还是煤肺,X线主要表现为圆形小阴影、不规则形小阴影和大阴影,还有肺纹理和肺门阴影的异常变化,但多缺乏特异性。

(1)圆形小阴影:煤工尘肺X线表现以圆形小阴影为主者较为多见,多为p类和q类圆形小阴影。其病理基础是矽结节、煤矽结节及煤尘纤维灶。

(2)不规则形小阴影:较圆形小阴影少,多呈网状,有的密集呈蜂窝状,致密度不高。其病理基础为煤尘灶、弥漫性肺间质纤维化、细支气管扩张、肺小叶中心性肺气肿。

(3)大阴影:矽肺和煤矽肺患者胸片上可见到大阴影,胸片动态观察可看到大阴影多是由小阴影增大、聚集、融合而形成;也可由少量斑片、条索状阴影逐渐相连并融合呈条带状。周边肺气肿比较明显,形成边缘清楚、密度较浓、均匀一致的大阴影。多在两肺上、中区出现,左右对称。煤肺患者晚期罕见大阴影。

此外,煤工尘肺的肺气肿多为弥漫性、局限性和泡性肺气肿。泡性肺气肿表现为成堆小泡状阴影,直径为1~5mm,即所谓"白圈黑点",晚期可见到肺大泡。

3. 并发症　类风湿性尘肺结节(Caplan综合征)是指煤矿工人中类风湿性关节炎的患者,是煤矿工人尘肺病的并发症之一。该病目前尚无根治措施,治疗的原则是在药物控制疼痛的情况下,对关节进行有计划的功能锻炼,防止关节畸形和肌肉萎缩。免疫抑制剂和手术治疗对某些患者也产生一定效果。

四、预防

(一) 职业卫生标准

2015 年,国家煤矿安全监察局在《煤矿作业场所职业危害防治规定》(以下简称《规定》)按粉尘种类和粉尘中游离 SiO_2 含量对煤矿粉尘的职业接触限值进行规定(表 2-1)。

表 2-1　煤矿作业场所粉尘浓度要求

粉尘种类	游离 SiO_2 含量 /%	时间加权平均容许浓度 /mg·m⁻³	
		总粉尘	呼吸性粉尘
煤尘	<10	4	2.5
矽尘	≤ 10~ ≤ 50	1	0.7
	<50~ ≤ 80	0.7	0.3
	>80	0.5	0.2
水泥尘	<10	4	1.5

(二) 粉尘检测

1. 采样点布置　《规定》依据工种和作业情况,要求煤矿进行粉尘监测时,其监测点的选择和布置应当符合表 2-2 的要求。

表 2-2　煤矿作业场所测尘点的选择和布置要求

类别	生产工艺	测尘点布置
采煤工作面	司机操作采煤机、打眼、人工落煤及攉煤	工人作业地点
	多工序同时作业	回风巷距工作面 10~15m 处
掘进工作面	司机操作掘进机、打眼、装岩(煤)、锚喷支护	工人作业地点
	多工序同时作业(爆破作业除外)	距掘进头 10~15m 回风侧
其他场所	翻罐笼作业、巷道维修、转载点	工人作业地点
露天煤矿	穿孔机作业、挖掘机作业	下风侧 3~5m 处
	司机操作穿孔机、司机操作挖掘机、汽车运输	操作室内
地面作业场所	地面煤仓、储煤场、输送机运输等处生产作业	作业人员活动范围内

2. 检测周期　《规定》要求粉尘监测采用定点或者个体方法进行,推广实

时在线监测系统。粉尘监测应当符合下列要求:①总粉尘浓度:煤矿井下每月测定 2 次或者采用实时在线监测,地面及露天煤矿每月测定 1 次或者采用实时在线监测;②呼吸性粉尘浓度每月测定 1 次;③粉尘分散度每 6 个月监测 1 次;④粉尘中游离 SiO_2 含量,每 6 个月测定 1 次,在变更工作面时也应当测定 1 次。

3. 粉尘监测设备配备 《规定》第三十七条要求煤矿应当使用粉尘采样器、直读式粉尘浓度测定仪等仪器设备进行粉尘浓度的测定。井工煤矿的采煤工作面回风巷、掘进工作面回风侧应当设置粉尘浓度传感器,并接入安全监测监控系统。

(三) 防尘降尘

《规定》中要求矿井必须建立完善的防尘洒水系统,采用湿式钻眼,冲洗井壁巷帮,使用水炮泥,爆破过程中采用高压喷雾或压气喷雾降尘、装岩(煤)洒水和净化风流等综合防尘措施。采煤机、破碎机必须安装喷雾装置,液压支架必须安装自动喷雾降尘装置;采掘工作面回风巷应安设至少 2 道自动控制风流净化水幕。井下煤仓放煤口、溜煤眼放煤口以及地面带式输送机走廊,都必须安设喷雾装置或除尘器,作业时进行喷雾降尘或用除尘器除尘。

(四) 监督检查

地方各级煤矿安全监管部门负责对煤矿职业危害防治工作进行日常性的监督检查;各级煤矿安全监察机构负责对煤矿职业危害防治工作实施专项监察。

第四节 硅酸盐尘与硅酸盐尘肺

硅酸盐是由二氧化硅、金属氧化物和结合水组成的矿物,按其来源分天然(如石棉、滑石、云母等)和人造(如玻璃纤维、水泥等)两种。按形状可分为纤维状(如石棉、滑石、玻璃纤维等)和非纤维状(如云母、水泥等)。纤维状粉尘是指纵横径比 >3:1 的尘粒,其中直径 <3μm、长径 >5μm 的纤维称为可吸入性纤维,直径 ≥ 3μm、长径 >5μm 的纤维称为非可吸入性纤维粉尘。

在生产环境中长期吸入硅酸盐尘所致的尘肺病,统称为硅酸盐肺(silicatosis)。我国现行职业病名单中的硅酸盐肺包括石棉肺、滑石尘肺、云母尘肺和水泥尘肺。石棉肺是其中最常见、危害最严重的一种。

由于致病因素的相似理化特性，硅酸盐肺具有一些共同的特点，主要有：①肺组织病理改变主要为弥漫性肺间质纤维化；②胸部 X 线表现以不规则小阴影并交织呈网状为主；③患者自觉症状和体征常较明显，肺功能改变出现较早。早期主要表现为气道阻塞和进行性肺容量降低，晚期可出现"限制性综合征"及气体交换功能障碍；④并发症以气管炎、肺部感染、胸膜炎为多见，肺结核的合并率较矽肺低。其中石棉肺还可合并肺癌及间皮瘤。

一、石棉肺

石棉肺（asbestosis）是指生产过程中长期吸入石棉粉尘所引起的以肺组织纤维化为主的疾病。

（一）石棉的理化特性

石棉（asbestos）是一种具有纤维结晶状结构的硅酸盐矿物，石棉有较好的机械性能，柔韧不易断裂，是电、热的不良导体；耐酸碱、绝缘、防火、防腐蚀，具有很好的理化特性和工艺性能，工业用途达 3 000 种以上。

（二）石棉的种类

按其晶体结构和化学成分，可将石棉分为蛇纹石类和闪石类两种。蛇纹石类主要为温石棉，为银白色片状结构，并形成中空的管状纤维丝，柔软、可弯曲，适于纺织；温石棉使用量占世界全部石棉产量的 95% 以上。闪石类为硅酸盐的链状结构，直硬而脆，主要产于南非、澳大利亚和芬兰等地，主要包括 6 种：青石棉（蓝石棉）、铁石棉、直闪石、透闪石、阳起石、角闪石，其中青石棉和铁石棉的开采和使用量最大。

（三）接触机会

石棉的主要接触作业是其开采、加工和使用过程，如石棉矿采矿、选矿、纺织、建筑、造船、耐火材料、保温材料、绝缘材料、刹车片等的制造和使用。

（四）石棉的吸入及归宿

石棉粉尘为纤维状粉尘，吸入呼吸道后，大多数较长的石棉纤维在支气管分叉处易被截留，温石棉纤维多在呼吸细支气管以上部位沉积。直而硬的闪石类纤维截留于肺泡，吸入肺泡的石棉纤维大多被巨噬细胞吞噬，长度 <5μm 的纤维可被完全吞噬；一根长纤维可由两个或多个细胞同时吞噬。吞噬后大部分由黏液纤毛系统排出，小部分沉积于呼吸性支气管和肺泡腔，其中部分进

入肺间质经淋巴系统廓清,还有少部分可穿过肺组织到达胸膜,另外还有少量可进入血液循环移行到各组织中。

(五)石棉肺的病理改变

石棉肺主要病理改变是弥漫性肺间质纤维化,胸膜增厚和胸膜斑是石棉肺主要病理特征之一,石棉肺组织切片中可见铁反应阳性的石棉小体。

(六)石棉肺的临床表现和诊断

1. **症状和体征** 自觉症状较矽肺出现早,主要为咳嗽和呼吸困难。体征是双侧下肺区可闻及捻发音,随病情加重,捻发音可扩展至中上肺区。杵状指(趾)可出现在石棉肺晚期,随着病变加重而趋于明显;杵状指加剧,可能是合并肺癌的信号,预后不良。

2. **肺功能改变** 肺活量进行性降低,并早于胸部 X 线改变。

3. **胸部 X 线表现** 主要表现为不规则小阴影和胸膜改变。由于网影的出现和胸膜的改变,使肺野透明度降低,尤其是下肺区和近基底部尤为明显,呈毛玻璃样外观。

(1)不规则小阴影:早期多在两肺下区近肋膈角处出现密集度较低的不规则小阴影,随着病情进展而增多增粗,呈网状并逐渐扩展至肺中区,但很少到达肺上区。

(2)胸膜改变:包括胸膜增厚、胸膜斑和胸膜钙化。胸膜斑是石棉肺主要表现之一,多分布在双下肺侧胸壁 6~10 肋间,不累及肺尖和肋膈角,不发生粘连。若纵隔胸膜增厚并与心包膜和肺组织纤维化交叉重叠,可使心缘轮廓不清,形成"蓬发状心",是三期石棉肺的重要诊断依据之一。

4. **并发症** 肺内非特异性感染是石棉肺的主要并发症,但合并肺结核者比矽肺要少;由于反复感染,可导致肺心病甚至心力衰竭,较矽肺患者多见且症状较严重;另外石棉肺还可并发恶性肿瘤,特别是肺癌和胸、腹膜恶性间皮瘤发病远高于普通人群和其他尘肺病患者。

5. **诊断和分期** 依据《尘肺病诊断标准》(GBZ 70—2015)进行诊断和分期。

(七)石棉粉尘与肿瘤

石棉纤维是公认的致癌物。特别是肺癌和胸、腹膜恶性间皮瘤发病远高于普通人群和其他尘肺病患者。石棉诱发肺癌发病潜伏期一般是 15~20 年。

1. **肺癌** 石棉致肺癌的病理类型以外周型腺癌为多见,常见于两肺下叶的纤维化区域。影响石棉诱发肺癌的因素主要有:①石棉粉尘接触量;②石棉纤维类型:一般认为其致癌性严重程度为青石棉＞温石棉＞铁石棉;③工种:肺癌发生率为选矿工和石棉加工工高于采矿工;④吸烟习惯:石棉和吸烟两者呈现协同作用,吸烟的石棉工人肺癌发生率显著高于不吸烟的接触者,远高于普通人群(20~100倍);⑤肺内纤维化程度。

2. 间皮瘤 在一般人群中,间皮瘤极为罕见。在石棉作业人群中,间皮瘤约占总死亡率的10%。而间皮瘤患者中约75%~80%恶性间皮瘤患者过去曾经接触过石棉,且胸膜间皮瘤患者中大约20%伴有石棉肺。间皮瘤可发生于胸、腹膜,以胸膜最多见,多数是在首次接触石棉后的15~40年发生。恶性间皮瘤发生与石棉类型有关,其致病强度一般为:青石棉＞铁石棉＞温石棉。

(八) 石棉肺及相关疾病的预防

1. 贯彻执行国家有关防止石棉纤维危害的法规 如2008年2月1日实施的《石棉作业职业卫生管理规范》,对石棉作业职业病防护措施和管理要求做了明确规定。要加强作业场所环境监测,严格按照《工作场所有害因素职业接触限值 第1部分:化学有害因素》(GBZ 2.1—2019)的要求,将石棉粉尘浓度控制在职业接触限值以下。我国石棉纤维及含有10%以上石棉的粉尘其总尘 PC-TWA 职业接触限值为 $0.8mg/m^3$(浓度)和 0.8f/ml(纤维)。

2. 尽量消除石棉纤维粉尘的生产和使用 用其他材料如玻璃纤维代替石棉。目前发达国家已禁止使用石棉,发展中国家也尽可能控制使用石棉。

3. 降低作业场所石棉粉尘的浓度 采用湿式作业抑制粉尘产生;使用局部通风除尘设备捕集已产生的粉尘。

4. 加强健康教育 劝说石棉暴露工人戒烟。

5. 防止危害转嫁 一些手纺石棉的生产,不准转嫁到无防护措施的乡镇企业生产。

6. 石棉加工作业人员要求 禁止未成年人直接从事石棉加工作业。

二、其他硅酸盐尘肺

除上述硅酸盐尘肺外,其他类型硅酸盐尘肺的简介见表2-3。

表 2-3 其他硅酸盐尘肺病介绍

	致病粉尘理化特性	主要接尘行业	临床表现	胸部 X 线表现
滑石尘肺	滑石为含镁的层状硅酸盐矿物。纯滑石化学性质稳定,具有润滑性、耐热、耐水、耐酸碱、耐腐蚀、不易导电、吸附性强等性能	滑石矿开采、加工,橡胶、建筑、纺织、造纸、涂料、陶瓷、雕刻、高级绝缘材料、医药及化妆品制造等使用滑石粉行业	发病工龄一般在 10 年以上,早期无明显症状,随病情进展可出现咳嗽、咳痰、胸痛、气急等症状	s 型、t 型小阴影,也可有 p 型、q 型小阴影,晚期病例可见大阴影出现。在胸壁、膈肌可见滑石斑阴影
云母尘肺	云母为天然的铝硅酸盐,柔软透明、富有弹性、易剥离成薄片状,具有耐酸、隔热、绝缘等性能	云母矿开采,云母制品业,电子及通讯设备制造、涂料、油漆、电绝缘、电焊条、消防器材生产等行业	采矿工平均 25 年;云母加工工人在 20 年以上。主要症状为胸闷、气短、咳嗽等症状,少数有鼻炎	类似石棉肺改变,以两肺弥漫性 s 型小阴影为主,也可见边缘模糊的 p 类小阴影
水泥尘肺	水泥可分为天然水泥和人工水泥。天然水泥是水泥样结构的自然矿物质经煅烧、粉碎而成。人工水泥又称"硅酸盐水泥",以石灰石、黏土为主要原料加工而成	水泥制造业、矿山采选业的支护、水泥制品和石棉水泥制品业、交通运输设备制造业的船舶泥工等	一般发病工龄在 20 年以上,主要表现以气短为主的呼吸系统自觉症状,其次为咳嗽,很少有痰	不规则小阴影改变,又有圆形小阴影改变

第五节 电焊烟尘与电焊工尘肺

电焊烟尘是由于高温使焊条药皮、金属粉芯和被焊接材料溶化蒸发,逸散在空气中氧化冷凝而形成的颗粒极细的气溶胶。电焊工尘肺是长期大量吸入电焊烟尘所致的尘肺病。1987 年,国家将电焊工尘肺正式列为法定职业病。

一、电焊烟尘理化性质

焊条由焊芯和药皮组成。焊芯除含有大量的铁外,还有碳、锰、硅、铬、镍、硫和磷等;药皮内材料主要由大理石、萤石、金红石、纯咸、水玻璃、锰铁等组成。焊接时,电弧放电产生 4 000~6 000℃高温,在熔化焊条和焊件的同时,产生大量的烟尘。焊接作业的种类较多,有自动埋弧焊、气体保护焊、氩弧焊和焊条电弧焊(手把焊)等,以手把焊应用较为普遍。

焊接烟尘的特点有:①焊接烟尘粒子小,烟尘呈碎片状,粒径为 1μm 左右;②焊接烟尘的粘性大;③焊接烟尘的温度较高,在排风管道和滤芯内空气温度为 60~80℃;④焊接过程的发尘量较大,1 个焊工操作 1d 所产生的烟尘量约60~150g。

电焊烟尘是金属及非金属物质在过热条件下产生的高温蒸气,其化学成分取决于被焊接材料、焊条种类和焊药及其蒸发的难易程度,其成分主要为氧化铁、氧化锰、二氧化硅、硅酸盐氟化物、氮氧化物、臭氧、一氧化碳等。使用J507 焊条时,除上述成分外,还有氧化铬、氧化镍等。长期吸入电焊烟尘会造成电焊工尘肺。电焊工尘肺是一种混合性尘肺,而且常伴随锰中毒、氟中毒和金属烟雾热等并发症。

二、电焊烟尘接触作业

焊接作业几乎涉及所有的工业领域,在建筑、矿山、机械、造船、化工、铁路、国防等工业被广泛应用。焊工尘肺病例绝大多数发生在手把焊工中,多因作业场所条件不良而造成。

三、电焊工尘肺的临床表现

电焊工尘肺的发病工龄一般为 10~20 年;在高浓度烟尘环境中,3~5 年即可发病。

(一) 症状和体征

早期无或有咽干、鼻干、轻度干咳、少量痰、胸闷、胸痛等轻微症状。随病情进展,患者主要表现为胸闷、胸痛、气短、咳嗽等呼吸系统症状,并伴有头痛、全身无力、食欲减退、体重减轻、神经衰弱等病症。早期肺功能无异常,随病情加重,肺功能逐渐降低,少数患者肺功能改变明显。

(二) 胸部 X 线表现

早期患者,肺纹理改变较明显。多数患者,首先在中下肺野出现网状的不规则小阴影,类圆形小阴影较晚出现。粉尘浓度很高的环境中发生的病例以类圆形小阴影为主,而且密集度常常较高,少数病例还可出现大阴影。个别病例类圆形小阴影与网状阴影关系密切,难以区分具体界限,表现为"网状结节影"。胸膜早期无改变,晚期可出现肥厚粘连。肺门淋巴结蛋壳样钙化比较罕见。

(三) 并发症

电焊工尘肺常见并发症为慢性支气管炎、肺气肿及肺源性心脏病。

四、预防

1. 提高焊接技术,改进焊接工艺和材料 ①提高焊接技术,使焊接操作实现机械化、自动化、人与焊接环境相隔离;②改进焊接工艺,如合理设计焊接容器的结构,采用单面焊、双面成型新工艺,避免焊工在通风极差的容器内进行焊接;或选用具有电焊烟尘离子荷电就地抑制技术的 CO_2 保护焊工艺,可使80%~90% 的电焊烟尘被抑制在工作表面,实现就地净化烟尘;③改进焊条材料,选择无毒或低毒的电焊条。

2. 改善作业场所的通风状况 在自然通风较差的室内或封闭的容器内进行焊接时,必须有机械通风措施。在专门的焊接车间或焊接量大、焊机集中的工作地点,应考虑全面机械通风,可集中安装数台轴流式风机向外排风,使车间内经常更换新鲜空气。局部通风分为送风和排气两种,局部送风只是暂时将焊接区域附近作业地带的有害物质吹走,对空气起到一定的稀释作用,但可能污染整个车间;局部排气是目前使用效果较好,方便灵活,设备费用较少的有效措施。

3. 加强个人防护措施 作业人员必须使用相应的防护眼镜、面罩、口罩、手套,穿白色防护服、绝缘鞋,决不能穿短袖衣或卷起袖子,若在通风条件差的封闭容器内工作,还要佩戴使用有送风性能的防护头盔。

4. 强化劳动保护宣传教育及现场跟踪监测工作 对电焊作业人员应进行必要的职业安全卫生知识教育,提高其自我防范意识。同时,还应加强电焊作业场所的尘毒危害的监测工作以及电焊工的体检工作,及时发现和解决问题。

第六节 其他无机粉尘与尘肺病

我国现行的法定职业病名单中,尘肺病还包括石墨尘肺、碳黑尘肺、铝尘肺、铸工尘肺、陶工尘肺(表 2-4)。

表2-4　其他5种无机粉尘所致尘肺病简介

致病粉尘理化特性	主要接尘行业	临床表现	胸部X线表现
石墨尘肺	石墨是自然界存在的一种银灰色有金属光泽的单质碳,具有耐高温、耐酸碱、导电、导热、润滑、可塑、黏着力强,抗腐蚀等优良性能	石墨矿采业;石墨制品(坩埚、石墨炉、滑润剂、电极、原子反应堆的中子减速器、铅笔芯、耐腐蚀管材等)或使用石墨作为钢锭涂复剂、机械润滑、铸模涂料等生产行业	发病工龄约20年,早期症状多轻微,可有咽干、咳嗽、咳黑色黏痰,劳动后胸闷、气短等症状	不规则小阴影和类圆形小阴影,密度较低。肺纹理常增多。肺门阴影密度可增高,但明显增大者少见
碳黑尘肺	碳黑是气态或液态碳氢化合物,一般多用石油、沥青、天然气、焦炭为原料,经不完全燃烧和加热降解制取	碳黑加工、碳黑制品使用如橡胶、塑料、油漆、印刷油墨、墨汁、唱片、电极制造、颜料及冶金等工业	发病工龄平均约24年。症状多不明显,一般都能参加生产劳动	早期有可见肺纹理明显增多,病变进展肺野内可看到p类小阴影
铝尘肺	金属铝尘或氧化铝粉尘所致,氧化铝的致纤维化作用远较金属铝为轻。铝系银白色轻金属,地壳表面含铝量约为3%	航空、船舶、建筑材料和电器等使用金属铝及其合金作为轻型结构材料;金属铝粉制造炸药,导火剂;用氧化铝经制磨料粉和磨具、冰晶石、氟化铝,生产电器绝缘制品;冶炼铝和生产铝粉等生产行业	发病工龄多在10~32年,早期症状一般较轻,表现为气短、胸闷、胸痛、倦怠、无力。常有鼻咽部的慢性损害	可见较细的不规则形小阴影,亦可见到密度较低的p类小阴影。肺纹理紊乱,扭曲变形
铸工尘肺	铸造作业中的翻砂、造型作业者长期吸入陶土、高岭石、石墨、煤粉、石灰石等混合性粉尘所致	机械铸造行业型砂配制、砂型制造、砂型干燥、合箱、浇注、打箱和清砂等工序。型砂虽含SiO_2很高,但因使用时搅拌配成湿料,且砂型颗粒较大,故工人不易患矽肺,易患铸工尘肺	发病工龄一般在20年以上,初期无症状,主要表现为胸闷、轻微胸痛、咳嗽、咳痰、气短等症状	不规则小阴影,类圆形小阴影出现较晚而且较小,密度较低
陶工尘肺	石英和硅酸盐混合的陶土粉尘,所含游离SiO_2通常为8.7%~65%	瓷土采矿业和陶瓷、磨具磨料、电气机械及器材制造业	发病工龄25年以上,早期患者症状较轻、有轻度咳嗽,咳痰,易并发肺结核	不规则小阴影,肺门增大外亦可见到明显的胸膜增厚

第七节　有机粉尘及其所致肺部疾患

有机粉尘是指在空气中飘浮的有机物颗粒,包括植物、动物和微生物源性的颗粒和微滴。

有机粉尘种类繁多、成分复杂,并常夹杂微生物源性具有不同生物学作用的多种致病性物质、动物蛋白及排泄物、无机物等,引起的病变和对人体的危害程度差别很大。有机粉尘主要引起呼吸系统疾病,包括呼吸系统急慢性炎症、慢性阻塞性肺病、支气管哮喘、过敏性肺炎、有机粉尘毒性综合征、棉尘病等。还可引起混合性尘肺(如皮毛工混合性尘肺)和肿瘤(如木工鼻腔癌、副鼻腔癌)等。

一、有机粉尘的来源和分类

有机粉尘主要来自工业生产、农业生产及废物处理等作业过程。纺织工业的棉毛麻纺织和生丝生产;轻工业木材加工和木器制造,烟草、茶、皮毛加工处理;化学工业的塑料、合成橡胶、合成纤维、有机染料生产、贮存、运输及使用;农、牧业的粮食收获、加工、饲料制作、家禽饲养、蘑菇栽培等工人都有机会接触有机粉尘。

有机粉尘的种类主要分为植物性粉尘、动物性粉尘和人工合成有机粉尘。

(一) 植物性粉尘

在工、农业生产过程中处理植物时,由植物本身破碎所形成的粉尘均属植物性粉尘。常见植物性粉尘主要有:

1. 谷物粉尘　小麦、稻谷、玉米、高粱等在加工、运输、储藏及饲料加工等过程中产生。

2. 植物纤维尘　棉、亚麻、黄麻、大麻等在原棉原麻分选、梳棉梳麻和纺织过程中产生。

3. 木粉尘　木材在锯、磨、钻、铣、刻及磨砂等加工过程中产生。

4. 茶叶粉尘　红茶、绿茶和茶砖等在茶叶烘干、分选、包装等过程中产生。

5. 蔗渣粉尘　蔗渣加工、使用等过程产生。

6. 烟草粉尘　烟叶的解包、烘丝、抽梗、卷烟等加工过程中产生。

（二）动物性粉尘

动物性粉尘是指动物皮毛、毛纺、羽毛、骨质、蚕丝等加工过程中及动物饲养、屠宰中所产生的粉尘。动物性粉尘主要有：

1. 皮毛粉尘　在生产皮衣、皮帽等生皮、梳毛、磨皮、剪裁、缝制等加工过程及羊毛等纺织加工中产生。

2. 丝尘　在蚕丝的选茧、打绵、选丝和纺织过程中产生。

3. 含动物蛋白、血清蛋白等粉尘　在家禽家畜饲养及动物排泄物、垃圾处理、动物屠宰及加工、奶制品生产过程中产生。

4. 其他动物性粉尘　羽毛、猪鬃、骨粉、角质、乳酪、酶制剂粉尘等。

（三）人工合成有机粉尘

在工农业生产、国防军工和日常生活的各个领域均会用到各种人工合成材料，其加工、生产及使用逐渐增多，故这类人工合成有机粉尘接触机会与接触人数也在不断增加，其职业危害不容忽视。

1. 合成纤维粉尘　常见的化学合成纤维主要有：涤纶（聚酯纤维）、锦纶（聚酰胺纤维）、腈纶（聚丙烯腈纤维）、维纶（聚乙烯醇纤维）、氯纶（聚氯乙烯纤维）等。

2. 合成树脂粉尘　有酚醛树脂粉尘、聚氯乙烯树脂粉尘等。

二、有机粉尘对健康的危害

植物性或动物性粉尘在自然界及生产加工过程中均易受到微生物的污染，所以有机粉尘接触主要是包括有机粉尘颗粒或片段、无机物、细菌和真菌等微生物及其毒性产物、动物异种蛋白、畜禽类排泄物等混合性的。其中细菌或真菌及其产生的内毒素、真菌孢子、细菌蛋白酶及动物蛋白等，是有机粉尘引起呼吸道炎症或过敏性呼吸系统疾病的主要病因。有机粉尘造成的健康损害主要有以下几种：

（一）职业性过敏性肺炎

职业性过敏性肺炎是由于吸入被霉菌、细菌或动物蛋白污染的有机粉尘而引起的可逆性间质肉芽肿性肺炎，也称为过敏性肺炎。本病是以肺组织间质细胞浸润和肉芽肿形成为特征性病理改变的一组疾病。致病因子主要是嗜热性放线菌、干草小多孢菌、烟曲霉菌、蘑菇孢子、鸟或家禽类蛋白等。常见的此类疾病有农民肺、甘蔗肺、蘑菇肺、鸟饲养工肺等。

1. 临床表现　急性期一般在接尘后 4~8h 出现畏寒、发热、气急、干咳等，脱离接尘 2~3d 后症状缓解或自行消失;两肺底可闻及小水泡音或捻发音,具有特征性意义。若急性症状反复发作,症状加重,胸部 X 线可见粟粒状阴影;持续接触若干年后,则产生不可逆的肺组织纤维化增生,伴有肺气肿和支气管扩张,胸部 X 线上可见蜂窝状表现。

根据短时间或反复多次吸入生物性有机粉尘或特定的化学物质的职业史,出现以呼吸系统损害为主的临床症状、体征和胸部影像学表现,结合实验室辅助检查结果,参考现场置业卫生学调查,综合分析,排除其他原因所致的类似疾病后,方可诊断。诊断及分级详细内容请参考《职业性过敏性肺炎的诊断》(GBZ 60—2014)标准。

2. 处理原则

(1)现场处理:接触反应者应暂时脱离现场,进行必要的检查及处理,并密切观察 24~72h。

(2)治疗原则:给予止咳、平喘、吸氧等对症处理,并根据病情适量使用糖皮质激素治疗。

(3)其他处理:患者治愈后尽可能调离原工作岗位。

(二) 棉尘病

棉尘病由于长期接触棉、麻等植物性粉尘引起的、具有特征性的胸部紧束感和 / 或胸闷、气短等症状,并有急性通气功能下降的呼吸道阻塞性疾病。

1. 临床表现　典型的胸部紧束感、气急、咳嗽,发热、畏寒、恶心、乏力等症状,多在工作的第二天后症状减轻乃至消失。随工龄增加,发病更频繁,多在周末或放假后再工作时发生,故可称为"星期一症状"。随病情进展,这些症状可延续至几天甚至每天出现,晚期可出现慢性气道阻塞性症状、支气管炎、支气管扩张及肺气肿,甚至导致右心衰竭。

2. 诊断　依据《棉尘病诊断标准》(GBZ 56—2016)进行诊断。

(张凤梅)

第三章

生产性毒物与职业中毒

第一节 概　　述

一、生产性毒物的概念、来源、分类与存在形态

(一) 概念

生产性毒物(productive toxicant):生产过程中产生的,存在于工作环境中的毒物称为生产性毒物。

职业中毒(occupational poisoning):劳动者在生产过程中由于过量暴露化学毒物所致的疾病状态称为职业中毒。

(二) 来源

生产性毒物的来源可有多种,主要来源有:原料、产品、中间产品(中间体)、辅助原料、副产品、三废(废渣、废气、废水)等;有时也来自于热分解产物及反应产物(例如聚氯乙烯塑料加热至 160~170℃时可分解产生氯化氢)、夹杂物或废弃物(例如含砷矿渣受潮或淋雨会产生剧毒的砷化氢、磷化铝遇湿分解生成磷化氢)等。

(三) 分类

生产性毒物的分类方法很多,按其化学成分可分为金属、类金属、非金属、高分子化合物毒物、农药等;按生物作用、性质分类可分为刺激性、腐蚀性、窒息性、神经性、溶血性和致畸、致癌、致突变性毒物;还可按靶器官或系统分类等。

1. 按化学成分分类

(1)金属及类金属毒物:铅、汞、锰、镍、铍、铬、砷、磷等。

(2)有机溶剂:苯、甲苯、二甲苯、二硫化碳、甲醇、丙酮、汽油、四氯化碳等。

(3)苯的氨基和硝基化合物:苯胺、三硝基甲苯等。

(4)高分子化合物:塑料、合成橡胶、合成纤维、黏合剂、离子交换树脂等。

(5)农药:杀虫剂、杀菌剂、杀螨剂、除草剂、植物生长调节剂、灭鼠剂等。

2.按生物作用、性质分类

(1)刺激性气体:刺激性气体种类较多,多为酸、碱和强氧化剂等,见本章第三节。

(2)窒息性气体:常见的有一氧化碳、硫化氢、氰化氢和甲烷等。

(3)麻醉性毒物:苯、汽油、丙酮、三氯甲烷等。

(4)溶血性毒物:砷化氢、苯肼、苯胺、硝基苯等。

(5)致敏性毒物:铂盐、镍盐等;异氰酸酯,如甲苯二异氰酸酯;有机磷杀虫剂,如对硫磷、敌百虫等。

3.按靶器官或系统分类

(1)神经系统:四乙基铅、汞及有机汞、有机锡、锰、铊、砷、一氧化碳、汽油、二硫化碳、溴甲烷、三氯乙烯以及有机磷、有机氯农药等。

(2)呼吸系统:刺激性气体、蒸气或粉尘,如氯、硫、硒的化合物、氮氧化合物、羰基镍、氨、二氧化硫、氮氧化物、光气、硫酸二甲酯、甲醛、氢氟酸、镉、硫酸二甲酯、有机氟及溴甲烷等。工业溶剂如汽油、柴油等可引起吸入性肺炎。甲苯二异氰酸酯、对苯二胺可引起支气管哮喘。

(3)血液系统:苯、苯的氨基和硝基化合物、苯肼、亚硝酸钠、窒息性气体(一氧化碳、硫化氢、氰化氢)、砷化氢、苯醌等。

(4)循环系统:锑、砷、磷、有机磷农药以及多种有机溶剂等。

(5)肝脏:引起中毒性肝炎的生产性毒物称"亲肝性毒物",如黄磷、锑、砷、二氯乙烷、四氯化碳、氯乙烯、三氯乙烯、三氯甲烷、苯肼、三硝基甲苯等。

(6)肾脏:四氯化碳、砷化氢、有机汞、砷、乙二醇等。

(7)皮肤:硫酸、硝酸、盐酸、氢氧化钠、重铬酸盐(六价铬)、铬酸盐、三氯甲烷(氯仿)、三氯乙烯、β-萘胺、乙醇(酒精)、醚、甲醛、环氧树脂、酚醛树脂、松节油、苯胺、对苯二酚、有机磷农药、氨基甲酸酯类农药、杀虫脒、拟除虫菊酯类农药、肥皂添加剂、合成清洁剂可导致接触性皮炎。

(8)眼睛:硫酸、氮氧化物、硝酸、盐酸、甲醛、酚、硫化氢可导致化学性眼部灼伤;放射性物质、三硝基甲苯可导致职业性白内障。

(9)鼻、口腔:铬及其化合物、铬酸盐导致铬鼻病;氟化氰、硫酸雾、硝酸雾、盐酸雾可导致牙酸蚀病。

4.按职业病危害因素分类　《职业病危害因素分类目录》(国卫疾控发

〔2015〕92号）中列出了374种毒物。

（四）生产性毒物的存在形态

生产性毒物可以固态、液态、气态或气溶胶的形式存在。毒物的存在状态与气象条件或工艺有关，同一种毒物可有不同的存在状态，如铅烟、铅尘、铅蒸气。

1. 气态　包括气体和蒸气，如氯气、氨气、一氧化碳、硫化氢、苯蒸气。

2. 液态　包括液体和雾，如酸、碱、有机溶剂、铬酸雾、漆雾。

3. 固态

（1）烟：悬浮于空气中直径小于 0.1μm 的固体微粒，称为烟。

（2）粉尘：能较长时间悬浮在空气中，其粒子直径为 0.1~10μm 的固体微粒称为粉尘。固体物料在机械粉碎、加工时，粉末状物质在混合、筛分、包装时均可引起粉尘飞扬。

4. 气溶胶　由烟、雾、尘悬浮于空气中所形成的分散体系，称为气溶胶。识别状态的意义：了解生产性毒物的来源及其存在形态，对于了解毒物进入人体的途径、评价毒物的毒作用、选择空气样品的采集和分析方法以及制订相应的防护策略等均具有重要意义。

二、生产性毒物的职业接触机会

生产性毒物的来源广泛。从操作环节看可能有矿山的爆破与开采；提炼加工的加料和出料、成品包装；化学原料的加工、搬运、储藏；化学反应速度控制不当或加料失误引起冒锅和冲料；物料输送管道或出料口堵塞；作业人员进入反应釜出料和清釜；储存气态化学物钢瓶泄漏；废料处理和回收；化学物成品、半成品采样和分析；设备保养、检修等有多种。

此外，有些作业虽看起来未直接应用有毒物质，但在特定条件下和/或通风不良条件下可能接触到新生毒物引起急性中毒。如在有机物堆积的场所（地窖、矿井下的废巷、化粪池、腌菜池等）作业可接触硫化氢；储存含砷矿渣酸化、受潮或淋雨会产生剧毒的砷化氢；磷化铝遇湿分解生成磷化氢；消防和救护人员进入有毒物质的灾害场所执行救援任务可接触有毒物质等。

三、生产性毒物的入体途径

生产性毒物可经过 3 种途径进入人体，其中呼吸道最常见，其次为皮肤，消化道较少见。

(一) 呼吸道

毒物通过呼吸道入体引起中毒很常见。一方面因为许多毒物以气态、蒸气态、微小颗粒和微小液滴形式污染空气,毒物随气流进入呼吸道。另一方面因肺泡呼吸膜极薄,扩散面积大,供血丰富,呈气体、蒸气和气溶胶状态的毒物均可经呼吸道吸收进入人体,大部分生产性毒物均由此途径吸收进入人体而导致中毒。加之经呼吸道吸收的毒物,未经肝脏的生物转化解毒过程即直接进入大循环并分布于全身,故其毒作用发生较快。

气态毒物经过呼吸道吸收受许多因素影响,主要与毒物在空气中的浓度或分压有关;其次与毒物的分子量及其血/气分配系数有关;气态毒物进入呼吸道的深度取决于其水溶性;此外劳动强度、肺通气量与肺血流量以及生产环境的气象条件等因素也可影响毒物在呼吸道中的吸收。

气溶胶状态的毒物在呼吸道的吸收情况甚为复杂,受气道的结构特点、粒子形状、分散度、溶解度以及呼吸系统的清除功能等多种因素的影响。

(二) 皮肤

尽管皮肤对外来化合物具有屏障作用,但确有不少外来化合物可经皮肤吸收入血而引起中毒。毒物可通过完整皮肤,主要通过表皮细胞,吸收入血而引起中毒;也可通过皮肤附属器,如毛囊、皮脂腺或汗腺进入真皮而被吸收入血。

1. 毒物经皮吸收的特点　不经过肝脏的生物转化解毒过程直接进入血液循环;经皮易吸收的毒物常是脂、水两溶性物质。

2. 影响因素　皮肤有病损或遭腐蚀性毒物损伤时,原本难经完整皮肤吸收的毒物也能进入;接触皮肤的部位和面积,毒物的浓度和黏稠度,生产环境的温度(某些经皮肤难以吸收的毒物,如汞蒸气在浓度较高时也可经皮肤吸收)和湿度等均可影响毒物经皮吸收。

(三) 消化道

在生产过程中,毒物经消化道摄入所致的职业中毒甚为少见,常见于事故性误服。由于个人卫生习惯不良或食物受毒物污染时,毒物也可经消化道进入体内。有的毒物如氰化物可被口腔黏膜吸收。

四、生产性毒物的体内过程

(一) 分布

毒物被吸收后,随血液循环分布到全身。毒物在体内的分布主要取决于其进入细胞的能力及与组织的亲和力。大多数毒物在体内呈不均匀分布,相对集中于某些组织器官,如铅、氟、铝集中于骨骼和神经组织,一氧化碳集中于红细胞。在组织器官内相对集中的毒物随时间推移而呈动态变化。最初,常分布于血流量较大的组织器官,随后则逐渐转移至血液循环较差、组织亲和力较大的部位(靶组织或储存库)。

（二）生物转化

进入机体的毒物,有的直接作用于靶部位产生毒效应,并可以原型排出。但多数毒物吸收后需经生物转化,即在体内代谢酶的作用下,其化学结构发生一系列改变,形成其衍生物以及分解产物的过程,亦称代谢转化。生物转化主要包括氧化、还原、水解和结合(或合成)四类反应。

（三）排泄

排泄是化学毒物及其代谢物向机体外转运的过程。毒物可以原型或其代谢物的形式从体内排出。排出的速率对其毒效应有较大影响,排出缓慢的,其潜在的毒效应相对较大。

1. 肾脏　肾脏是排泄毒物及其代谢物最有效的器官,也是最重要的排泄途径。尿中毒物或代谢物的浓度常与血液中的浓度密切相关,所以测定尿中毒物或其代谢物水平,可间接衡量毒物的体内负荷情况;结合临床征象和其他检查有助于中毒的诊断。

2. 呼吸道　气态毒物可以其原型经呼吸道排出,例如乙醚、苯蒸气等。

3. 消化道　肝脏是许多毒物的生物转化部位,其代谢产物可直接排入胆汁随粪便排出。有些毒物排入肠道后可被肠腔壁再吸收,形成肠肝循环。

4. 其他　汞可经唾液腺排出;铅、锰、苯等可经乳腺排入乳汁;铅还可经胎盘屏障进入胎儿体内;头发里可检出铅、汞、砷等。

（四）蓄积

进入机体的毒物或其代谢产物在接触间隔期内,不能完全排出而逐渐在体内积累的现象称为毒物的蓄积。蓄积作用是引起慢性中毒的物质基础,当毒物的蓄积部位与其靶器官一致时,则易发生慢性中毒。除了毒物量的蓄积外,还有功能蓄积,有些毒物因其代谢迅速,停止接触后,体内含量很快降低,难以检出;但反复接触,因存在损害效应的累积,仍可引起慢性中毒。

五、影响毒物对机体毒作用的因素

劳动者暴露于生产性毒物,并非一定或即刻会引起职业性化学中毒,毒物对机体的毒作用受很多因素的影响。

(一) 化学结构

毒物的化学结构直接决定其理化性质和化学反应能力,而理化性质和化学反应能力不仅与毒物进入体内的途径和体内过程有关,而且与生物学活性和生物学作用密切相关,并在某种程度上决定其毒性,如脂肪族直链饱和烃类化合物的麻醉作用,在 3~8 个碳原子范围内,随碳原子数增加而增强,即戊烷＜己烷＜庚烷。

(二) 理化性质(溶解度、分散度、挥发性)

1. 溶解度 毒物在水中的溶解度直接影响毒性大小,水中溶解度越大,毒性越大,如砒霜(As_2O_3)溶解度比雌黄(As_2S_3)大 3 万倍,雌黄毒性也较砒霜大得多;氧化铅较硫化铅易溶解于血清,故氧化铅较硫化铅毒性大于后者;苯具有脂溶性,易侵入富含脂质的神经系统和骨髓,其毒作用以神经系统和造血系统的损伤为特征。刺激性气体因水溶性差异,对呼吸道的作用部位和速度也不尽相同。

2. 分散度 在化学成分相同的前提下,分散度越高毒性越高,例如铅烟比铅尘毒性大。分散度高的化学性毒物,因其颗粒细小,容易弥散,飘浮在空气中的时间较长,进入呼吸道的机会多,加上比表面积大,入体后化学反应相对活泼,有害作用大。

3. 挥发性 挥发性高的毒物,在空气中蒸气浓度高,吸入中毒的危险性大。相反一些毒物绝对毒性虽大,但其挥发性很小,其在现场吸入中毒的危险性并不高。因此不能忽视对高挥发性毒物的密闭通风控制措施。

(三) 剂量、浓度和接触时间

空气中毒物浓度高,接触时间长,则进入体内的剂量大,容易发生中毒。一般作用剂量是暴露浓度与暴露时间的乘积。因此,降低空气中毒物的浓度,缩短接触时间,减少毒物进入体内的量是预防职业性化学中毒的重要环节。

(四) 联合作用

1. 毒物的联合作用 两种或两种以上的毒物同时或先后共同作用于机体,其毒效应可以表现为独立、相加、协同和拮抗作用。职业卫生学评价时应注意毒物和其他有害因素的相加和协同作用,以及生产性毒物与生活性毒物的联合作用。

2. 生产环境和劳动强度 已知环境温度和湿度均可影响毒物的毒作用。高温环境下毒物的挥发速度加快,机体呼吸和循环加快,出汗增多等,均可促进毒物的吸收。

(五) 个体易感性

人体对毒物毒作用的敏感性存在着较大的个体差异。造成这种差异的个体因素很多,如年龄、性别、健康状况、生理状况、营养、内分泌功能、免疫状态及个体遗传特征等。

六、职业中毒临床

(一) 临床类型

由于生产性毒物的毒性、接触浓度和时间、个体差异等因素的影响,职业中毒可表现为三种临床类型:急性中毒、慢性中毒和亚急性中毒。此外,脱离接触毒物一定时间后,才呈现中毒临床病变,称迟发性中毒,如迟发性锰中毒等。毒物或其代谢产物在体内超过正常范围,但无该毒物所致临床表现,呈亚临床状态,称毒物的吸收,如铅吸收。

(二) 临床表现

由于毒物本身的毒性及其毒作用特点、接触剂量等各异,职业性化学中毒的临床表现多种多样,尤其是多种毒物同时作用于机体时更为复杂,可累及全身各个系统,出现多脏器损害。同一毒物可累及不同的靶器官,出现多种临床表现,如铅中毒(损伤神经、造血、泌尿系统)、汞中毒(损伤神经、消化、泌尿系统);不同毒物也可损害同一靶器官而出现相同的或类似的临床表现,如氯代烃类化合物等许多毒物均可造成肝脏损害。充分掌握职业性化学中毒的这些临床特点,有助于职业性化学中毒的正确诊断和治疗,防止误诊。职业中毒的临床表现可涉及全身各系统器官,具体见中毒各论部分。

(三) 职业中毒诊断

职业中毒的诊断应有充分的资料,包括职业史、现场职业卫生调查、相应的临床表现和必要的实验室检测,并排除非职业因素所致的类似疾病,依据职业中毒诊断标准,综合分析,方能作出合理的诊断。

1. 职业史 职业史是职业中毒诊断的重要前提,特别是职业性有害因素的暴露史。应详细询问患者的职业史,包括现职工种、工龄、接触毒物的种类、生产工艺、操作方法、防护措施;既往工作经历,包括部队服役史、再就业史、打工史及兼职史等,以便综合判断患者接触毒物的机会和程度。

2. 职业卫生现场调查　职业卫生现场调查是诊断职业中毒的重要参考依据。应深入作业现场,进一步了解患者所在岗位的生产工艺过程、劳动过程、空气中毒物的浓度、预防措施;同一接触条件下的其他人员有无类似发病情况等,从而判断患者在该条件下,是否可能引起职业中毒。

3. 症状与体征　职业中毒的临床表现复杂多样,同一毒物在不同致病条件下可导致性质和程度截然不同的临床表现;不同毒物可引起同一症状或体征;非职业因素也可导致与职业因素危害完全相同或相似的临床症状和体征。一般来说,急性职业中毒因果关系较明确;而慢性职业中毒的因果关系有时还难以确立。诊断分析应注意其临床表现与所接触毒物的毒作用特点是否相符,中毒的程度与其接触强度是否相符,尤应注意各种症状体征发生的时间顺序及其与接触生产性毒物的关系。

4. 实验室检查　实验室检查对职业中毒的诊断具有重要意义,主要包括接触指标和效应指标。

(1)接触指标:指测定生物材料中毒物或其代谢产物是否超出正常值范围,如尿铅、血铅、尿酚、尿甲基马尿酸等。

(2)效应指标:包括①反映毒作用的指标,如铅中毒者检测尿 δ- 氨基 -γ- 酮戊酸(δ-ALA);有机磷农药中毒者检测血液胆碱酯酶活性等;②反映毒物所致组织器官病损的指标,包括血、尿常规检测和肝、肾功能实验等,例如镉致肾小管损伤可测定尿低分子蛋白(β_2- 微球蛋白),以及其他相关指标。

(四) 职业中毒的治疗原则

职业中毒的治疗可分为病因治疗、对症治疗和支持疗法三类。病因治疗的目的是尽可能消除或减少致病的物质基础,并针对毒物致病的机制进行处理。及时合理的对症处理是缓解毒物引起的主要症状,促进机体功能恢复的重要措施。支持疗法可改善患者的全身状况,促进康复。

1. 急性职业中毒

(1)现场急救:脱离中毒环境,立即将患者移至上风向或空气新鲜的场所,注意保持呼吸道通畅。若患者衣服、皮肤被毒物污染,应立即脱去污染的衣物,并用清水彻底冲洗皮肤(冬天宜用温水);如被酸、碱性物质污染,应立即使用中和剂;如遇水可发生化学反应的物质,应先用干布抹去污染物,再用水冲洗。

现场救治时,应注意对心、肺、脑、眼等重要脏器的保护。对重症患者,应严密注意其意识状态、瞳孔、呼吸、脉搏、血压的变化;若发现呼吸、循环障碍时,应及时对症处理,具体措施与内科急救原则相同。对严重中毒需转送医院者,应根据症状采取相应的转院前救治措施。

(2)阻止毒物继续吸收:患者到达医院后,如发现现场紧急清洗不够彻底,则应进一步清洗。对气体或蒸气吸入中毒者,可给予吸氧;经口中毒者,应立即催吐、洗胃或导泻。

(3)解毒和排毒:应尽早使用解毒排毒药物,解除或减轻毒物对机体的损害。必要时,可用透析疗法或换血疗法清除体内的毒物。常用的特效解毒剂有:①金属络合剂:主要有依地酸二钠钙($CaNa_2EDTA$)、二乙基三胺五乙酸三钠钙(DTPA)、二巯基丙醇(BAL)、二巯基丁二酸钠(NaDMS)、二巯基丁二酸等,可用于治疗铅、汞、砷、锰等金属和类金属中毒;②高铁血红蛋白还原剂:常用的有亚甲蓝(亚甲蓝),可用于治疗苯胺、硝基苯类等高铁血红蛋白形成剂所致的急性中毒;③氰化物中毒解毒剂:如亚硝酸钠-硫代硫酸钠疗法,主要用于救治氰化物、丙烯腈等含“CN^-”化学物所致的急性中毒;④有机磷农药中毒解毒剂:主要有氯磷定、解磷定、阿托品等;⑤氟乙酰胺中毒解毒剂:常用的有乙酰胺(解氟灵)等。

(4)对症治疗:其治疗原则与内科处理类同。

2. 慢性职业中毒　早期常为轻度可逆的功能性改变,继续接触则可演变成严重的器质性病变,故应及早诊断和处理。

中毒患者应脱离毒物接触,及早使用有关的特效解毒剂,如 NaDMS、$CaNa_2EDTA$ 等金属络合剂;但目前此类特效解毒剂为数不多,应针对慢性中毒的常见症状对患者进行及时合理的对症治疗,并注意适当的营养和休息,促进康复。慢性中毒患者经治疗后,应对其进行劳动能力鉴定,并安排合适的工作或休息。

七、生产性毒物的控制原则

生产性毒物种类繁多,接触面广、人数庞大;职业中毒在职业病中占有很大比例。因此,控制生产性毒物,对预防职业中毒、保护和增进职工健康、促进国民经济可持续发展有重大意义。职业中毒的病因是生产性毒物,故预防职业中毒必须采取综合治理措施,从根本上消除、控制或尽可能减少毒物对职工的侵害。应遵循“三级预防”原则,倡导并推行“清洁生产”,重点做好“前期预防"。具体控制措施可概括为以下几方面。

(一) 根除毒物

从生产工艺流程中消除有毒物质,可用无毒或低毒物质代替有毒或高毒物质,例如用硅整流器代替汞整流器,用无汞仪表代替含汞仪表;使用二甲苯代替苯作为溶剂或稀释剂等。但替代物不能影响产品质量,并需经毒理学评价,其实际危害性较小方可应用。因工艺要求必须使用高毒原料时,应强化局部密闭和 / 或通风排毒并经净化处理等措施,施行特殊管理。

(二) 降低毒物浓度

减少人体接触毒物浓度,以保证不对接触者产生明显健康危害是预防职业中毒的关键。其中心环节是改革工艺(密闭、远离毒源)和通风排毒措施,将环境空气中毒物浓度控制在国家职业卫生标准以内。

1. 改革工艺　对生产有毒物质的作业,原则上应尽可能局部密闭毒源进行生产,消除毒物逸散的条件;应用先进的技术和工艺,尽可能采取遥控或程序控制,最大限度地减少操作者接触毒物的机会。例如,手工电焊改为自动电焊等。

2. 通风排毒　在有毒物质生产过程中,如密闭不严或条件不许可,仍有毒物逸散入作业环境空气中时,应采用局部通风排毒系统,将毒物排出。其中最常用的为局部抽出式通风,包括排毒柜、排毒罩及槽边吸风等。应根据生产工艺和毒物的理化性质、发生源及生产设备的不同特点,选择合适的排毒装置,其基本原则是尽量靠近毒物逸散处,既可防止毒物扩散又不影响生产操作,且便于维护检修。含有毒物的空气,必须经净化处理后才可排出,并注意回收综合利用,使工作场所有毒物质的浓度达到国家职业卫生标准《工作场所有害因素职业接触限值》的要求。

(三) 工艺、建筑布局

生产工序的布局不仅要满足生产上的需要,而且应符合职业卫生要求。有毒物逸散的作业,应根据毒物的毒性、浓度和接触人数等对作业区实行区分隔离,以免产生叠加影响。有害物质发生源应布置在下风侧;如布置在同一建筑物内时,将发生有毒气体的生产工艺过程布置在建筑物的上层。对容易积存或被吸附的毒物如汞,可产生有毒粉尘飞扬的厂房,建筑物结构表面应符合有关卫生要求,防止沾积尘毒及二次飞扬。

(四) 个体防护

是预防职业中毒的重要辅助措施。个体防护用品包括呼吸防护器、防护头盔、防护眼镜、防护面罩、防护服和皮肤防护用品等。选择个人防护用品应注意其防护特性和效能。在使用时,应对使用者加以培训;平时经常保持良好的维护,才能很好发挥效用。

在有毒物质作业场所,还应设置必要的卫生设施,如盥洗设备、淋浴室、更衣室和个人专用衣箱。对能经皮吸收或局部作用危害大的毒物还应配备皮肤和眼睛的冲洗设施。

(五) 职业卫生管理

对作业场所空气中毒物浓度进行定期或不定期的检测和监督;对接触有毒物质的人群实施健康监护,认真做好上岗前、在岗期间和离岗时的职业健康检查,排除职业禁忌证,发现早期的健康损害,并及时采取有效的预防措施。

管理制度不全、规章制度执行不严、设备维修不及时及违章操作等常是造成职业中毒的主要原因。因此,采取相应的管理措施来消除可能引发职业中毒的危险因素具有重要作用。应积极做好管理部门和作业者职业卫生知识的宣传教育,使有毒作业人员充分享有职业中毒危害的"知情权",企业及职业卫生管理者应力尽"危害告知"义务,双方共同参与职业中毒危害的控制和预防。此外,对接触毒物的作业人员,合理实施有毒作业保健待遇制度,适当开展体育锻炼,以增强体质,提高机体抵抗力。对劳务派遣和外包作业也要根据有关规定进行职业卫生管理。

(于素芳)

第二节　金属与类金属

一、概述

金属和类金属及其合金在工农业生产、国防建设、科技发展和日常生活中应用广泛,尤其在建筑业、汽车、航空航天、电子和其他制造工业以及在油漆、涂料和催化剂生产过程中都大量使用。了解金属和类金属的理化特性、接触机会、毒作用机制、职业中毒表现、救治方法及中毒预防措施,在职业卫生与职业医学中具有特殊重要性。

各种金属与类金属都是通过矿山开采、冶炼、精炼加工后而获得的。因此,从矿山掘进、开采、冶炼、加工到应用这些金属和 / 或类金属时,都易污染环境,不同程度的影响相关工作场所劳动者的身体健康。作业场所中金属和类金属通常以气溶胶形式存在,如蓄电池厂的铅、金属冶炼厂和钢铁厂的各种金属等。在生产环境中呼吸道是主要的入体途径,也可通过消化道和皮肤进入体内。金属与类金属不像大多数化合物那样,可在组织中进行代谢性降解进而易于从人体排出,金属与类金属作为一种元素往往不会被降解破坏,而是转变为其原价态或形成化合物,并提高毒性。金属与类金属多经肾脏排出,如铅、汞、镉、铬等,有些还可经唾液、汗液、乳汁、毛发等排出体外,但多数排泄缓慢,甲基汞在人体内的生物半减期仅 70d,而镉大约是 10~20 年;同一种金属在不同组织的生物半减期也可能不一致,如铅在一些组织仅几周,而在骨骼内却长达 20 年。

金属和类金属对人体的作用,可以涉及不同水平,如器官或组织、细胞、分子水平,其造成的毒作用累及面也比较广泛,可以局部作用,也可以全身反应,有些可以作为过敏原、致畸物、致突变物或致癌物。虽不同金属与类金属的毒性作用机制往往不同,但也有相似的作用方式:①巯基共价结合,改变生物大分子的结构和功能;②产生过多自由基,破坏机体抗氧化系统,引起氧化损伤;③有毒金属与必需金属元素之间相互作用,干扰机体必需金属元素的正常生理生化作用;④诱导合成保护性蛋白,限制细胞损伤,如汞、镉、砷等可诱导热休克蛋白(HSP)的合成,汞、镉、铜、锌可诱导金属硫蛋白合成,并与其结合以维持靶蛋白质的完整性。

和其他毒物中毒一样,每一种金属和类金属因其靶器官和毒性不同而出现不同的临床表现。多具有靶器官毒性,即有选择性地在某些器官或组织中蓄积并发挥生物学效应,而引起慢性毒性作用。低剂量长时间接触金属和类金属引起的慢性毒性作用是目前金属中毒的重点。

大多数金属和类金属通过代谢可在血和尿中检出从而帮助明确诊断。由于受金属和类金属在体内转运、分布、再分布及排泄的影响,常用生物样品(血、尿)中金属和类金属含量难以反映该种金属和类金属在体内靶器官的作用剂量或蓄积水平,与该金属和类金属中毒所引起的临床表现之间也不一定呈现相关关系。

金属和类金属中毒的治疗原则与职业中毒相同,分为病因治疗、对症治疗和支持疗法。络合剂治疗可作为许多金属和类金属中毒治疗的病因治疗,即解毒和排毒疗法。治疗金属中毒常用的络合剂有两种,即氨羧络合剂和巯基络合剂。氨羧络合剂中的氨基多羧酸能与多种金属离子络合成无毒的金属络合物并排出体外,如依地酸二钠钙、喷替酸钙钠(促排灵)。巯基络合剂的碳链上带有巯基,可和金属结合,保护人体的巯基酶系统,免受金属的抑制作用,同时亦可解救已被抑制的巯基酶,使其活性恢复,如二巯基丙醇、二巯基丙磺酸钠、二巯基丁二酸钠、青霉胺等。

二、铅及其化合物中毒

(一) 理化特性

铅(Pb)为灰白色重金属。原子量207.20,比重11.3,熔点327℃,沸点1620℃。当加热至400~500℃时,即有大量铅蒸气逸出,在空气中氧化成氧化亚铅(Pb$_2$O),并凝集为铅烟。随着熔铅温度升高,还可逐步生成氧化铅(密陀僧,PbO)、三氧化二铅(黄丹,Pb$_2$O$_3$)、四氧化三铅(红丹,Pb$_3$O$_4$)。除了铅的氧化物以外,常用的铅化合物还有碱式碳酸铅[PbCO$_3$·PbC(OH)$_2$]、铬酸铅(PbCrO$_4$)、醋酸铅[Pb(CH$_3$COO)$_2$·3O$_2$H]、砷酸铅[Pb$_3$(AsO$_4$)]和硅酸铅(PbSiO$_3$)等。金属铅不溶于水,但溶于稀盐酸、碳酸和有机酸,铅尘遇水和CO$_2$变为PbCO$_3$。铅的化合物多为粉末状,大多不溶于水,但可溶于酸;醋酸铅、硝酸铅则易溶于水。

(二) 暴露机会

1. 铅矿开采及冶炼　工业开采的铅矿主要为方铅矿(硫化铅)、碳酸铅矿(白铅矿)及硫酸铅矿。开矿时,呼吸和消化道接触均为重要途径。在铅冶炼时,混料、烧结、还原和精炼过程中均可接触。在冶炼锌、锡、锑等含铅金属和制造铅合金时,亦存在铅危害。

2. 熔铅作业　金属铅质地较软,延展性较大,常用于制造铅丝、铅皮、铅箔、铅管、铅槽、铅丸等,制造电缆,焊接用的焊锡,废铅回收等,均可接触铅烟、铅尘或铅蒸气。

3. 铅化合物应用　铅的氧化物广泛用于蓄电池、玻璃、景泰蓝、搪瓷、油漆、颜料、釉料、防锈剂、橡胶硫化促进剂等。铅的其他化合物如醋酸铅可用于制药、化工工业,铬酸铅用于油漆、颜料、搪瓷等工业,碱式硫酸铅、碱式亚磷酸铅、硬脂酸铅等用作塑料稳定剂。铅的其他化合物,可用于制药(醋酸铅)、塑料工业(碱式硫酸铅、碱式亚磷酸铅、硬脂酸铅)、用作杀虫剂、除草剂农药的生产(砷酸铅)等。

(三) 毒理学特点

1. 吸收　铅化合物可通过呼吸道和消化道吸收。生产过程中,铅及其化合物主要以粉尘、烟或蒸气的形式污染生产环境,所以呼吸道是主要吸入途径,其次是消化道。铅经呼吸道吸收较为迅速,吸入的氧化铅烟约有 40% 吸收入血液循环,其余由呼吸道排出,铅尘的吸收取决于颗粒大小和溶解度。铅经消化道吸收,主要是由在铅作业场所进食、饮水、吸烟或摄取被铅污染的食物引起。经消化道摄入的铅化合物约有 5%~10% 通过胃肠道吸收,空腹时可高达 45%。铅及其无机铅化合物不能通过完整皮肤,但四乙基铅可通过皮肤和黏膜吸收。儿童经过呼吸道和消化道对铅的吸收率明显高于成人。

2. 分布 血液中的铅有 90% 以上可与红细胞结合,其余在血浆中。血浆中的铅一部分是活性较大的可溶性铅,主要为磷酸氢铅($PbHPO_4$)和甘油磷酸铅,另一部分是血浆蛋白结合铅。初期,血液中的铅随血液循环分布于全身各器官系统中,以肝、肌肉、皮肤、结缔组织含量较高,其次是肺、肾、脑。数周后,由软组织转移到骨,并以难溶的磷酸铅[$Pb_3(PO_4)_2$]形式沉积下来。

3. 代谢 铅在体内的代谢与钙相似,凡能影响钙在体内贮存和排出的因素,均可影响到铅的代谢。缺铁、缺钙及高脂饮食可增加胃肠道对铅的吸收。当缺钙或因感染、饮酒、外伤、服用酸性药物等改变体内酸碱平衡时,以及骨疾病(如骨质疏松、骨折)发生时,可导致骨内储存的磷酸铅转化为溶解度增大100 倍的磷酸氢铅而进入血液,使血液中铅浓度短期内急剧升高,引起铅中毒症状发作或使其症状加重。

4. 排泄 体内的铅大部分经肾脏随尿排出,少部分铅可随粪便、唾液、汗液、乳汁、月经、脱落的皮屑等排出。乳汁内的铅可影响婴儿,血铅也可通过胎盘进入胎儿体内而影响到子代。

5. 毒作用机制 铅中毒的机制尚未完全阐明。铅作用于全身各器官和系统,主要累及神经系统、血液及造血系统、消化系统、心血管系统及肾脏等。在铅中毒机制研究中,确认的是铅离子通过抑制 δ- 氨基 -γ- 酮戊酸脱水酶(ALAD)和血红蛋白合成酶干扰卟啉代谢和血红蛋白合成。

(四) 临床特点

1. 急性中毒 生产中发生急性中毒的机会少,多因误服大量铅化合物所致。主要表现为口内有金属味、恶心、呕吐、腹胀、阵发性腹部剧烈绞痛(腹绞痛)、便秘或腹泻等胃肠道症状。此外,还可有头痛、血压升高、苍白面容(铅容)及肝肾功能损害等,严重者可发生中毒性脑病。

2. 慢性中毒 职业性铅中毒多为慢性中毒,其主要临床表现为对神经系统、消化系统、造血系统的损害。典型中毒的临床表现为周围神经炎、腹绞痛和贫血。

(1) 神经系统:主要表现为类神经症、外周神经炎,严重者出现中毒性脑病。

1)类神经症:是铅中毒早期和常见症状,表现为头昏、头痛、乏力、失眠、多梦、记忆力减退等,属功能性症状。

2)外周神经炎:可呈运动型、感觉型或混合型,轻者仅为感觉神经受累,表现为肢端麻木,四肢末端呈手套、袜套样感觉障碍。重者运动神经亦受累,表现为握力减退,进一步发展为伸肌无力和麻痹,神经传导速度减慢,甚至出现典型的"腕下垂"或"足下垂"。混合型表现为感觉和运动均有障碍。

3)铅中毒性脑病:表现为头痛、恶心、呕吐、高热、烦躁、抽搐、嗜睡、精神障碍,智力及精神障碍、癫痫发作、昏迷等症状,在职业性中毒中已极为少见。

(2) 消化系统:表现为口内金属味、食欲不振、恶心、隐性腹痛、腹胀、腹泻与便秘交替出现等。重者可出现腹绞痛,多为突然发作,部位常在脐周,发作时患者面色苍白、烦躁、冷汗、体位卷曲,一般止痛药不易缓解,发作可持续数分钟以上。检查腹部常平坦柔软,轻度压痛但无固定点,肠鸣减弱,常伴有暂性血压升高和眼底动脉痉挛。腹绞痛是慢性铅中毒急性发作的典型症状。

(3) 血液及造血系统:可有轻度贫血,多呈低色素正常细胞型贫血,亦有呈小细胞性贫血,卟啉代谢障碍,点彩红细胞、网织红细胞、碱粒红细胞增多等。

(4) 其他:口腔卫生不好者,在齿龈与牙齿交界边缘上可出现由硫化铅颗粒沉淀形成的暗蓝色线,即铅线。部分患者肾脏受到损害出现蛋白尿、尿中红细胞、管型及肾功能减退。此外,铅可使男工精子数目减少、活动力减弱和畸形率增加;还可导致女性月经失调、流产、早产、不育等。

(五) 诊断

依据我国现行的《职业性慢性铅中毒的诊断》(GBZ 37—2015)。

(六) 治疗

1. 驱铅疗法 常用金属络合剂驱铅。首选依地酸二钠钙($CaNa_2-EDTA$)。

二巯丁二钠(Na-DMS)为次选药物。

2. 对症疗法　根据病情给予支持疗法,如适当休息、合理营养等;如有类神经征者给以镇静剂,腹绞痛发作时可静脉注射葡萄糖酸钙或皮下注射阿托品。

3. 一般治疗　适当休息,合理营养,补充维生素等。

(七) 预防

预防的关键是降低生产环境空气中铅浓度,使之达到卫生标准,同时应加强个人防护。

1. 降低铅浓度

(1)用无毒或低毒物代替铅:如用锌钡白、钛钡白代替铅白制造油漆,用铁红代替铅丹制造防锈漆,用激光或电脑排版代替铅字排版等。

(2)加强工艺改革:使生产过程机械化、自动化、密闭化。如铅熔炼用机械浇铸代替手工操作,蓄电池制造采用铸造机、涂膏机、切边机等,以减少铅尘飞扬。

(3)加强通风:如熔铅锅、铸字机、修版机等均可设置吸尘排气罩,抽出烟尘需净化后再排出。

(4)控制熔铅温度、减少铅蒸气逸出:熔铅温度控制在400℃以内。铅烟PC-TWA为0.03mg/m³,铅尘PC-TWA为0.05mg/m³《工作场所有害因素职业接触限值　第一部分:化学有害因素》(GBZ 2.1—2019)。

2. 加强个人防护和卫生操作制度　铅作业工人应穿工作服,戴滤过式防尘、防烟口罩。严禁在车间内吸烟、进食,饭前洗手,下班后淋浴。坚持车间内湿式清扫制度,定期监测车间空气中铅浓度和进行设备检修。定期对工人进行体检,有铅吸收的工人应早期进行驱铅治疗,铅职业接触生物限值血铅2.0μmol/L(400μg/L)。妊娠及哺乳期女工应暂时调离铅作业。

3. 职业禁忌证　中度贫血,卟啉病,多发性周围神经病《职业健康监护技术规范》(GBZ 188—2014)。

三、汞及其化合物中毒

(一) 理化特性

汞(mercury,Hg)俗称水银,为银白色液态金属,原子量200.59,沸点356.6℃。汞矿的主要成分是HgS,又称"朱砂""辰砂""丹砂""赤丹""汞沙"。汞理化特性可以归纳为五点。

1. 熔点低 汞的熔点为 -38.9℃,在常温下即能蒸发,气温愈高蒸发愈快,空气流动时蒸发更多。

2. 比重大 汞的比重 13.6,蒸气比重 6.9。

3. 表面张力大、易吸附 汞的表面张力大、黏度小,易流动,如果流散或溅落后立即形成很多小汞珠,且可被泥土、地面缝隙、衣物等吸附,增加蒸发表面积,并成为作业场所的二次污染源。

4. 脂溶性 不溶于水和有机溶剂,可溶于热浓硫酸、稀硝酸和类脂质。

5. 易生成汞齐 汞可溶解金银等贵重金属生成汞合金(汞齐)。

(二)暴露机会

汞矿开采与冶炼,尤其是土法火式炼汞,除了职业接触外,还严重污染空气、土壤和水源;电工器材、仪器仪表制造和维修,如温度计、气压表、血压计、石英灯、荧光灯等;塑料、染料工业用汞作催化剂;生产含汞药物及试剂;用于鞣革、印染、防腐、涂料等;用汞齐法提取金银等贵金属;用金汞齐镀金及镏金;口腔科用银汞齐填补龋齿;军工生产中,用雷汞制造雷管做起爆剂;在原子能工业中用汞作钚反应堆冷却剂等。

(三)毒理学特点

金属汞主要以蒸气形式经呼吸道进入体内。由于汞蒸气具有脂溶性,可迅速弥散,透过肺泡壁被吸收,吸收率可达 70% 以上;金属汞很难经消化道吸收,但汞盐及有机汞化合物易被消化道吸收。

汞及其化合物进入血流后可分布到全身很多组织,主要分布于肾,其次为肝、心、中枢神经系统。肾脏中汞含量高达体内总汞量的 70%~80%,主要分布在肾皮质,以近曲小管含量最多,并大部分与金属硫蛋白结合形成较稳定的汞硫蛋白。汞可通过血 - 脑屏障进入脑组织,以小脑和脑干量最多。汞也能通过胎盘进入胎儿体内,影响胎儿发育。

汞主要经肾脏随尿排出,在未产生肾损害时,尿汞的排出量约占总排出量的 70%。少量汞可随粪便、呼出气、乳汁、唾液、汗液、毛发等排出。汞在人体内半减期约 60d。

汞中毒的机制尚不完全清楚。

(四)临床特点

1. 急性中毒 短时间吸入高浓度汞蒸气或摄入可溶性汞盐可致急性中毒,多由于在密闭空间内工作或意外事故造成。一般起病急,有发热、咳嗽、呼吸困难、口腔炎和胃肠道症状,继之可发生化学性肺炎伴有发绀、气促、肺水肿等。急性汞中毒常出现皮疹,多呈现泛发性红斑、丘疹或斑丘疹,可融合成片。肾损伤表现为开始时多尿,继之出现蛋白尿、少尿及肾衰。急性期恢复后可出现类似慢性中毒的神经系统症状。

2. 慢性中毒　慢性汞中毒较常见,其典型临床表现为易兴奋症、意向性震颤和口腔炎。

(1)易兴奋症:开始主要表现为脑衰弱综合征,出现入睡困难、早醒、多梦、噩梦。继可有自主神经功能紊乱,表现为多汗、心悸、四肢发冷等,进而出现精神性格改变如急躁、易激动、胆怯、羞涩、孤僻、抑郁、好哭、注意力不集中,甚至有幻觉。此种精神异常表现为慢性汞中毒时的重要特征之一。

(2)震颤:表现为手指、舌尖、眼睑呈意向性细小震颤,病情进一步发展出现手指、前臂、上臂意向性粗大震颤。

(3)口腔-牙龈炎:表现为流涎增多,口中金属味,牙龈肿胀、酸痛、易出血,牙齿松动,甚至脱落。有的齿龈可见"汞线"。口腔炎不及急性中毒时明显和多见。

(4)少数患者可有肾脏损害,肾损伤最早表现为低分子蛋白排出增加,包括 β_2- 微球蛋白,N- 乙酰 -β- 氨基葡萄糖苷酶和视黄醇结合蛋白。

3. 实验室检查　尿汞反映近期汞接触水平,急性汞中毒时,尿汞往往明显高于生物接触限值(20μmol/mol 肌酐,35μg/g 肌酐)。尿汞正常者经驱汞试验(用 5% 二巯基丙磺酸钠 5ml 一次肌内注射),尿汞 >45μg/d,亦提示有过量汞吸收。

(五) 诊断

依据《职业性汞中毒诊断标准》(GBZ 89—2007)。

(六) 处理原则

1. 治疗原则

(1)急性中毒:迅速脱离现场,脱去污染衣服,静卧,保暖;驱汞治疗,用二巯基丙磺酸钠或二巯基丁二酸钠治疗;对症处理与内科相同。

(2)慢性中毒:应调离汞作业及其他有害作业;驱汞治疗,选用富含巯基的药物,如二巯基丙磺酸钠或二巯基丁二酸钠、二巯基丁二酸治疗;对症处理和内科相同。

2. 其他处理　观察对象应加强医学监护,可进行药物驱汞;急性和慢性轻度汞中毒者治愈后可从事正常工作;急性和慢性中毒及重度汞中毒者治疗后不宜再从事接触汞及其他有害物质的作业;如需劳动能力鉴定按 GB/T

16180—2014处理。

(七) 预防

1. 改革工艺及生产设备,控制工作场所空气汞浓度 如电解食盐工业用隔膜电解代替旧式的汞电极,用硅整流器代替汞整流器,电子仪表、气动仪表代替汞仪表。从事汞的灌注、分装应在通风柜内进行,操作台设置板孔下吸风或旁侧吸风。车间地面、墙壁、天花板、操作台等应用光滑不易吸附的材料,操作台和地面应有一定倾斜度,以便清扫与冲洗,低处应有贮水的汞吸收槽。排出的含汞空气经碘化或氯化活性炭吸附净化。因为汞的理化特性决定了它可以成为二次污染源,被污染的车间可用碘熏蒸消毒,班后用碘 $1g/m^3$ 车间体积加酒精点燃密闭蒸,生成的碘化汞可溶于水,用水冲洗即可。

我国车间空气中金属汞的职业暴露限值 PC-TWA 为 $0.02mg/m^3$,PC-STEL 为 $0.04mg/m^3$。有机汞化合物 PC-TWA 为 $0.01mg/m^3$,PC-STEL 为 $0.03mg/m^3$。职业接触生物限值尿中总汞 20μmol/mol Cr(35μg/g Cr)《工作场所有害因素职业接触限值 第1部分:化学有害因素》(GBZ 2.1—2019)。

2. 加强个人防护,建立卫生操作制度 接汞作业应穿工作服、戴防毒口罩或用 2.5%~10% 碘处理过的活性炭口罩,工作服不得穿回家中,并应定期清洗。下班后、饭前要洗手、漱口,严禁在车间内进食、饮水和吸烟。

3. 职业禁忌证 中枢神经系统器质性病变;已确诊仍需要医学监护的精神障碍性疾病;慢性肾脏疾病《职业健康监护技术规范》(GBZ 188—2014)。

四、砷及砷中毒

(一) 理化特性

砷(As)在地壳中的平均含量可达 2mg/kg,在自然界中主要伴生于各种黑色或有色金属矿中,已在 200 多种矿物中发现砷,其中最重要的是黄铁矿。砷有灰、黄、黑三种同素异构体,其中灰色结晶具有金属性,质脆而硬,比重 5.73,熔点 817℃(2.5MPa),613℃升华,不溶于水,溶于硝酸和王水,在潮湿空气中易氧化,生成三氧化二砷(As_2O_3,俗称砒霜)。

砷的化合物种类很多,主要为砷的氧化物和盐类,常见有三氧化二砷、五氧化二砷、砷酸铅、砷酸钙、亚砷酸钠等。含砷矿石、炉渣遇酸或受潮及含砷金属用酸处理时可产生砷化氢。

(二) 暴露机会

砷化物的用途非常广泛。工业中,铅、铜、金及其他含砷有色金属冶炼时,砷以蒸气状态逸散在空气中,形成氧化砷。处理烟道和矿渣、维修燃烧炉等都可接触三氧化二砷粉尘。开采雄黄、雌黄等含砷的矿石及从事含砷农药(如砷酸铅、砷酸钙)、含砷防腐剂(如砷化钠)、除锈剂(如亚砷酸钠)等制造和应用的工人可接触砷。此外,砷化物在玻璃工业中常作为颜料,砷合金用作电池栅极、半导体元件、轴承及强化电缆铅外壳。中医用雄黄(AsS)、三氧化二砷作为皮肤外用药。生产中,在有氢和砷同时存在的条件下,如有色金属矿石和炉渣中的砷遇酸或受潮时,可产生砷化氢。非职业接触主要饮用含高浓度砷的井水,敞灶燃烧含高浓度砷的煤以及砷污染的食品等。

(三) 毒理学特点

砷化合物可经呼吸道、消化道或皮肤进入体内。职业暴露主要由呼吸道吸入所致。吸收入血的砷化合物主要与血红蛋白结合,随血液分布到全身各组织和器官,并沉积于肝、肾、肌肉、骨、皮肤、指甲和毛发。五价砷和砷化氢在体内转变为三价砷,吸收的三价砷大部分通过甲基转移酶两次甲基化生成单甲基砷酸和二甲基砷酸从尿中排出,少量砷可经粪便、皮肤、毛发、指甲、汗腺、乳腺及肺排出。砷可通过胎盘屏障。砷在体内半减期约10h。

砷是一种细胞原生质毒,其毒性取决于砷的化学形态和价态。无机砷化物毒性大于有机砷化物,而三价的无机砷化物又大于五价无机砷化物。三价砷极易与巯基(—SH)结合,从而引起含巯基的酶、辅酶和蛋白质生物活性及功能改变。砷进入血液循环后,可直接损害毛细血管,引起通透性改变。砷化氢,是强烈溶血性毒物,毒作用主要表现为大量溶血引起的一系列变化。

(四) 临床特点

1. 急性中毒　工业上常因设备事故或违反操作规程大量吸入砷化合物所致,但已很少见。主要表现为呼吸道症状,如咳嗽、喷嚏、胸痛、呼吸困难以及头痛、头晕、全身衰弱,甚至烦躁不安、痉挛和昏迷。恶心、呕吐和腹痛、腹泻等消化道症状出现较晚。严重者多因呼吸和血管中枢麻痹而死亡。

砷化氢急性中毒,可在吸入砷化氢数小时至十余小时内发生,出现急性溶血引发的症状和体征,腹痛、黄疸和少尿三联征是砷化氢中毒的典型表现。尿中可见大量血红蛋白、血球及管型尿,伴有头痛、恶心、腹疼、腰痛、胸部压迫感、皮肤青铜色、肝脾肿大等症状,严重者可导致急性肾衰竭。

2. 慢性中毒　职业性慢性中毒主要由呼吸道吸入所致,除一般类神经征外,主要表现皮肤黏膜病变和多发性神经炎。皮肤改变主要表现为脱色素和色素沉着加深、掌跖部出现点状或疣状角化,并可发生皮肤癌变。砷诱导的末梢神经改变主要表现为感觉异常和麻木,严重病例可累及运动神经,伴有运动和反射减弱。此外,呼吸道黏膜受砷化物刺激可引起鼻出血、嗅觉减退、喉痛、咳嗽、咳痰、喉炎和支气管炎等。

砷是已确认的人类致癌物,职业暴露主要致肺癌、皮肤癌,也可致膀胱癌。有报道称砷与白血病、淋巴瘤及肝癌等也有关。砷可通过胎盘屏障并引起胎儿中毒、胎儿体重下降或先天畸形。

(五) 诊断

急、慢性中毒依据《职业性砷中毒的诊断》(GBZ 83—2013)。

(六) 治疗

1. 急性中毒　急性职业性中毒应尽快脱离现场,并使用解毒剂,如二巯基丁二酸钠、二巯基丙磺酸钠、二巯基丙醇等。并辅以对症治疗。

2. 慢性中毒　慢性砷中毒主要为对症治疗,目前还没有治疗慢性砷中毒的有效方法,皮肤改变和多发性神经炎按一般对症处理。职业性慢性砷中毒患者应暂时脱离接触砷工作。

(七) 预防

在采矿、冶炼及农药制造过程中,生产设备应采取密闭、通风等技术措施,减少工人对含砷粉尘的接触。在维修设备和应用砷化合物过程中,要加强个人防护。医学监护应注重皮肤、呼吸道以及肝、肾、血液和神经系统功能改变。尿砷监测有助于对工业卫生设施效果的评价。

《工作场所有害因素职业接触限值　第 1 部分:化学有害因素》(GBZ 2.1—2019)规定工作场所空气中职业接触限值 PC-TWA 为 $0.01mg/m^3$,PC-STEL 为 $0.02mg/m^3$。

《职业健康监护技术规范》(GBZ 188—2014)规定职业禁忌证为慢性肝病、多发性周围神经病和严重慢性皮肤病。

五、锰及锰中毒

(一) 理化特性

锰(Mn) 为浅灰色金属,原子量 54.94,比重 7.4,熔点 1 244 ℃,沸点 1 962℃,质脆,反应活泼,溶于稀酸。常见的锰化合物有二氧化锰、四氧化三锰、氯化锰、硫酸锰、铬酸锰、高锰酸钾等。

(二) 暴露机会

锰矿石的开采、粉碎、运输、加工和冶炼过程,以及制造锰合金时。锰化合物用于制造干电池,焊料、氧化剂和催化剂,焊接和风割锰合金以及制造和应用二氧化锰、高锰酸盐和其他锰化合物等。用锰焊条电焊时,可发生锰烟尘。因锰的毒性很小,生理需要量与中毒量的比率约为1∶200,故短期摄入锰引起的中毒报道较少,但若长期慢性接触可致中毒。

(三) 毒理学特点

锰中毒与锰作业时间、锰烟尘浓度、防护措施有密切关系。锰主要通过呼吸道和胃肠道吸收,皮肤吸收甚微。锰主要以烟尘形式经呼吸道吸收。锰大多经胆囊分泌,随粪便缓慢排出,尿中可排出少量,唾液、乳汁、汗腺可排出微量。慢性锰中毒的发病机制至今尚未完全阐明。

(四) 临床特点

1. 急性锰中毒 可因口服高锰酸钾或吸入高浓度氧化锰烟雾引起急性腐蚀性胃肠炎或刺激性支气管炎、肺炎。口服高锰酸钾可引起口腔黏膜糜烂、恶心、呕吐、胃痛,重者胃肠黏膜坏死,剧烈腹痛、呕吐、血便,5~10g锰可致死。在通风不良条件下进行电焊,可发生咽痛、咳嗽、气急,并发生寒战和高热(金属烟热)。

2. 慢性锰中毒 主要见于长期吸入锰烟尘的工人。慢性锰中毒一般在接触锰的烟或尘3~5年或更长时间后发病。早期主要表现为类神经征,继而出现锥体外系神经受损症状,肌张力增高,手指细小震颤,腱反射亢进,并有神经情绪改变如激动、多汗、欣快、情绪不稳定。后期出现典型的帕金森综合征:说话含糊不清、面部表情减少、动作笨拙、慌张步态、肌张力呈齿轮样增强、双足沉着感、静止性震颤,并于精神紧张时加重,以及不自主哭笑、记忆力显著减退、智能下降、强迫观念和冲动行为等精神症状。可有好发于晚间的肌肉痉挛,以腓肠肌阵发性痉挛为多见。体征可见蹲下易于跌倒、闭目难立试验阳性、单足站立不稳、轮替缓慢。少数患者可有手套袜子样分布的感觉障碍,浅反射由引出转向迟钝、消失,深反射由正常转向活跃、亢进。此外,还会出现血压、心率、心电图以及肝功能等方面的改变。锰烟尘可引起肺炎、尘肺病,尚可发生结膜炎、鼻炎和皮炎。

(五) 诊断

依据《职业性慢性锰中毒诊断标准》(GBZ 3—2006)。

（六）治疗

急性口服高锰酸钾中毒应立即用温水洗胃，口服牛奶和氢氧凝胶。锰烟雾引起的"金属烟热"可对症处理。

驱锰治疗，早期可用金属络合剂依地酸钙钠、喷替酸钙钠（促排灵）或二巯丁二钠治疗，出现帕金森病可用左旋多巴和安坦治疗。

凡诊断为锰中毒者，包括已治愈的患者，不得继续从事锰作业；轻度中毒者治愈后可安排其他工作；重度中毒者需长期休息。神经系统器质性疾病、明显的神经综合征、各种精神病、明显的内分泌疾病均属于职业禁忌证。

（七）预防

预防锰中毒主要是加强通风排毒和个人防护措施。接触锰作业应采取防尘措施和佩戴防毒口罩，焊接作业尽量采用无锰焊条，或用自动电焊代替手工电焊，使用抽风及吸尘装置。禁止在工作场所吸烟和进食。

《工作场所有害因素职业接触限值 第1部分：化学有害因素》（GBZ 2.1—2019）规定工作场所空气中职业接触限值 PC-TWA 为 $0.15mg/m^3$

《职业健康监护技术规范》（GBZ 188—2014）规定职业禁忌证为中枢神经系统器质性疾病、已确诊并仍需要医学监护的精神障碍性疾病。

（于素芳）

第三节 刺激性气体

一、概述

刺激性气体（irritant gases）是指对眼、呼吸道黏膜和皮肤具有刺激作用，引起机体以急性炎症、肺水肿为主要病理改变的一类气态物质。包括在常态下气体以及在常态下虽非气体，但可以通过蒸发、升华或挥发后形成蒸气或气体的液体或固体物质。多是化学工业生产的原料、产品或副产品，在机械制造、冶金、采矿、食品制造、塑料制造、医药等行业也可经常接触到。多数刺激性气体具有腐蚀性，在生产过程中常因不遵守操作规程，或管道、容器、设备等被腐蚀而发生跑、冒、滴、漏而污染生产环境，导致接触者中毒和损伤。刺激性气体所造成的急性损害以局部刺激症状为主，但高浓度接触可引起全身性损害，如引起中毒性肺部损害，可危及生命。长期低水平接触可产生慢性影响。

（一）种类

刺激性气体种类较多，多为酸、碱和强氧化剂。在常态下多呈气体，部分种类可经蒸发、升华和挥发形成气体和蒸气作用于机体。常见的刺激性气体有硫氧化物、氮氧化物、氯、氨、光气和氟化氢等。按其化学结构和理化特性，可分为以下几类（表3-1）。

表3-1 刺激性气体分类及常见物质

分类	常见物质
酸	无机酸：如硫酸、盐酸、硝酸、铬酸、氯磺酸等 有机酸：如甲酸、乙酸、丙酸、丁酸等
氮的氧化物	一氧化氮、二氧化氮、五氧化二氮等
氯及其他化合物	氯、氯化氢、二氧化氯、光气、双光气、氯化苦、二氯化枫、四氯化硅、三氯氢硅、四氯化钛、三氯化锑、三氯化砷、三氯化磷、三氯氧磷、五氯化磷、三氯化硼等
硫的化合物	二氧化硫、三氧化硫、硫化氢等
成碱氢化物	氨
强氧化剂	臭氧等
酯类	硫酸二甲酯、二异氰酸甲苯酯、甲酸甲酯、氯甲酸甲酯等
金属化合物	铍、镉、汞、锰、氧化镉、硒化氢、羰基镍、五氧化二钒等
醛类	甲醛、乙醛、丙烯醛、三氯乙醛等
氟代烃类	全氟异丁烯、氟光气、六氟丙烯、氟聚合物的裂解残液气和热解气等
军用毒气	氮芥气、亚当氏气、路易氏气等
其他	二硼氢、氯甲甲醚、四氯化碳、一甲胺、二甲胺、环氧氯丙烷、某些物质燃烧烟雾等

（二）毒理学特点

刺激性气体通常以局部损害为主，其损害作用的共同特点是引起眼、呼吸道黏膜及皮肤不同程度的炎性病理反应，刺激作用过强时可引起喉头水肿、肺水肿以及全身反应。病变程度主要取决于吸入刺激性气体的浓度和持续接触时间。病变的部位与其水溶性有关,水溶性高的毒物易溶解附着在湿润的眼和上呼吸道黏膜局部,立即产生刺激作用,出现流泪、流涕、咽痒、呛咳等症状,如氯化氢、氨等,但发生意外事故时,大量高浓度气体吸入,亦可造成化学性肺炎或肺水肿;中等水溶性的毒物,其作用部位与浓度有关,低浓度时只侵犯眼和上呼吸道,如氯、二氧化硫,而高浓度时则可侵犯全呼吸道;水溶性低的毒物,通过上呼吸道时溶解少,故对上呼吸道刺激性较小,如二氧化氮、光气等易进入呼吸道深部,对肺组织产生刺激和腐蚀,常引起化学性肺炎或肺水肿。液体刺激性气态物质直接接触皮肤黏膜或溅入眼内可引起皮肤灼伤及眼角膜损伤。

激性气体的毒作用机制因其成分不同而不同,如酸性氧化物、卤素、卤化物、酯类遇水可形成酸或分解为酸。酸可从组织中吸出水分,凝固其蛋白质,使细胞坏死。氨胺类遇水形成碱,可由细胞中吸出水分并皂化脂肪,使细胞发生溶解性坏死。氧化剂如氧、臭氧、二氧化氮可直接或通过自由基氧化,导致细胞膜氧化损伤。

(三) 毒作用表现

1. **急性刺激作用** 眼和上呼吸道刺激性炎症,如流泪、畏光、结膜充血、流涕、喷嚏、咽疼、咽部充血、呛咳、胸闷等。吸入较高浓度的刺激性气体可引起中毒性咽喉炎、气管炎、支气管炎和肺炎。吸入高浓度的刺激性气体可引起喉头痉挛或水肿,严重者可窒息死亡。

2. **中毒性肺水肿** 吸入高浓度刺激性气体后所引起的肺泡内及肺间质过量的体液潴留为特征的病理过程,最终可导致急性呼吸功能衰竭,是刺激性气体所致的最严重的危害和职业病常见的急症之一。中毒性肺水肿的发生主要决定于刺激性气体的毒性、浓度、作用时间、水溶性及机体的应激能力。易引起肺水肿较常见的刺激性气体有光气、二氧化氮、氨、氯、臭氧、硫酸二甲酯、羰基镍、氧化镉、溴甲烷、氯化苦、甲醛、丙烯醛等。

(1)发病机制:肺水肿是肺微血管通透性增加和淋巴回流障碍导致肺部水运行失衡的结果。

(2)临床分期:刺激性气体引起的肺水肿,临床过程可分为四期。

1)刺激期:吸入刺激性气体后表现为气管 - 支气管黏膜的急性炎症。主要在短时间内出现呛咳、流涕、咽干、咽痛、胸闷及全身症状,如头痛、头晕、恶心、呕吐等症状。吸入水溶性低的刺激性气体后,该期症状较轻或不明显。

2)潜伏期:刺激期后,自觉症状减轻或消失,病情相对稳定,但肺部的潜在病理变化仍在继续发展,经过一段时间发生肺水肿,实属"假象期"。潜伏期长短,主要取决于刺激性气体的溶解度、浓度和个体差异,水溶性大,浓度高,潜伏期短。一般潜伏期为 2~6h,也有短至 0.5h 者,水溶性小的刺激性气体的潜伏期可为 36~48h,甚至 72h。在潜伏期症状不多,期末可出现轻度的胸闷、气短、肺部少许干性啰音,但胸部 X 线可见肺纹理增多、模糊不清等。此期在防止或减轻肺水肿发生以及病情的转归上具有重要的作用。

3)肺水肿期:潜伏期之后,突然出现呼吸困难加重,烦躁不安、大汗淋漓,剧烈咳嗽、咳大量粉红色泡沫样痰。体检可见口唇明显发绀、两肺密布湿性啰音、严重时有大中水泡音、血压下降、血液浓缩、白细胞可高达(20~30)×10⁹个/L、部分中毒者血氧分析可见低氧血症。胸部 X 线检查,早期可见肺纹理增粗紊乱或肺门影增浓模糊。随着肺水肿的形成和加重,两肺可见散在的 1~10mm 大小不等、密度均匀的点片状、斑片状阴影,边缘不清,有时出现由肺门向两侧肺野呈放射状的蝴蝶形阴影。此期病情在 24h 内变化最剧烈,若控制不力,有可能进入急性呼吸窘迫综合征(ARDS)期。

4)恢复期:经正确治疗,如无严重并发症,肺水肿可在 2~3d 内得到控制,症状体征逐步消失,7~15d 基本恢复,多无后遗症。

3. 急性呼吸窘迫综合征(ARDS) 刺激性气体中毒、创伤、休克、烧伤、感染等心源性以外的各种肺内外致病因素所导致的急性、进行性呼吸窘迫、缺氧性呼吸衰竭。主要病理特征为肺毛细血管通透性增高而导致的肺泡渗出液中富含蛋白质的肺水肿及透明膜形成,并伴有肺间质纤维化。本病死亡率可高达 50%。刺激性气体所致中毒性肺水肿与 ARDS 之间的概念、致病机制、疾病严重程度以及治疗和预后存在着量变到质变的本质变化。

(1)作用机制:发病机制错综复杂,至今仍未完全阐明。刺激性气体所致的 ARDS 可能是有毒物质的直接损伤或机体炎症反应过度表达的结果。目前认为主要是:

1)刺激性气体直接损伤毛细血管内皮细胞及肺泡上皮细胞,使毛细血管内皮及肺泡上皮的通透性增加;另一方面损伤肺泡 Ⅱ 型细胞,肺泡表面活性物质减少。

2)肺部刺激性炎症可释放大量的细胞因子和炎性介质,引起炎症的放大和损伤。介质释放可致血管收缩、渗出,特别是血小板活化因子可引起肺泡毛细血管膜的通透性增加;前列腺素 F2α、血栓素所致肺内血小板凝聚、微血栓形成及内毒素性肺损伤。

(2)临床分期:急性呼吸窘迫综合征临床可分为四个阶段:

1)原发疾病症状。

2)潜伏期:大多数患者原发病后 24~48h,出现呼吸急促发绀;极易误认为原发病病情加剧,常失去早期诊断时机。

3)呼吸困难、呼吸频数加快:是最早、最客观的表现,发绀是重要的体征之一。出现呼吸窘迫,肺部水泡音,胸部 X 线有散在浸润阴影。

4)呼吸窘迫加重:出现神志障碍,胸部 X 线有广泛毛玻璃样融合浸润阴影。ARDS 的病程与化学性肺水肿大体相似,仅在疾病程度上更为严重,在临床上呈现严重进行性呼吸困难,呼吸频率大于 28 次 /min,严重的低氧血症,$PaO_2 \leq 8kPa(60mmHg)$ 和 / 或氧合指数(PaO_2/FiO_2) $\leq 40kPa(300mmHg)$。用一般氧疗难以奏效,预后较差。而刺激性气体所致 ARDS 病因明确,其对肺部的直接损伤所致 ARDS 在发病过程中较其他原发病有更重要的意义,因此,在肺部体征、X 线表现、病理损害等方面更为明显。由于无其他原发病,所以在预后上较为良好。

4. **慢性影响**　长期接触低浓度刺激性气体,可能成为引起慢性结膜炎、鼻炎、咽炎、慢性支气管炎、支气管哮喘、肺气肿的综合因素之一。急性氯气中毒后可遗留慢性喘息性支气管炎。有的刺激性气体还具有致敏作用,如氯、甲苯二异氰酸酯等。

(四) 诊断

依据《职业性急性化学物中毒性呼吸系统疾病诊断标准》(GBZ 73—2009)。

(五) 防治原则

1. **预防与控制措施**　大部分刺激性气体中毒因意外事故所致。建立经常性的设备检查、维修制度和严格执行安全操作规程,防止生产过程中的跑、冒、滴、漏,杜绝意外事故发生。预防与控制原则主要包括两方面:操作控制和管理控制。

(1)操作预防与控制:通过采取适当的措施,消除或降低作业场所正常操作过程中的刺激性气体的危害。

1)技术措施:采用耐腐蚀材料制造的生产设备并经常维修,防止生产工艺流程的跑、冒、滴、漏;生产和使用刺激性气体的工艺流程应进行密闭抽风;物料输送、搅拌采用自动化。

2)个体防护措施:选用有针对性的耐腐蚀防护用品(工作服、手套、眼镜、胶鞋、口罩等)。穿着聚氯乙烯、橡胶等制品的工作服;佩戴橡胶手套和防护眼镜;接触二氧化硫、氯化氢、酸雾等应佩戴碳酸钠饱和溶液及10%甘油浸渍的纱布夹层口罩;接触氯气、光气时用碱石灰、活性炭作吸附剂的防毒口罩;接触氨时可佩戴硫酸铜或硫酸锌防毒口罩。接触氟化氢时使用碳酸钙或乳酸钙溶液浸过的纱布夹层口罩;防毒口罩应定期进行性能检查,以防失效。选用适宜的防护油膏防护皮肤和鼻黏膜污染,3%氧化锌油膏防酸性物质污染,5%硼酸油膏防碱性物质污染;防止牙齿酸蚀症可用1%小苏打或白陶土溶液漱口。

(2)管理预防和控制:按照国家法律、法规和标准建立管理制度、程序和措施,是预防和控制作业场所中刺激性气体危害的一个重要方面。

1)职业安全管理预防和控制:加强刺激性气体在生产、贮存、运输、使用中的严格安全管理,严格按照有关规章制度执行。安全贮存,所有盛装刺激性物质的容器应防腐蚀、防渗漏、密封同时加贴安全标签;贮运过程应符合防爆、防火、防漏气的要求;做好废气的回收利用等。

2)职业卫生管理预防和控制:健康监护措施:执行工人就业前和定期体格检查制度,发现明显的呼吸系统疾病、明显的肝、肾疾病、明显的心血管疾病,应禁止从事刺激性气体作业以及早期不良影响,从而采取相应措施。

应急救援措施:设置报警装置,易发生事故的场所,应配备必要的现场急救设备,如防毒面具、冲洗器及冲洗液、应急撤离通道和必要的泄险区等。

环境监测措施:对作业场所进行定期空气中刺激性气体浓度监测,及时发现问题,采取相应维修或改革措施,确保工人的作业场所安全。

3)职业卫生培训教育:培训教育工人正确使用安全标签和安全技术说明书,了解所使用化学品的易爆危害、健康危害和环境危害,掌握相应个体防护用品的选择、使用、维护和保养等,掌握特定设备和材料如急救、消防、溅出和泄漏控制设备的使用,掌握必要的自救、互救措施和应急处理方法。应根据岗位的变动或生产工艺的变化,及时对工人进行重新培训。

2. 处理原则　积极防治肺水肿和 ARDS 是抢救刺激性气体中毒的关键。

(1)现场处理

1)现场急救:迅速疏散可能接触者脱离有毒作业场所并对病情作出初步

估计和诊断。患者应迅速移至通风良好的地方,脱去被污染的衣裤,注意保暖。处理灼伤及预防肺水肿:用水彻底冲洗污染处及双眼,吸氧、静卧、保持安静。对于出现肺水肿、呼吸困难或呼吸停止的患者,应尽快给氧,进行人工呼吸,心脏停搏者可给予心脏按压,有条件的可给予支气管扩张剂与激素。凡中毒严重者采取了上述抢救措施后,应及时送往医院抢救。

2)保护和控制现场、消除中毒因素。

3)按规定进行事故报告,组织事故调查。

4)对健康工人进行预防健康筛检。

(2)治疗原则

1)刺激性气道或肺部炎症:主要给以止咳、化痰、解痉药物,适当给以抗菌治疗。急性酸或碱性气体吸入后,应及时吸入不同的中和剂,如酸吸入后,应给予4%碳酸氢钠气雾吸入;而碱吸入后,应给予2%硼酸或醋酸雾化吸入。

2)中毒性肺水肿与ARDS:迅速纠正缺氧,合理氧疗,早期轻症患者可用鼻导管或鼻塞给氧。降低肺毛细血管通透性,改善微循环,应尽早、足量、短期应用肾上腺皮质激素,同时合理限制静脉补液量,ARDS应严格控制输入液体量,保持体液负平衡。为减轻肺水肿,可酌情使用少量利尿剂等。保持呼吸道通畅,改善和维持通气功能:可吸入去泡沫剂二甲硅酮,以降低肺内泡沫的表面张力,必要时施行气管切开、吸痰。

3)积极预防与治疗并发症:根据病情可采取相应的治疗方法,并给予良好的护理及营养支持等,如继发性感染、酸中毒、气胸及内脏损伤等。

(3)其他处理:一般情况下,轻、中度中毒治愈后,可恢复原工作。重度中毒治愈后,原则上应调离刺激性气体作业。急性中毒后如有后遗症,结合实际情况,需妥善处理。

二、氯气

(一)理化特性

氯(chlorine,Cl_2)为黄绿色、具有异臭和强烈刺激性的气体。分子量70.91,比重2.488,沸点 −34.6℃。易溶于水和碱性溶液以及二硫化碳和四氯化碳等有机溶液。遇水可生成次氯酸和盐酸,次氯酸再分解为氯化氢和新生态氧。在高热条件下与一氧化碳作用,生产毒性更大的光气。在日光下与易燃气体混合时会发生燃烧爆炸。

（二）接触机会

电解食盐产生氯；使用氯气制造各种含氯化合物，如四氯化碳、漂白粉、聚氯乙烯、环氧树脂等；应用氯气作为强氧化剂和漂白剂，如制药业、皮革业、造纸业、印染业、油脂及兽骨加工过程中的漂白，医院、游泳池、自来水的消毒等。

（三）毒理学特点

氯是一种强烈的刺激性气体，易溶于水。主要作用于气管、支气管、细支气管，也可作用于肺泡。氯气对人体的急性毒性与空气中氯气的浓度有关。氯的嗅阈和刺激阈在 $0.06 \sim 5.80 mg/m^3$ 范围内。低浓度（如 $1.5 \sim 90.0 mg/m^3$）时仅侵犯眼和上呼吸道，对局部黏膜有烧灼和刺激作用。高浓度或接触时间过长（如 $120 \sim 180 mg/m^3$ 时，接触 $30 \sim 60 min$），可侵入呼吸道深部。氯气吸入后与呼吸道黏膜的水作用生成次氯酸和盐酸，从而产生损害作用。因为生物体内不具备将次氯酸再分解为氯化氢和新生态氧的能力。氯化氢可使上呼吸道黏膜水肿、充血和坏死；次氯酸可透过细胞膜，破坏膜的完整性、通透性以及肺泡壁的气 - 血、气 - 液屏障，引起眼、呼吸道黏膜充血、炎性水肿、坏死，高浓度接触时可致呼吸道深部病变形成肺水肿。次氯酸还可与半胱氨酸的巯基起反应，抑制多种酶活性。吸入高浓度氯气（如 $3\,000 mg/m^3$）还可引起迷走神经反射性心脏停搏或喉痉挛，出现电击样死亡。

（四）临床表现

1. 急性中毒 常见于突发事故，急性中毒的表现有：

刺激反应：出现一过性眼和上呼吸道黏膜刺激症状，表现为畏光、流泪、咽痛、呛咳，肺部无阳性体征或偶有散在性干啰音，胸部 X 线无异常表现。

（1）轻度中毒：表现为急性气管 - 支气管炎或支气管周围炎。此时呛咳加重、出现呛咳、可有少量痰、胸闷，两肺有散在性干、湿啰音或哮鸣音，胸部 X 线表现可无异常或可见下肺野有肺纹理增多、增粗、延伸、边缘模糊。

（2）中度中毒：表现为支气管肺炎、间质性肺水肿或局限性肺泡性水肿或哮喘样发作。咳嗽加剧、气急、胸闷明显、胸骨后疼痛，有时咯粉红色泡沫痰或痰中带血，伴有头痛、头昏、烦躁、恶心、呕吐、上腹痛等神经系统症状和胃肠道反应。两肺可有干、湿性啰音或弥漫性哮鸣音。急性化学性支气管肺炎胸部 X 线可见两肺下部内带沿肺纹理分布呈不规则点状或小斑片状边界模糊、部分密集或相互融合的致密阴影。间质性肺水肿胸部 X 线表现肺纹理增多模糊，肺门阴影增宽境界不清，两肺散在点状阴影和网状阴影，肺野透亮度减低，常

71

可见水平裂增厚,有时可见支气管袖口征及克氏 B 线。局限性肺泡性肺水肿胸部 X 线可见单个或多个局限性密度增高的阴影,哮喘样发作者胸部 X 线可无异常发现。

(3) 重度中毒:出现弥漫性肺泡性肺水肿或中央性肺泡性肺水肿;严重者出现急性呼吸窘迫综合征(ARDS);吸入极高浓度氯气还可引起声门痉挛或水肿、支气管或反射性呼吸中枢抑制而致迅速窒息死亡或心脏停搏所致猝死;严重者可合并气胸或纵隔气肿等。

皮肤以及眼睛接触液氯或高浓度氯气可发生急性皮炎或皮肤及眼的灼伤。并发症主要有肺部感染、心肌损伤、上消化道出血以及气胸、纵隔气肿等。

2. 慢性作用　长期接触低浓度氯气可引起上呼吸道、眼结膜及皮肤刺激症状,慢性支气管炎、支气管哮喘、肺气肿等慢性非特异性呼吸系统疾病的发病率增高,对深部小气道功能可有一定影响。患者可有乏力、头晕等神经衰弱症状和胃肠功能紊乱,皮肤可发生痤疮样皮疹和疱疹,还可引起牙齿酸蚀症。

(五) 诊断

诊断及分级标准依据《职业性急性氯气中毒诊断标准》(GBZ 65—2002)。

(六) 处理原则

1. 治疗原则

(1) 现场处理:立即脱离接触,置患者与空气新鲜处,脱去被污染的衣服和鞋袜,静卧休息,保持安静及保暖。出现刺激反应者,严密观察至少 12h,并予以对症处理。

(2) 基本处理:合理氧疗,应用糖皮质激素,维持呼吸道通畅,控制液体入量,预防发生继发性感染。支持和对症治疗也相当重要,如维持血压稳定,纠正酸碱和电解质紊乱;给予高热量、高蛋白、多维生素、易消化的饮食,提高中毒者的抵抗力等。

(3) 眼和皮肤损伤:眼有刺激症状时应彻底冲洗、可用弱碱性溶液如 2% 碳酸氢钠结膜下注射;皮肤灼伤,按酸灼伤常规处理。氯痤疮可用 4% 碳酸氢钠软膏或地塞米松软膏涂患处。

2. 其他处理　由于急性中毒所引起的症状、体征、胸部 X 线异常等基本恢复,患者健康状况达到中毒前水平。中毒患者治愈后,可恢复原工作。中毒后如常有哮喘样发作,应调离刺激性气体作业工作。

(七) 预防

1. 常规预防原则　严格遵守安全操作规程,防止设备跑、冒、滴、漏,保持管道负压;加强局部通风和密闭操作;易跑、冒氯气的岗位可设氨水储槽和喷雾器用于中和氯气;含氯废气需经石灰净化处理再排放,检修时或现场抢救时必须戴滤毒罐式或供气式防毒面具。其余预防和控制原则同概述。

《工作场所有害因素职业接触限值　第1部分:化学有害因素》(GBZ 2.1—2019)规定工作场所空气中氯最高容许浓度为 $1mg/m^3$。

《职业健康监护技术规范》(GBZ 188—2014)规定职业禁忌证为慢性阻塞性肺病、支气管哮喘、慢性间质性肺病。

2. 泄漏应急处理　迅速撤离泄漏污染区人员至上风处,并立即进行隔离,小泄漏时隔离150m,大泄漏时隔离450m,严格限制出入。

应急处理人员戴自给正压式呼吸器,穿防毒服。尽可能切断泄漏源。合理通风,加速扩散。喷雾状水稀释、溶解。构筑围堤或挖坑收容产生的大量废水。如有可能,用管道将泄漏物导至还原剂(酸式硫酸钠或碳酸氢钠)溶液,也将漏气钢瓶浸入石灰乳液或烧碱液中。漏气容器要妥善处理,修复、检验后再用。具体操作如下:

(1)关阀断源:生产装置发生氯气泄漏,事故单位的工程技术人员或熟悉工艺的人员应关闭输送物料的管道阀门,断绝物料供应,切断事故源,公安消防队使用开花或喷雾水枪掩护并协助操作。

(2)倒罐转移:储罐、容器壁发生泄漏,无法堵漏时,可采用疏导的方法将液氯倒入其他容器或储罐。

(3)化学中和:储罐、容器壁发生少量泄漏,可采用化学中和的方法,即在消防车水罐中加入生石灰、苏打粉等碱性物质,向罐体、容器喷射,以减轻危害,也可将泄漏的液氯导至碳酸钠溶液中,使其中和,形成无危害或微毒废水。如果现场温度比较高,则生成氯化钙和氯酸钙。产物的沉降度比较好,不会形成悬浮物,很快降落到地面,对地面植物起到钙肥作用。

(4)稀释降毒:以泄漏点为中心,在储罐、容器壁的四周设置水幕或喷雾水枪喷射雾状水进行稀释降毒,但不宜使用直流水或直接对准泄漏点喷射,避免氯气与水作用生成酸,加速对泄漏点的腐蚀。除了使氯气溶于水外,还可以利用氯气与水的反应加大对空气中氯气的吸收。

(5)浸泡水解:运输途中体积较小的液氯钢瓶阀门损坏,发生泄漏,又无堵漏器具无法制止外泄时,可将钢瓶浸入氢氧化钙等碱性溶液中进行中和,也可将钢瓶浸入水中。

(6) 器具堵漏:管道壁发生泄漏,且泄漏点处在阀门以前或阀门损坏,不能够关阀止漏时,可使用不同形状的堵漏垫、堵漏楔、堵漏袋等器具实施封堵:①微孔跑冒滴漏可用螺丝钉加粘合剂旋入孔内的方法堵漏;②罐壁撕裂发生泄漏,可用充气袋、充气垫等专用器具从外部包裹堵漏;③带压管道泄漏,可用捆绑式充气堵漏带或使用金属外壳内衬橡胶垫等专用器具实施内外堵漏;④阀门法兰盘或法兰垫片损坏,发生泄漏,可用不同型号的法兰夹具,并注射密封胶的方法进行封堵,也可直接使用专门的阀门堵漏工具实施堵漏。

(7) 洗消处理:一是化学消毒法,二是物理消毒。①化学消毒,即用氢氧化钠、氨水、碳酸氢钠等碱性物质溶于水中,喷洒在污染区域或受污染体表面,发生化学反应改变毒物性质,成为无毒或低毒物质;②物理消毒,即用吸附垫、活性炭等具有吸附能力的物质,吸附回收后转移处理;对染毒空气可用水驱动排烟机吹散降毒,也可对污染区暂时封闭,依靠自然条件如日晒、通风使毒气消失;也可喷射雾状水进行稀释降毒。

三、氮氧化物

(一) 理化特性

氮氧化物(NO_x)俗称硝烟,是氮和氧化合物的总称。主要有一氧化二氮(N_2O,俗称笑气)、氧化氮(NO)、二氧化氮(NO_2)、三氧化二氮(N_2O_3)、四氧化二氮(N_2O_4)、五氧化二氮(N_2O_5)等。除 NO_2 外,其他氮氧化物均不稳定,遇光、湿、热变成 NO_2 及 NO,NO 又转化为 NO_2。作业环境中接触到的是几种氮氧化物气体的混合物,主要是 NO_2 和 NO,其中以 NO_2 为主。NO_2 是在 $21.1\,℃$ 时为红棕色具有刺鼻气味气体,在 $21.1\,℃$ 以下时为暗褐色液体;在 $-11\,℃$ 以下为无色固体,加压液体为 N_2O_4。NO_2 分子量 46.01,沸点 $21.2\,℃$,溶于碱、二硫化碳和三氯甲烷,较难溶于水。性质较稳定。

(二) 接触机会

1. 化工工业　制造硝酸、用硝酸浸洗金属时可释放大量硝烟;制造硝基化合物如硝基炸药、硝化纤维、苦味酸等可产生氮氧化物;苯氨染料的重氮化过程接触浓硝酸。

2. 作为燃料和爆破　卫星发射、火箭推进、汽车、内燃机排放尾气中及矿井、隧道用硝铵炸药爆炸时均含有或产生氮氧化物。

3. 焊接行业　电焊、气焊、气割及电弧发光时产生的高温能使空气中的氧和氮结合形成氮氧化物。

4. 农业（谷仓气体）　存放谷仓中的青饲料或谷物，因植物中含有硝酸钾，经缺氧条件下发酵，生成亚硝酸钾，与植物中的有机酸作用成为亚硝酸，当仓内温度升高时，亚硝酸分解成氮氧化物和水，造成"谷仓气体中毒"。

（三）毒理学特点

氮氧化物的毒作用主要取决于作业环境中 NO 和 NO_2 的存在。NO 不是刺激性气体，但极易氧化为 NO_2，而具有刺激作用。当 NO 大量存在时可产生高铁血红蛋白症及中枢神经系统损害。NO_2 生物活性大，毒性为 NO 的 4~5 倍，主要损害肺部终末细支气管和肺泡上皮，急性毒性主要引起肺水肿。NO 和 NO_2 同时存在时，毒性增强。

（四）临床表现

氮氧化物急性吸入可致化学性气管炎、化学性肺炎及化学性肺水肿。肺水肿恢复期还可出现迟发性阻塞性毛细血管支气管炎。依临床表现及 X 线改变可分为四级。

1. 观察对象　应严密观察与氮氧化物有密切接触史者。如在 $100mg/m^3$ 以上氮氧化物染毒区停留 0.5~1h 者，即使当时没有中毒症状，也要到医疗单位观察，如 72h 内无肺水肿发生可结束观察。

2. 轻度中毒　一般在吸入氮氧化物经 6~72h 的潜伏期后，出现胸闷、咳嗽、咳痰等，可伴有轻度头晕、头痛、无力、心悸、恶心等症状。胸部有散在的干啰音。X 线表现肺纹理增强或肺纹理边缘模糊。血气分析结果显示动脉血氧分压降低，低于预计值 1.33~2.67kPa（10~20mmHg）。

3. 中度中毒　除上述症状外，可有呼吸困难、胸部紧迫感，咳嗽加剧，咳痰或咳血丝痰，轻度发绀。两肺可闻干啰音或散在湿啰音。胸部 X 线可见肺野透亮度减低，肺纹理增多、紊乱、模糊呈网状阴影或斑片状阴影，边缘模糊。血气分析常呈轻度至中度低氧血症：在吸入低浓度氧气（低于 50%）时才能维持动脉血气分压大于 8kPa（60mmHg）。

4. 重度中毒　具有下列临床表现之一者可诊断为重度中毒。

（1）肺水肿：表现为明显的呼吸困难，剧烈咳嗽，咯大量白色或粉红色泡沫痰，明显发绀，两肺密布湿性啰音。胸部 X 线征象：两肺野有大小不等、边缘模糊的斑片状或云絮状阴影，有的可融合成大片状阴影。血气分析常呈重度低氧血症：在吸入高浓度氧气（高于 50%）时，动脉血气分压小于 8kPa

（60mmHg）。

（2）并发昏迷、窒息、急性呼吸窘迫综合征（ARDS）。

5. 迟发性阻塞性毛细支气管炎 临床特征是在肺水肿基本恢复后2周左右，少数病例，在吸入氮氧化物气体后，可无明显急性中毒症状而在2周后，突然发生咳嗽、胸闷及进行性呼吸窘迫等症状，有明显发绀，两肺可闻干啰音或细湿啰音。X线可见两肺满布粟粒状阴影。

（五）诊断

诊断及分级标准依据《职业性急性氮氧化物中毒诊断标准》（GBZ 15—2002）。

（六）处理原则

1. 治疗原则 治疗重点是防治肺水肿和迟发性阻塞性毛细支气管炎。

（1）现场处理：迅速、安全脱离中毒现场，保暖、静卧休息。

（2）注意病情变化，对密切接触氮氧化物者应视察24~72h，观察期内应严格限制活动，卧床休息，保持安静，并给予对症治疗。

（3）积极防治肺水肿和迟发性阻塞性毛细支气管炎：保持呼吸道通畅，可给予雾化吸入、支气管解痉剂、去泡沫剂（如二甲基硅油），必要时给予气管切开；早期、足量、短程应用糖皮质激素，为防止迟发性阻塞性毛细支气管炎发生可酌情延长糖皮质激素的使用时间；限制液体输入量和输液速度等。

（4）合理氧疗。

（5）预防控制感染，防治并发症，注意维持水电解质及酸碱平衡。

（6）如出现高铁血红蛋白症，可给予亚甲蓝、维生素 C、葡萄糖液等治疗。

2. 其他处理 急性轻、中度中毒，治愈后可恢复原工作；重度中毒患者视疾病恢复情况；应调离刺激性气体作业。如需劳动能力鉴定，按 GB/T 16180—2014 处理。

（七）预防

《工作场所有害因素职业接触限值 第1部分：化学有害因素》（GBZ 2.1—2019）规定工作场所空气中二氧化氮时间加权平均容限值度为 $5mg/m^3$，短时间接触容许限值为 $10mg/m^3$。

《职业健康监护技术规范》（GBZ 188—2014）规定职业禁忌证为慢性阻塞性肺病、支气管哮喘和慢性间质性肺病。

四、氨

(一) 理化特性

氨(NH_3)常温常压下为无色、具有强烈辛辣刺激性臭味的气体。分子量为17.04,密度为0.579 1g/L,比空气轻,易逸出。沸点 -33.5℃,常温下加压可液化。极易溶于水而形成氨水(氢氧化铵),浓氨水约含氨28%~29%,呈强碱性。易燃,自燃点为651℃,能与空气混合形成爆炸性混合气体。

(二) 接触机会

合成氨生产。氨肥工业:氨可用于制造硫胺、硝胺、氢氧化铵、尿素等多种化肥。液氨作制冷剂:人造冰、冷藏等。以氨为原料的各种化学工业:制造碱、炸药、医药、氢氟酸、氰化物和有机腈以及合成纤维、塑料、树脂、鞣皮、油漆、染料等生产有机会接触氨。

(三) 毒理学特点

氨极易溶解于水,对眼及上呼吸道具有明显的刺激和腐蚀作用;氨能碱化脂肪,使组织蛋白溶解变性,且分子量小,扩散速度快,能迅速通过细胞渗透到组织内,使病变向深部发展。氨对人体的毒性反应与空气中氨气浓度和接触时间不同而差异极大;可由闻到气味,出现刺激症状,到危及生命。低浓度时可使眼结膜、鼻咽部、呼吸道黏膜充血、水肿等;浓度增高时可造成组织溶解性坏死,致严重的眼及呼吸道灼伤、化学性肺炎及中毒性肺水肿,造成呼吸功能障碍,出现低氧血症,乃至急性呼吸窘迫综合征(ARDS)、心脑缺氧。高浓度氨吸入后,血氨增高,三羧酸循环受到障碍。脑氨增高,可致中枢神经系统兴奋性增强,出现兴奋、惊厥等,继而转入抑制,以至昏迷、死亡。亦可通过神经反射作用引起心跳和呼吸骤停。

(四) 临床表现

根据接触浓度和接触时间及个人易感性的不同,临床表现轻重不一。轻者表现为一过性眼和上呼吸道黏膜刺激症状。轻度中毒以气管、支气管损害为主,表现为支气管炎或支气管周围炎,也可引起轻度喉头水肿。中度中毒表现为支气管肺炎或间质性肺水肿。重度中毒以肺部严重损害为主,可出现肺泡性肺水肿或急性呼吸窘迫综合征(ARDS),伴有明显的气胸或纵隔气肿等并发症。可出现中毒性肝、肾损害。可致角膜及皮肤灼伤。

(五) 诊断

依据《职业性急性氨中毒的诊断》(GBZ 14—2015)眼或皮肤灼伤:轻、中、重度急性中毒均可伴有眼或皮肤灼伤,其诊断分级依照《职业性化学性眼灼伤的诊断》(GBZ 54—2017)或《职业性化学性皮肤灼伤诊断标准》(GBZ 51—2009)。

(六) 处理原则

1. 治疗原则　防治肺水肿和肺部感染是治疗关键,同时积极处理眼灼伤,防止失明。治疗中强调"早"字,及早吸氧、及早雾化吸入中和剂、早期应用糖皮质激素、早期使用抗生素预防感染。

(1)现场处理:迅速、安全脱离中毒现场,保暖、静卧休息。彻底冲洗污染的眼和皮肤。氨气遇水形成"强氨水"可灼伤面部皮肤,故现场抢救时忌用湿毛巾捂面。

(2)保持呼吸道通畅:及时清除气道堵塞物,气道阻塞时应及时给予气管切开;可给予支气管解痉剂、去泡沫剂(如 10% 二甲基硅油)、雾化吸入疗法;如有呼吸抑制,可给予呼吸中枢兴奋剂等。

(3)早期防治肺水肿:早期、足量、短程应用糖皮质激素,莨菪碱类药物等,同时严格控制液体输入量,维持水、电解质及酸碱平衡。

(4)合理氧疗:采用鼻导管低流量吸氧法,或面罩给氧。

(5)积极预防控制感染:及时、足量、合理应用抗生素,早期给予广谱抗生素,也可联合用药,防治继发症。

(6)眼、皮肤灼伤治疗,参照《职业性化学性眼灼伤的诊断》(GBZ 54—2017)或《职业性化学性皮肤灼伤诊断标准》(GBZ 51—2009)。皮肤灼伤应迅速用 3% 硼酸液或清水冲洗,特别应注意腋窝、会阴等潮湿部位。眼灼伤时应及时彻底用 3% 硼酸液冲洗,12h 内每 15~30min 冲洗一次,每天剥离结膜囊,防止睑球粘连。

2. 其他处理　轻度中毒,治愈后可回原岗位工作。中、重度中毒,视疾病恢复情况,一般应调离接触刺激性气体的作业岗位。需劳动能力鉴定者,可参照 GB/T 16180—2014 处理。

3. 事故现场处置　一旦发生大量泄漏,应做好事故现场处置。

(1)受害人群:疏散场所内所有未防护人员,并向上风向转移。需要救治的拨打 120 急救。

(2)泄漏区域处理:泄漏处置人员应穿上全封闭重型防化服,佩戴好空气呼吸器,在做好个人防护措施后,用喷雾水流对泄漏区域进行稀释。通过水枪的稀释,使现场的氨气渐渐散去,利用无火花工具对泄漏点进行封堵。

(3)泄漏源:在保证安全的情况下,首先要堵漏或翻转泄漏的容器以避免液氨漏出。要喷雾状水,以抑制蒸气或改变蒸气的流向,但禁止用水直接冲击泄漏的液氨或泄漏源。

(4)泄漏物:禁止接触或跨越泄漏的液氨,禁止进入氨气可能汇集的受限空间。防止泄漏物进入入水体、下水道、地下室或密闭性空间,场所内禁止吸烟和明火。

(七)预防

《工作场所有害因素职业接触限值 第1部分:化学有害因素》(GBZ 2.1—2019)规定氨在工作场所空气中职业接触限值 PC-TWA 为 $20mg/m^3$,PC-STEL 为 $30mg/m^3$ 。

《职业健康监护技术规范》(GBZ 188—2014)规定职业禁忌证为慢性阻塞性肺病、支气管哮喘、慢性间质性肺病。

五、光气

(一)理化特性

光气($COCl_2$)即碳酰氯,常温下为无色气体,具有霉变干草或腐烂水果气味。分子量98.91,比重3.41,熔点 $-118℃$,沸点 $8.3℃$ 。易溶于苯、三氯甲烷等有机溶剂,微溶于水,遇水缓慢水解成二氧化碳和氯化氢。光气的化学性质较活泼,易与碱作用生产盐而被分解;与氨水作用生产氯化铵、二氧化碳和水;与醇类作用生产酯;与乌洛托品作用生成无毒的加成物。

(二)接触机会

光气制造。光气作为化工的基础原料用于多种有机合成:如合成橡胶、泡沫塑料、染料、制药、农药等。脂肪族氯代烃类燃烧:如三氯甲烷、三氯乙烯、氯化苦以及聚氯乙烯塑料制品、含二氯甲烷的化学涂料、在通风不良的场所使用四氯化碳灭火机灭火等可产生光气。曾用作军事毒剂。由于光气输送管道或容器爆炸、设备故障等意外事故时有大量光气泄漏,污染车间及周围环境,引起群体发生急性光气中毒。

(三)毒理学特点

光气水溶性较小,对眼及上呼吸道的刺激性较弱,吸入后可到达呼吸道深部和肺泡,迅速与肺组织细胞成分发生酰化、氯化反应和水解反应。毒性比氯气大10倍,属高毒类。人的嗅觉阈为 $0.4~4mg/m^3$;生产环境中浓度达 $5mg/m^3$ 可嗅出烂苹果味;$8~20mg/m^3$ 可引起人眼和上呼吸道刺激反应;$20~50mg/m^3$ 时,可引起急性中毒;$100~300mg/m^3$ 时,接触 $15~30s$ 可引起重度中毒,甚至死亡。

光气发生肺水肿的毒理作用机制尚不清楚。光气除了引起急性肺损害外,还可直接刺激血管引起应激反应,使肺循环阻力升高,加重右心负荷致严重缺氧等因素而损害心肌。光气急性吸入可明显改变机体抗氧化酶系的活力,并且存在着一定程度的急性肝损害,而这种肝损伤与活性氧密切相关。

(四) 临床表现

根据中毒的严重程度,临床表现分为刺激反应、轻度中毒、中度中毒与重度中毒。刺激反应是在吸入光气后48h内,出现一过性眼及上呼吸道黏膜刺激症状,肺部无阳性体征、胸部X线无异常改变;轻度中毒者表现为支气管炎或支气管周围炎;中度中毒经一段"假愈期"后,常引起肺水肿;重度中毒"假愈期"持续较短,可迅速出现中毒性肺炎、非心源性肺水肿、难以纠正的低氧血症、进而发展至急性呼吸窘迫综合征(ARDS),并可出现气胸、纵隔及皮下气肿等并发症,恢复较慢,一般宜观察1~2周,病死率较高,可达20%以上。无慢性中毒报道。

(五) 诊断

依据《职业性急性光气中毒的诊断》(GBZ 29—2011)。

(六) 处理原则

1. 治疗原则

(1)现场救治:迅速脱离现场到空气新鲜处,立即脱去污染的衣物,体表沾有液态光气的部位用清水彻底冲洗净至少15min。保持安静,绝对卧床休息,注意保暖。对吸入极高浓度光气因窒息而心跳呼吸停止者,应迅速实施心肺复苏ABC急救术,开放气道,人工呼吸,人工循环,采用胸外心脏按压。保持呼吸道通畅,早期给氧,给予药物雾化吸入,用支气管解痉剂、镇咳、镇静、强心、保肝等对症处理。凡吸入光气者应密切观察24~72h,注意病情变化。

(2)防治肺水肿:早期、足量、短程应用糖皮质激素,控制液体输入,慎用利尿剂,禁用脱水剂。保持呼吸道通畅可以用气管解痉剂及消泡剂如二甲基硅油气雾剂吸入。早期合理给氧。

(3)急性呼吸窘迫综合征治疗:参照本章节概述有关内容以及相关内科治疗原则。

2. 其他处理 急性中毒患者治愈后,可恢复原工作。重度中毒患者,如胸部 X 线、血气分析或肺功能测定等仍有异常表现者,应调离刺激性气体作业。需劳动能力鉴定者,参照《劳动能力鉴定职工工伤与职业病致残等级》(GB/T 16180—2014)。

(七) 预防

光气的制造和生产必须密闭,合成装置应安装自动控制系统,反应器和管道均应保持负压。光气作业区应安装自动连续监测和报警设备。产品采用密封包装,贮存在干燥、阴凉、通风处。在使用、接触本产品时,操作者应穿防护服,戴橡胶手套和氧气呼吸器或供氧式防毒面具,内装 2/3 苏打石灰颗粒和 1/3 活性炭的过滤式防毒面具。人员也尽可能在上风口。含有光气的废气应用氨水或碱液喷淋。废水可用碱性物质如干石灰或苏打灰等覆盖处理。避免四氯化碳与火焰、热金属接触,慎用四氯化碳进行灭火,以免产生光气。

《工作场所有害因素职业接触限值 第 1 部分:化学有害因素》(GBZ 2.1—2019)规定工作场所空气中最高容许浓度控制在 $0.5mg/m^3$ 以下。

《职业健康监护技术规范》(GBZ 188—2014)规定职业禁忌证为慢性阻塞性肺病、支气管哮喘、慢性间质性肺病。

(于素芳)

第四节 窒息性气体

一、概述

窒息性气体(asphyxiating gases)是指被机体吸入后,可使氧的供给、摄取、运输和利用发生障碍,使全身组织细胞得不到或不能利用氧,而导致组织细胞缺氧窒息的一类有害气体的总称。窒息性气体中毒常发生于局限空间作业场所。中毒后机体可表现为多个系统受损,但首先是神经系统受损且最为突出。

常见的窒息性气体有:一氧化碳(CO)、硫化氢(H_2S)、氰化氢(HCN)和甲烷(CH_4)。

(一) 分类

窒息性气体按其作用机制不同分为单纯窒息性气体和化学窒息性气体两大类。根据毒作用环节不同,化学窒息性气体又分为血液窒息性气体和细胞窒息性气体两类。

(二) 接触机会

窒息性气体不仅在生产环境中常见,也是家庭生活中常见有毒气体之一。多见于化工、冶金、火灾、食品加工污水管道、腐殖化和缺氧环境中。

(三) 毒理学特点

不同种类窒息性气体的致病机制不同,主要致病环节基本都是组织细胞缺氧或用氧障碍。

1. 供氧不足　因为窒息性气体的浓度增高,吸入气体氧分压降低,造成缺氧窒息,如甲烷、二氧化碳、水蒸气等。

2. 氧运输障碍　窒息性气体霸占氧气的运输载体——血红蛋白(Hb),使血液氧气运输障碍,导致组织细胞缺氧,如 CO 与 Hb 结合形成 HbCO。

3. 氧利用障碍　窒息性气体直接作用于细胞色素氧化酶,使其失去传递电子能力,导致细胞不能摄取和利用氧,引起细胞内窒息,如硫化氢、氰化氢。

4. 其他　硫化氢还可与谷胱甘肽(GSH)的巯基结合,使 GSH 失活,加重组织细胞缺氧;高浓度硫化氢可通过对嗅神经、呼吸道黏膜神经及颈动脉窦和主动脉体的化学感受器的强烈刺激,导致呼吸麻痹,甚至猝死。

(四) 毒作用特点

1. 脑对缺氧极为敏感　轻度缺氧即可引起智力下降、注意力不集中、定向能力障碍等;缺氧较重时出现头痛、耳鸣、恶心、呕吐、乏力、嗜睡,甚至昏迷;进一步发展可出现脑水肿。

2. 不同窒息性气体中毒的机制不同　对其治疗须按中毒机制和条件选用相应的特效解毒剂。

3. 慢性中毒尚无定论。

(五) 毒作用表现

1. 缺氧症状　缺氧是窒息性气体的共同致病环节,是窒息性气体中毒的共同表现。但不同种类的窒息性气体,因其独特毒性的干扰或掩盖,缺氧的临床表现并非完全相同。

2. 脑水肿　主要是颅压增高的表现,但早期颅内压增高往往不明显。

3. 其他　窒息性气体会损伤呼吸道,引起中毒性肺水肿,发生急性反应性喉痉挛和反应性延髓呼吸中枢麻痹。急性一氧化碳中毒时面颊部呈樱桃红色,色泽鲜艳而无明显青紫。急性氰化物中毒表现为无发绀性缺氧及末梢性呼吸困难,缺氧性心肌损害和肺水肿。

4. 实验室检查 急性一氧化碳中毒,可定性、定量测定血中 HbCO 水平;急性氰化物中毒,可测定尿中硫氰酸盐含量(正常参考值上限:不吸烟者 5mg/L,吸烟者 10mg/L);急性硫化氢中毒,可测定尿硫酸盐含量或检查血液中硫化血红蛋白。

(六) 治疗

1. 治疗原则 窒息性气体中毒病情危急,应分秒必争进行抢救。有效的解毒剂治疗,及时纠正脑缺氧和积极防治脑水肿,是治疗窒息性气体中毒的关键。

2. 现场急救 窒息性气体中毒有明显剂量 - 效应关系,故特别强调尽快阻止毒物继续吸收,解除体内毒物毒性。抢救要重在现场,关键是及时。具体包括:①尽快脱离中毒现场,立即吸入新鲜空气。入院患者虽已脱离现场,仍应彻底清洗被污染的皮肤。②严密观察生命体征。危重者易发生中枢性呼吸循环衰竭;一旦发生,应立即进行心肺复苏;呼吸停止者,立即人工呼吸,给予呼吸兴奋剂。③并发肺水肿者,给予足量、短程糖皮质激素。

3. 氧疗法 是急性窒息性气体中毒急救的主要常规措施之一。采用各种方法给予较高浓度(40%~60%)的氧,以提高动脉血氧分压,增加组织细胞对氧的摄取能力,激活受抑制的细胞呼吸酶,改善脑组织缺氧,阻断脑水肿恶性循环,加速窒息性气体排出。

4. 尽快给予解毒剂

(1)单纯窒息性气体中毒:无特殊解毒剂。

(2)一氧化碳中毒:无特殊解毒药物,但高浓度氧吸入可加速 HbCO 解离,可视为"解毒"措施。

(3)硫化氢中毒:可应用小剂量亚甲蓝(20~120mg)。

(4)急性氰化物中毒:可采用注射硫代硫酸钠或使用亚硝酸钠 - 硫代硫酸钠联合解毒疗法进行驱排。

5. 积极防治脑水肿

6. 对症支持疗法 给予谷胱甘肽、低温与冬眠疗法、抗生素、抗氧化剂、特异性阿片受体拮抗剂、神经元保护剂、苏醒药、钙通道阻滞剂、缺氧性损伤的细胞干预措施、改善脑组织灌流、控制并发症等。

(七) 预防措施

窒息性气体中毒事故的主要原因是:设备缺陷和使用中发生跑、冒、滴、漏;缺乏安全作业规程或违章操作;家庭室内采用煤炉取暖且通风不良。

中毒死亡多发生在现场或送院途中。现场死亡除窒息性气体浓度高外,主要由于不明发生窒息事故的原因,没有通风,缺乏急救的安全措施而致救护者也窒息死亡;缺乏有效的防护面具、劳动组合不善,在窒息性气体环境单独操作而得不到及时发现与抢救,或窒息昏倒于水中溺死。据此,预防窒息性气体中毒的重点在于:

1. 严格管理制度,制订并严格执行安全操作规程。

2. 定期检修设备,防止跑、冒、滴、漏。

3. 窒息性气体环境设置警示标识,装置自动报警设备,如一氧化碳报警器等。

4. 加强卫生宣教,做好上岗前安全与健康教育,普及急救互救知识和技能训练。

5. 添置有效防护面具,并定期维修与检测效果。

6. 高浓度或通风不良的窒息性气体环境作业或抢救,应先进行有效的通风换气,通风量不少于环境容量的三倍,佩戴防护面具,并设置专人接应保护。高浓度硫化氢、氰化氢环境短期作业,可口服 4-DMAP 180mg 和 PAPP 90mg 进行预防,20min 即显效。4-DMAP 作用快、药效短;PAPP 作用慢,药效持久。

二、一氧化碳

(一)理化特性

一氧化碳(CO),俗称"煤气",是一种无色、无味、无臭、无刺激性的气体,分子量 28.01,密度 0.967g/L,熔点 –205℃,沸点 –190℃,微溶于水,易溶于氨水。易燃、易爆,在空气中含量达 12.5% 时可发生爆炸。

(二)接触机会

CO 为分布广泛的窒息性气体,生产性和生活性原因引起的急性 CO 中毒均较常见。含碳物质不完全燃烧均可产生 CO,接触 CO 的作业存在于 70 余种工业中,如冶金工业的炼焦、金属冶炼等;机械工业的铸造、锻造;采矿爆破作业;CO 用作化工原料,制造光气、甲醇、甲酸、甲醛、合成氨、丙酮等;耐火材料、玻璃、陶瓷、建筑材料等工业使用的窑炉、煤气发生炉等。此外,家庭用煤炉、煤气灶、燃气热水器和汽车发动机尾气产生的 CO 也可在通风不良的情况下引起急性 CO 中毒。

(三) 毒理学特点

1. 吸收与排泄 CO 主要经呼吸道吸收,透过肺泡迅速弥散入血。入血后 80%~90% 与血红蛋白(Hb)可逆性结合,形成碳氧血红蛋白(HbCO),失去携氧功能。空气中 CO 浓度越高,肺泡气中 CO 分压越大,血液中 HbCO 的饱和度也越高。吸入的 CO 约 10%~15% 与血管外血红素蛋白如肌红蛋白、细胞色素氧化酶等结合。CO 还可透过胎盘屏障进入胎儿体内。

2. 毒作用机制

(1)与 Hb 结合形成 HbCO:这是急性 CO 中毒引起机体缺氧窒息最主要的机制,经呼吸道吸入的 CO 绝大部分与 Hb 分子中原卟啉Ⅸ的亚铁复合物发生紧密而可逆的结合,形成 HbCO 使 Hb 失去携氧能力,导致组织缺氧。

(2)与肌红蛋白结合形成碳氧肌红蛋白:影响氧从毛细血管向细胞线粒体弥散,损害线粒体功能。

(3)其他:CO 与线粒体细胞色素氧化酶可逆性结合,阻断电子传递链,抑制组织呼吸,导致细胞内窒息。CO 还可与一氧化氮合酶(NOS)、鸟苷酸环化酶等结合,干扰有关酶的活性。

(四) 临床表现

1. 急性一氧化碳中毒 是吸入较高浓度 CO 后引起的急性脑缺氧性疾病,起病急骤、潜伏期短,主要表现为急性脑缺氧引起的中枢神经损害。少数患者可有迟发性神经精神症状,部分患者也可有其他脏器的缺氧性改变。中毒程度与血中 HbCO 浓度有关。

(1)轻度中毒:以脑缺氧反应为主要表现。患者出现剧烈头痛、头昏、耳鸣、眼花、视物模糊、颞部血管压迫和搏动感,并有恶心、呕吐、心悸、胸闷、四肢无力和步态不稳等症状,可有意识模糊、嗜睡、短暂昏厥甚至谵妄状态等轻度至中度意识障碍,但无昏迷。血液 HbCO 浓度可高于 10%。经治疗,症状可迅速消失。

(2)中度中毒:除有上述症状外,皮肤、黏膜呈樱桃红色,意识障碍加重,表现为浅至中度昏迷,对疼痛刺激有反应,瞳孔对光反射和角膜反射迟钝,血液 HbCO 浓度可高于 30%。经抢救可较快清醒,恢复后一般无并发症和后遗症。

因 HbCO 为鲜红色,故患者皮肤黏膜在中毒之初呈樱桃红色,与其他缺氧不同,是其临床特点之一;再者全身乏力显著,即使患者尚清醒,却已难以行动,不能自救。

（3）重度中毒：上述症状进一步加重，因脑水肿而迅速进入深昏迷或大脑去皮质状态，昏迷可持续十几个小时，甚至几天；肤色因末梢循环不良而呈灰白或青紫色；呼吸、脉搏由弱、快变为慢而不规则，甚至停止，心音弱而低钝，血压下降；瞳孔缩小，瞳孔对光反射等各种反射迟钝或消失，可出现病理反射；初期肌张力增高、牙关紧闭、可出现阵发性抽搐或强直性全身痉挛，晚期肌张力显著降低，瞳孔散大，大小便失禁，可因呼吸麻痹而死亡。经抢救存活者可并发脑水肿、休克或严重的心肌损害、肺水肿、呼吸衰竭上消化道出血、锥体系或锥体外系损害等脑局灶损害症状。血液 HbCO 浓度可高于 50%。

2. **急性 CO 中毒迟发脑病（神经精神后发症）** 指少数急性 CO 中毒意识障碍恢复后，经过 2~60d 的"假愈期"，又出现严重的神经精神和意识障碍症状。约 10% 的患者可发生此病，部分患者经治疗后恢复，有些则留下严重后遗症。迟发脑病的发生可能与 CO 中毒急性期病情重、昏迷时间长、苏醒后休息不够充分或治疗处理不当、高龄、有高血压病史、脑力劳动者、精神刺激等有关。

3. **慢性影响** 长期接触低浓度 CO 是否可引起慢性中毒尚有争论。

（五）实验室检查

1. **血液 HbCO 测定** 血中 HbCO 含量与接触 CO 浓度和时间有密切的关系，因此，选用血中 HbCO 作为接触 CO 的生物监测指标，是诊断 CO 中毒的重要依据和特异性诊断指标之一。

2. 脑电图及诱发电位检查、脑 CT 与磁共振检查、心肌酶学检查、心电图检查。

（六）诊断

依据《职业性急性一氧化碳中毒诊断标准》（GBZ 23—2002）。

（七）处理原则

1. 治疗原则

（1）迅速将患者移离中毒现场至通风处，松开衣领，注意保暖，保持安静，必要时吸氧，密切观察意识状态。

（2）及时进行急救与治疗

1）轻度中毒者，可给予氧气吸入及对症治疗。

2）中度及重度中毒者应积极给予常压口罩吸氧治疗，有条件时应给予高压氧治疗。重度中毒者视病情应给予消除脑水肿、促进脑血液循环，维持呼吸循环功能及镇痉等对症及支持治疗。加强护理、积极防治并发症及预防迟发脑病。

（3）对迟发脑病者,可给予高压氧、糖皮质激素、血管扩张剂或抗帕金森病药物与其他对症与支持治疗。

中度及重度急性一氧化碳中毒患者昏迷清醒后,应观察 2 个月,观察期间宜暂时脱离一氧化碳作业。

2. 治疗措施

（1）急性一氧化碳中毒的治疗

1）迅速脱离中毒现场:移至空气新鲜处,保持呼吸道通畅,静卧保暖,密切观察意识状态。

2）立即给予氧疗:以纠正缺氧并促进 CO 排出。有条件者尽早给予高压氧治疗。呼吸停止者及时人工呼吸或采用机械通气。

3）积极防治脑水肿:急性重度中毒患者,中毒后 2~4h 即可出现脑水肿,2~48h 达到高峰,并可持续 5~7d。及早应用脱水剂。

4）促进脑细胞代谢:应用能量合剂,如 ATP、辅酶 A、细胞色素 C、胞磷胆碱、施普善（脑活素）、吡拉西坦（脑复康）、大量维生素 C 等。

5）对症支持治疗。

6）苏醒后处理:应尽可能卧床休息,密切观察 2 周,一旦发生迟发脑病,应给予积极治疗。

（2）迟发脑病的治疗:目前尚无特效药物,现有治疗方法包括高压氧、糖皮质激素、血管扩张剂、改善脑微循环、促进神经细胞营养和代谢、抗帕金森药物及其他对症与支持治疗。

3. 其他处理

（1）轻度中毒者经治愈后仍可从事原工作。

（2）中度中毒者经治疗恢复后,应暂时离开一氧化碳作业并定期复查,观察 2 个月如无迟发脑病出现,仍可从事原工作。

（3）重度中毒及出现迟发脑病者,虽经治疗恢复,皆应调离一氧化碳作业。

（4）因重度中毒或迟发脑病治疗半年仍遗留恢复不全的器质性神经损害时,应永远调离接触一氧化碳及其他神经毒物的作业。视病情安排治疗和休息。

（八）预防

1. 加强预防一氧化碳中毒的卫生宣教,普及自救、互救知识。

2. 对可能产生 CO 的场所,应加强自然通风和局部通风。

3. 经常检修煤气发生炉和管道等设备,以防漏气。

4. 加强对空气中 CO 的监测,设立 CO 报警器。

5. 认真执行安全生产制度和操作规程。

6. 加强个人防护。进入高浓度 CO 的环境工作时,要佩戴特制的 CO 防毒面具。安排两人一同工作,以便监护和互助。

7. 工作场所空气中职业接触限值 PC-TWA 为 20mg/m^3,PC-STEL 为 30mg/m^3;高原海拔 2 000~3 000m 工作场所空气中 CO 的最高容许浓度(MAC) 为 20mg/m^3,海拔 >3 000m 的 MAC 为 15mg/m^3。

8.《职业健康监护技术规范》(GBZ 188—2014)规定职业禁忌证为中枢神经系统器质性病变。

三、硫化氢

(一) 理化特性

硫化氢(H_2S)是一种易燃、无色并具有强烈腐败臭鸡蛋气味的气体,分子量 34.08,熔点 –82.9℃,沸点 –60.7℃。气体的相对密度为 1.19,易积聚在低洼处。H_2S 易溶于水生成氢硫酸,也易溶于乙醇、汽油、煤油和原油等。呈酸性反应,能与大部分金属反应形成黑色硫酸盐。

(二) 接触机会

工业生产中很少使用 H_2S,接触的 H_2S 一般是工业生产或生活中产生的废气,或是某些化学反应产物,或以杂质形式存在,或由蛋白质自然分解或其他有机物腐败产生。H_2S 中毒多由于含有 H_2S 介质的设备损坏,输送含有 H_2S 介质的管道和阀门漏气,违反操作规程、生产故障以及各种原因引起的 H_2S 大量生成或逸出,含 H_2S 的废气、废液排放不当,无适当个人防护情况下疏通下水道、粪池、污水池等密闭空间作业,H_2S 中毒事故时盲目施救等所致。接触 H_2S 较多的行业有石油天然气开采业、石油加工业、煤化工业、造纸及纸制品业、煤矿采选业、化学肥料制造业、有色金属采选业、有机化工原料制造业、皮革、皮毛及其制品业、污水处理(化粪池)、食品制造业(腌制业、酿酒业)、渔业、城建环卫等。

(三) 毒理学特点

1. 吸收与排泄　H_2S 主要经呼吸道吸收,皮肤也可吸收很少一部分。入血后可与血红蛋白结合为硫血红蛋白。体内的 H_2S 代谢迅速,大部分被氧化为无毒的硫酸盐和硫代硫酸盐,随尿排出,小部分以原形态随呼气排出,无蓄积作用。

2. **毒作用机制** H_2S 易溶于水,接触到湿润的眼结膜和呼吸道黏膜以及潮湿的皮肤时迅速溶解,形成氢硫酸,并与黏膜表面的钠离子结合生成碱性的硫化钠,氢硫酸和硫化钠具有刺激和腐蚀作用,可引起眼和上呼吸道炎症,严重者可导致角膜溃疡、化学性肺炎和化学性肺水肿,或皮肤充血、糜烂、湿疹。

由于 H_2S 与金属离子具有很强的亲和力,进入体内未及时被氧化分解的 H_2S,可与氧化型细胞色素氧化酶的 Fe^{3+} 结合,使其失去传递电子的能力,造成组织缺氧,导致细胞"内窒息"。H_2S 还可与体内的二硫键结合,从而抑制三磷酸腺苷酶、过氧化氢酶、谷胱甘肽等的活性,干扰细胞内的生物氧化还原过程和能量供应,加重细胞内窒息。对神经系统尤为敏感。

H_2S 的强烈刺激,可作用于嗅神经、呼吸道黏膜末梢神经以及颈动脉窦和主动脉体的化学感受器,反射性引起中枢兴奋。但 H_2S 浓度过高则很快由兴奋转入超限抑制,还可直接作用于延髓的呼吸及血管运动中枢,使呼吸抑制、麻痹、昏迷,导致"电击样"死亡。

H_2S 刺激阈低,人接触 H_2S 浓度为 $4\sim7mg/m^3$ 的空气时即可闻到中等强度难闻臭味。但高浓度的 H_2S 可致嗅神经麻痹,故不能依靠其气味强烈与否来判断环境中 H_2S 的危险程度。

(四) 临床表现

1. **急性中毒** H_2S 具有刺激作用、窒息作用和神经毒作用,按病情发展程度可分级如下。

(1)轻度中毒:眼胀痛、异物感、畏光、流泪,鼻咽部干燥、灼热感,咳嗽、咳痰、胸闷,头痛、头晕、乏力、恶心、呕吐等症状,可有轻至中度意识障碍。检查可见眼结膜充血、水肿,肺部呼吸音粗糙,可闻及散在干、湿啰音。胸部 X 线显示肺纹理增强。

(2)中度中毒:立即出现明显的头痛、头晕、乏力、恶心、呕吐、共济失调等症状,意识障碍明显,表现为浅至中度昏迷。同时有明显的眼和呼吸道黏膜刺激症状,出现咳嗽、胸闷、痰中带血、轻度发绀和视物模糊、结膜充血、水肿、角膜糜烂、溃疡等。肺部可闻及较多干、湿啰音,胸部 X 线显示两肺纹理模糊,肺野透亮度降低或有片状密度增高阴影。心电图显示心肌损害。经抢救多数短时间内意识可恢复正常。

（3）重度中毒：见于吸入高浓度 H_2S 后，迅速出现头晕、心悸、呼吸困难、行动迟钝等明显的中枢神经系统症状，继而呕吐、腹泻、腹痛、烦躁和抽搐，意识障碍达深昏迷或呈植物状态，可并发化学性肺水肿、休克等心、肝、肾多脏器衰竭，最后可因呼吸麻痹而死亡。接触极高浓度 H_2S，可在数秒内突然倒下，呼吸停止，发生所谓的"电击样"死亡。

2. 慢性危害　长期接触低浓度 H_2S 可引起眼及呼吸道慢性炎症，如慢性结膜炎、角膜炎、鼻炎、咽炎、气管炎和嗅觉减退，甚至引起角膜糜烂或点状角膜炎等。全身症状可有类神经征、自主神经功能紊乱，如头痛、头晕、乏力、睡眠障碍、记忆力减退和多汗、皮肤划痕症阳性等表现，也可损害周围神经。

（五）诊断

依据《职业性急性硫化氢中毒诊断标准》（GBZ 31—2002）。

（六）处理原则

1. 急救和治疗

（1）现场急救：迅速脱离中毒现场，移至空气新鲜处，保持呼吸道通畅，对症抢救，有条件者吸氧，严密观察，注意病情变化。

（2）氧疗：及时给氧，对中、重度中毒患者，特别是昏迷者，应尽早给予高压氧疗，纠正脑及重要器官缺氧。

（3）积极防治脑水肿和肺水肿：宜早期、足量、短程应用肾上腺皮质激素，如地塞米松。也可给予脱水剂、利尿剂合剂等治疗。

（4）复苏治疗、眼部刺激处理、其他对症及支持疗法。

2. 其他处理　轻、中度中毒患者经治愈后可恢复原工作，重度中毒者经治疗恢复后应调离原工作岗位。对神经系统损害恢复不全的患者，则应安排治疗和休息。需要进行劳动能力鉴定者按《劳动能力鉴定职工工伤与职业病致残等级》（GB/T 16180—2014）处理。

（七）预防

1. 加强安全管理，制订并严格遵守安全操作规程和各项安全生产制度，杜绝意外事故发生。

2. 定期检修生产设备，防止跑、冒、滴、漏。

3. 做好作业环境监测，设置毒物超标自动报警器和警示标识。

4. 凡进入存在 H_2S 的工作场所，应事先充分通风排毒，携带个人防护用品及便携式 H_2S 检测报警仪。在事故抢险或故障抢修时，应佩戴好防毒面具。

5. 加强 H₂S 中毒预防、自救、互救相关知识的教育和技能培训,增强自我保护意识。

6. 做好职业健康监护工作,排除职业禁忌证。

7. 认真执行职业卫生标准规定。《工作场所有害因素职业接触限值第 1 部分:化学有害因素》(GBZ 2.1—2019)规定工作场所空气中 H₂S 的最高容许浓度(MAC)为 10mg/m³。具体指导意见、实施方法可参见《硫化氢职业危害防护导则》(GBZ/T 259—2014)。

《职业健康监护技术规范》(GBZ 188—2014)规定职业禁忌证为中枢神经系统器质性病变。

四、氰化氢

(一) 理化特性

氰化氢(HCN),分子量 27.03,熔点 –13.2℃,沸点 25.7℃;常温常压下为无色气体或液体,有苦杏仁味;易溶于水、乙醇和乙醚。其水溶液呈酸性,称为氢氰酸(hydrocyanic);易燃,明火、高热能引起燃烧爆炸;其蒸气与空气可形成爆炸性混合物,空气中含量达 5.6%~12.8%(V/V)时即可引发爆炸。

(二) 接触机会

氰化物种类很多,包括无机氰酸盐类和有机氰类化合物。在化学反应过程中,尤其在高温或与酸性物质作用时,能放出氰化氢气体。主要接触作业有:

1. 电镀、采矿冶金工业　如铜镀、镀金、镀银,氰化法富集铅、锌、金、银等贵重金属提取,钢的淬火,金属表面渗碳。

2. 含氰化合物的生产　如氢氰酸生产,制造其他氰化物、药物、合成纤维、塑料、橡胶、有机玻璃、油漆等。

3. 化学工业　制造各种树脂单体如丙烯酸树脂、甲基丙烯酸树脂、乙二胺、丙烯腈和其他腈类的原料。

4. 染料工业　活性染料中间体三聚氯氰的合成。

5. 摄影　摄影加工废液中含有铁氰化物。

6. 农业　如熏蒸灭虫剂、灭鼠剂等。

7. 军事　用作战争毒剂。

8. 某些植物　如苦杏仁、木薯、白果等也含有氰化物,大量接触可引起严重中毒,甚至死亡。

(三) 毒理学特点

氰化氢主要经呼吸道吸入,高浓度蒸气和氢氰酸液体可直接经皮肤吸收,氢氰酸也可经消化道吸收。进入体内的氰化氢,部分以原型经呼吸道随呼气排出,大部分在硫氰酸酶的作用下,与胱氨酸、半胱氨酸、谷胱甘肽等巯基化合物结合,转化为无毒的硫氰酸盐,最后随尿排出。

氰化氢及其他氰化物的毒性,主要是其在体内解离出的氰离子(CN⁻)引起。CN^- 可影响 40 余种酶的活性,其中以细胞色素氧化酶最为敏感,与细胞呼吸酶的亲和力最大,能迅速与细胞色素氧化酶的 Fe^{3+} 结合,抑制该酶活性,使细胞色素失去传递电子的能力,阻断呼吸链,使组织不能摄取和利用氧,造成"细胞内窒息"。氰化物引起的窒息表现出的特点是:虽然血液为氧所饱和,但不能被组织利用。动静脉血氧差由正常的 4.0%~5.0% 降至 1.0%~1.5%,静脉血呈动脉血的鲜红色。因此,氰化物中毒时,皮肤、黏膜呈樱桃红色。

另外,CN^- 能与血液中约 2.0% 正常存在的高铁血红蛋白结合,因此,氰化物中毒时,血液中的高铁血红蛋白增加,对细胞色素可起到保护作用。

CN^- 还可选择性结合某些酶中的金属,或与酶的辅基和底物中羰基结合,使二硫键断裂,从而抑制多种酶的活性,也可导致组织细胞缺氧窒息。

(四) 临床表现

氰化物对人体的危害分为急性中毒和慢性中毒两方面。

1. 急性中毒

(1)接触反应:接触后出现头痛、头昏、乏力、流泪、流涕、咽干、喉痒等表现,脱离接触后短时间内恢复。

(2)轻度中毒:头痛、头昏加重,上腹不适、恶心、呕吐、口中有苦杏仁味,手足麻木、震颤,胸闷、呼吸困难,眼及上呼吸道刺激症状,如流泪、流涕、口唇及咽部麻木不适等,意识模糊或嗜睡,皮肤和黏膜红润。可有血清转氨酶升高心电图或心肌酶谱异常,尿蛋白阳性。脱离接触后经治疗,2~3d 可逐步恢复。

(3)中度中毒:上述症状加剧,呼吸急促、胸前区疼痛、血压下降、皮肤呈鲜红色。

(4)重度中毒:站立不稳、剧烈头痛、胸闷、呼吸困难、视力和听力下降。心率加快、心律失常、血压下降、瞳孔散大、烦躁不安、恐惧感、抽搐、角弓反张、昏迷、大小便失禁,皮肤黏膜呈樱桃红色,逐渐转为发绀。化验可见血浆氰含量、血和尿中硫氰酸盐含量增高。动静脉血氧差减小。高浓度或大剂量摄入,可引起呼吸和心脏停搏,发生"电击样"死亡。临床经过可分为前驱期、呼吸困难期、惊厥期、麻痹期。

2. 慢性中毒 长期吸入较低浓度的氰化氢的作业者可出现眼和上呼吸道刺激症状,如眼结膜炎、上呼吸道炎、嗅觉及味觉异常。还可见神经衰弱综合征,表现为如头晕、头痛、乏力、胸部压迫感、腹痛、肌肉疼痛等,甚至强直发僵、活动受限。有不少文献报道可引起不同程度的甲状腺肿大。皮肤长期接触后可引起皮炎,表现为斑疹、丘疹,极痒。

(五)诊断

根据《职业性急性氰化物中毒诊断标准》(GBZ 209—2008)。

(六)处理原则

1. 现场 基本原则是立即脱离现场至空气新鲜处,快速实施治疗,尽早提供氧疗。脱去污染衣物,用清水或 5% 硫代硫酸钠清洗被污染的皮肤,静卧保暖;经消化道摄入者立即催吐,用 1:5 000 高锰酸钾或 5% 硫代硫酸钠溶液洗胃;眼部污染者立即用大量流动清水或生理盐水冲洗;皮肤灼伤用 0.01% 高锰酸钾冲洗。同时就地应用解毒剂。呼吸、心脏停搏者,按心脏复苏方案治疗。

2. 临床治疗 解毒剂(亚硝酸盐 - 硫代硫酸钠)、氧疗、对症支持治疗。

(七)预防

1. 改革生产工艺,以无毒代有毒。

2. 革新生产设备,实行密闭化、机械化、自动化生产,保持负压状态,杜绝跑、冒、滴、漏。

3. 严格规章制度,强化监督管理,严格遵守安全操作流程。

4. 加强密闭通风排毒加净化。《工作场所有害因素职业接触限值第 1 部分:化学有害因素》(GBZ 2.1—2019)规定要控制车间空气中氰化氢浓度不超过国家卫生标准 MAC 1mg/m³,安装毒物超标自动报警系统。含氰废气、废水应经处理后方可排放,国内常用氯碱法净化,其原理是将含氰化氢的废气或废水循环通入 4% 氢氧化钠碱液吸收槽,即生成氰化钠与水,然后加氯,氧化分解氰根,最后形成 CO_2、N_2 和 Cl_2 排出,余下的是氯化钠溶液。

5. 加强个人防护,进入有毒场所处理事故及现场抢救时,应有切实可行的防护装备,如戴防毒面具、送风面罩等。

6. 加强防毒知识的宣传、加强对有关人员的岗前及定期培训,普及防毒知识和急救知识。

7. 严格施行职业健康监护。《职业健康监护技术规范》(GBZ 188—2014)规定职业禁忌证为中枢神经系统器质性病变。

(于素芳)

第五节 有 机 溶 剂

有机溶剂在工农业生产中应用广泛,自 19 世纪 40 年代开始应用于工业生产以来,已有 30 000 余种,常用的近 500 种。近年来,随着我国工农业生产的迅速发展,有机溶剂中毒事件占职业性化学中毒的比例明显增长,已成为引发职业中毒的重要因素。

一、概述

(一) 理化特性与毒作用特点

有机溶剂常用于工业生产中清洗、去污、稀释、萃取等过程,也是化学合成的常用中间体。常温常压下呈液态。有机溶剂具有的理化特性和毒作用特点,概述如下。

1. 挥发性、可溶性和易燃性 有机溶剂多易挥发,故接触途径以吸入为主。脂溶性是有机溶剂的重要特性,进入体内易与神经组织亲和而具麻醉作用;又兼具水溶性,故易经皮肤吸收进入体内。大多具有可燃性,如汽油、乙醇等,可用作燃料;但有些则属非可燃物而用作灭火剂,如卤代烃类化合物。

2. 化学结构 按其化学结构特征可分为芳香烃类、脂肪烃类、脂环烃类、卤代烃类、醇类、醚类、脂类、酮类和其他类别。同类者毒性相似,例如氯代烃类多具有肝脏毒性,醛类具有刺激性等。

3. 吸收与分布 有机溶剂经呼吸道吸入后经肺泡 - 毛细血管膜吸收,有 40%~80% 在肺内滞留;体力劳动时,经肺摄入量增加 2~3 倍。摄入后分布于富含脂肪的组织,包括神经系统、肝脏等;由于血 - 组织膜屏障富含脂肪,有机溶剂可分布于血流充足的骨骼和肌肉组织;肥胖者接触有机溶剂后,机体吸收、蓄积增多,排出慢。大多数有机溶剂可通过胎盘,亦可经母乳排出,从而影响胎儿和乳儿健康。

4. 生物转化与排出 不同个体的生物转化能力有差异,对不同溶剂的代谢速率各异,代谢转化与有机溶剂的毒作用密切相关,例如,正己烷的毒性与其主要代谢物 2,5- 己二酮有关;三氯乙烯的代谢与乙醇相似,可由于有限的醇和醛脱氢酶的竞争,而产生毒性的协同作用。有机溶剂主要以原型物经呼出气排出,少量以代谢物形式经尿排出。多数有机溶剂的生物半减期较短,一般从数分钟至数天,故对大多数有机溶剂来说,生物蓄积不是影响毒作用的主要因素。

(二) 有机溶剂对健康影响

1. 皮肤 由有机溶剂所致的职业性皮炎,约占总例数的 20%。通常对皮肤有脱脂、溶脂作用和刺激性。典型溶剂皮炎具有急性刺激性皮炎的特征,如红斑和水肿,亦可见慢性裂纹性湿疹。有些工业溶剂能引起过敏性接触性皮炎;三氯乙烯等少数有机溶剂甚至可诱发严重的剥脱性皮炎。

2. 中枢神经系统 几乎全部易挥发的脂溶性有机溶剂都能引起中枢神经系统的抑制,多属非特异性的抑制或全身麻醉。有机溶剂的麻醉效能与脂溶性密切相关,麻醉效能还与化学物结构有关,如碳链长短,有无卤基或乙醇基取代,是否具有不饱和(双)碳键等。

急性有机溶剂中毒时出现的中枢神经系统抑制症状可表现为头痛、恶心、呕吐、眩晕、倦怠、言语不清、步态不稳、兴奋不安、抑郁等,严重时可引起狂躁、抽搐、惊厥昏迷,甚至因心律失常、呼吸抑制而死亡。这些影响与神经系统内化学物浓度有关。虽然大多数工业溶剂的生物半减期较短,24h 内症状大都缓解,但因常同时接触多种有机溶剂,它们可呈相加作用甚至增强作用。接触半减期长、代谢率低的化学物时,则易产生对急性作用的耐受性;严重过量接触后中枢神经系统出现持续脑功能不全,并伴发昏迷,以致脑水肿。

慢性接触有机溶剂可导致慢性神经行为障碍,如性格或情感改变(抑郁、焦虑)、智力功能失调(短期记忆丧失、注意力不集中) 等;还可因小脑受累导致前庭 - 动眼失调。此外,有时接触低浓度溶剂蒸气后,虽前庭试验正常,但仍出现眩晕、恶心和衰弱,称为获得性有机溶剂超耐量综合征。

3. 周围神经和脑神经 有机溶剂可引起周围神经损害,甚至有少数溶剂对周围神经系统呈特异毒性。如二硫化碳、正己烷和甲基正 - 丁酮能使远端轴突受累,引起感觉运动神经的对称性混合损害,主要表现为:手套、袜子样分布的肢端末梢神经炎,感觉异常及衰弱感;有时疼痛和肌肉抽搐,而远端反射则多表现为抑制。三氯乙烯能引起三叉神经麻痹,因而三叉神经支配区域的感觉功能丧失。

4. 呼吸系统　有机溶剂对呼吸道均有一定程度的刺激作用;高浓度的醇、酮和醛类还会使蛋白变性而致呼吸道损伤。溶剂引起呼吸道刺激的部位通常在上呼吸道,接触溶解度高、刺激性强的溶剂如甲醛类,尤为明显。过量接触溶解度低、对上呼吸道刺激性较弱的溶剂,可在抵达呼吸道深部时,引起急性肺水肿如光气。长期接触刺激性较强的溶剂还可致慢性支气管炎。

5. 心脏　有机溶剂对心脏的主要影响是心肌对内源性肾上腺素的敏感性增强。曾报道健康工人过量接触工业溶剂后发生心律不齐,如发生心室颤动,可致猝死。

6. 肝脏　在接触剂量大、时间长的情况下,任何有机溶剂均可导致肝细胞损害。某些具有卤素或硝基功能团的有机溶剂,其肝毒性尤为明显。芳香烃(如苯及其同系物),对肝毒性较弱。丙酮本身无直接肝脏毒性,但能加重乙醇对肝脏的作用。作业工人短期内过量接触四氯化碳可产生急性肝损害;而长期较低浓度接触可出现慢性肝病。

7. 肾脏　四氯化碳急性中毒时,常出现肾小管坏死性急性肾衰竭。多种溶剂或混合溶剂慢性接触可致肾小管性功能不全,出现蛋白尿、尿酶尿(溶菌酶、β-葡萄糖苷酸酶、氨基葡萄糖苷酶的排出增高)。溶剂接触还可能与原发性肾小球性肾炎有关。

8. 血液　苯可损害造血系统,导致白细胞减少甚至全血细胞减少症,以致再生障碍性贫血和白血病。某些乙二醇醚类能引起溶血性贫血(渗透脆性增加)或骨髓抑制性再生障碍性贫血。

9. 致癌　在常用溶剂中,苯是经确定的人类致癌物质,可引起急性或慢性白血病,应采取措施进行原始级预防,如控制将苯作为溶剂和稀释剂的用量。

10. 生殖系统　大多数溶剂容易通过胎盘屏障,还可进入睾丸。某些溶剂如二硫化碳对女性生殖功能和胎儿的神经系统发育均有不良影响。

二、苯

(一) 理化特性

苯(benzene),化学式 C_6H_6,在常温下为特殊芳香味的无色液体,分子量78,

沸点 80.1℃,极易挥发,蒸气比重为 2.77。易燃,燃点为 562.2℃,爆炸极限为 1.4%~8%。微溶于水,易与乙醇、三氯甲烷、乙醚、汽油、丙酮、二硫化碳等有机溶剂互溶。

(二) 接触机会

苯在工农业生产中广泛使用。

1. 作为溶剂、萃取剂和稀释剂 用于生药的浸渍、提取、重结晶,以及油墨、树脂、人造革、黏胶和油漆等制造。

2. 作为有机化学合成中常用的原料 如制造苯乙烯、苯酚、药物、农药、合成橡胶、塑料、洗涤剂、染料,炸药等。

3. 用作燃料 如工业汽油中苯的含量可高达 10% 以上。

4. 苯的制造 如焦炉气、煤焦油的分馏、石油的裂化重整与乙炔合成苯的工艺过程中。

(三) 毒理学特点

1. 吸收、分布和代谢 苯在生产环境中以蒸气形式由呼吸道进入人体,经皮肤吸收量很少,经消化道可完全吸收,但实际意义不大。苯进入体内后,主要分布在含类脂质较多的组织和器官中。一次大量吸入高浓度的苯,大脑、肾上腺与血液中的含量最高;中等量或少量长期吸入时,骨髓、脂肪和脑组织中含量较多。

进入体内的苯,约有 50% 以原形由呼吸道排出,约 10% 以原型贮存于体内各组织,40% 左右在肝脏代谢。代谢过程中产生的酚类代谢物可与硫酸盐或葡萄糖醛酸结合随尿排出。尿中还含有两种开环的苯代谢产物,即反 - 反式黏糠酸和 6- 羟基 -t,t-2,4- 己二烯酸;巯基尿酸如苯巯基尿酸(S-phenylmercapturic acid,S-PMA)、2,5- 二羟基苯巯基尿酸;DNA 加合物如 N^7-PG。

2. 毒作用机制 苯代谢产物被转运到骨髓或其他器官,可能表现为骨髓毒性和致白血病作用。迄今为止,苯的毒作用机制仍未完全阐明。

(四) 临床表现

1. 急性中毒 急性苯中毒多是由于短时间吸入大量苯蒸气引起。主要表现为中枢神经系统的麻醉作用。轻者出现兴奋、欣快感、步态不稳,以及头晕、头痛、恶心、呕吐、轻度意识模糊等。重者神志模糊加重,由浅昏迷进入深昏迷状态或出现抽搐。严重者导致呼吸,心搏骤停。实验室检查可发现尿酚和血苯增高。

2. 慢性中毒　长期接触低浓度苯可引起慢性中毒,其主要临床表现如下:

(1)神经系统:多数患者表现为头痛、头昏、失眠、记忆力减退等类神经症,有的伴有自主神经系统功能紊乱,如心动过速或过缓,皮肤划痕反应呈阳性,个别病例有肢端麻木和痛觉减退表现。

(2)造血系统:慢性苯中毒主要损害造血系统。有近5%的轻度中毒者无自觉症状,但血象检查发现异常。重度中毒者常因感染而发热,齿龈、鼻腔、黏膜与皮下常见出血,眼底检查可见视网膜出血。最早和最常见的血象异常表现是持续性白细胞计数减少,主要是中性粒细胞减少,白细胞分类中淋巴细胞相对值可增加到40%左右。血液涂片可见白细胞有较多的毒性颗粒、空泡、破碎细胞等。慢性苯中毒的骨髓象主要表现为骨髓有核细胞计数明显减少,呈再生障碍性贫血表现。

(3)癌症:苯可引起各种类型的白血病,苯与急性髓性白血病密切相关。国际癌症研究中心(IARC)已确认苯为人类致癌物。

(4)其他:经常接触苯,皮肤可脱脂,变干燥、脱屑以至皲裂,有的出现过敏性湿疹、脱脂性皮炎。苯还可损害生殖系统、免疫系统,染色体畸变率明显增高。

(五) 诊断

依据《职业性苯中毒的诊断》(GBZ 68—2013)。

(六) 处理原则

1. 急性中毒　应迅速将中毒患者移至空气新鲜处,立即脱去被苯污染的衣服,用肥皂水清洗被污染的皮肤,注意保暖。急性期应卧床休息。急救原则与内科相同,可用葡萄糖醛酸,忌用肾上腺素。病情恢复后,轻度中毒一般休息3~7d即可工作。重度中毒原则上应调离苯作业岗位。

2. 慢性中毒　无特效解毒药,治疗根据造血系统损害所致血液疾病对症处理。可用有助于造血功能恢复的药物,并给予对症治疗。再生障碍性贫血或白血病的治疗原则同内科。工人一经确定诊断,即应调离接触苯及其他有毒物质的工作。在患病期间应按病情分别安排工作或休息。

(七) 预防原则

由于苯是肯定的人类致癌物,发达国家在苯的应用方面均予以严格管理,以做到原始级预防。制造苯和将苯用作化学合成原料均应控制在大型企业内,避免苯外流到中小企业,以限制作为溶剂和稀释剂的使用,如日本限制苯作为

溶剂的用量为 2%。近年,我国对苯的危害高度重视,已逐步采取措施进行一级预防,此外,还应加强:

1. 以无毒或低毒的物质取代苯 如在油漆及制鞋工业中,以汽油、二乙醇缩甲醛、环己烷、甲苯、二甲苯等作为稀薄剂或黏胶剂;以乙醇等作为有机溶剂或萃取剂。

2. 生产工艺改革和通风排毒 生产过程密闭化、自动化和程序化;安装有充分效果的局部抽风排毒设备,定期维修。《工作场所有害因素职业接触限值第 1 部分:化学有害因素》(GBZ 2.1—2019)规定空气中苯的浓度保持低于职业接触限值(PC-TWA 为 6mg/m³;PC-STEL 为 10mg/m³),职业生物接触限值为尿中苯巯基尿酸 47μmol/mol Cr(100μg/g Cr),尿中反 - 反式黏糠酸 2.4mmol/mol Cr(3.0mg/g Cr)。

3. 卫生保健措施 对苯作业现场进行定期职业卫生学调查,监测空气中苯的浓度。作业工人应加强个人防护,如戴防苯口罩或使用送风式面罩。进行周密的就业前和定期职业性体检。女工怀孕期及哺乳期必须调离苯作业,以免产生不良影响。

4. 职业禁忌证 上岗前:血常规检出异常:①白细胞计数低于 $4 \times 10^9/L$ 或中性粒细胞低于 $2 \times 10^9/L$;②血小板计数低于 $8 \times 10^{10}/L$ 或造血系统疾病。在岗期间:造血系统疾病。

三、甲苯、二甲苯

(一)理化特性

甲苯、二甲苯均为无色透明,带芳香气味、易挥发的液体。甲苯沸点 110.4℃,蒸气比重 3.90。二甲苯有邻位、间位和对位三种异构体,其理化特性相近;沸点 138.4~144.4℃,蒸气比重 3.66,不溶于水,可溶于乙醇、丙酮和三氯甲烷等有机溶剂。

(二)接触机会

化工生产的中间体,作为溶剂或稀释剂用于油漆、喷漆、橡胶、皮革等工业,也可作为汽车和航空汽油中的掺加成分。

(三)毒理学特点

甲苯、二甲苯可经呼吸道、皮肤和消化道吸收。吸收后主要分布在含脂丰富的组织,以脂肪组织、肾上腺最多,其次为骨髓、脑和肝脏。甲苯 80%~90% 氧化成苯甲酸,并与甘氨酸结合生成马尿酸,少量(10%~20%)为苯甲酸,可与葡萄糖醛酸结合,均易随尿排出。二甲苯 60%~80% 在肝内氧化,主要产物为甲基苯甲酸、二甲基苯酚和羟基苯甲酸等。其中,甲基苯甲酸与甘氨酸结合为甲基马尿酸,随尿排出。甲苯以原型经呼吸道呼出,一般占吸入量的3.8%~24.8%,而二甲苯经呼吸道呼出的比例较甲苯小。高浓度甲苯、二甲苯主要对中枢神经系统产生麻醉作用;对皮肤黏膜的刺激作用较苯为强,皮肤接触可引起皮肤红斑、干燥、脱脂及皲裂等,甚至出现结膜炎和角膜炎症状;纯甲苯、二甲苯对血液系统的影响不明显。

（四）临床表现

1. 急性中毒　短时间吸入高浓度甲苯和二甲苯可出现中枢神经系统功能障碍和皮肤黏膜刺激症状。轻者表现头痛、头晕、步态蹒跚、兴奋,轻度呼吸道和眼结膜的刺激症状。严重者出现恶心、呕吐、意识模糊、躁动、抽搐,甚至昏迷,呼吸道和眼结膜出现明显刺激症状。

2. 慢性中毒　长期接触中低浓度甲苯和二甲苯可出现不同程度的头晕、头痛、乏力、睡眠障碍和记忆力减退等症状。末梢血象可出现轻度、暂时性改变,脱离接触后可恢复正常。皮肤接触可致慢性皮炎、皮肤皲裂等。

（五）诊断

依据《职业性急性甲苯中毒的诊断》（GBZ 16—2014）。

（六）处理原则

1. 急性中毒　迅速将中毒者移至空气新鲜处,急救同内科处理原则。可给葡萄糖醛酸或硫代硫酸钠以促进甲苯的排泄;如合并心、肾、肝、肺等器官的损害。病情恢复后,一般休息 3~7d 可恢复工作,较重者可适当延长休息时间,痊愈后可恢复原工作。

2. 慢性中毒　主要是对症治疗。轻度中毒患者治愈后可恢复原工作;重度中毒患者应调离原工作岗位,并根据病情恢复情况安排休息或工作。

（七）预防原则

1. 降低空气中的浓度　通过工艺改革和密闭通风措施,将作业场所空气中甲苯、二甲苯浓度控制在国家卫生标准以下。《工作场所有害因素职业接触限值　第 1 部分:化学有害因素》（GBZ 2.1—2019）规定甲苯、二甲苯职业接触限值均为（PC-TWA:50mg/m³;PC-STEL:100mg/m³）。

2. 加强对作业工人的健康检查　做好就业前和 2 年一次的定期职业健康检查工作。

四、正己烷

(一) 理化特性

正己烷,化学式 C_6H_{14},分子量86.18。常温下为微有异臭的液体。易挥发,蒸气比重为2.97。沸点68.74℃,自燃点为225℃。几乎不溶于水,易溶于三氯甲烷、乙醚、乙醇。

(二) 接触机会

正己烷用作提取植物油与合成橡胶的溶剂,试剂和低温温度计的溶液,还用于制造胶水、清漆、粘合剂和其他化工产品。

(三) 毒理学特点

在生产过程中正己烷主要经呼吸道吸收,也可经胃肠道和皮肤吸收。正己烷进入机体,在体内分布与组织的脂肪含量有关,主要分布于血液、神经系统、肾脏、脾脏等。主要在肝脏代谢,生成一系列代谢产物,其中2,5-己二酮具有神经毒性。

(四) 临床表现

1. 急性中毒　急性吸入高浓度的正己烷可出现头晕、头痛、胸闷、眼和上呼吸道黏膜刺激及麻醉症状,甚至意识不清。

2. 慢性中毒　长期职业性接触,主要累及以下系统。

(1)神经系统:可引起多发性周围神经病变,其特点为起病隐匿且进展缓慢。神经肌电图检查显示不同程度的神经元损害。神经活检,电镜见轴突肿胀、脱髓鞘、轴索变性以及神经微丝积聚。严重者视觉和记忆功能缺损。

(2)心血管系统:表现为心律不齐,特别是心室颤动,心肌细胞受损,心肌细胞内镁和钾离子水平降低,但镁和钾离子水平纠正后,心室颤动阈值仍很低。

(3)免疫系统:血清免疫球蛋白 IgG、IgM、IgA 的水平受到抑制,且与尿中正己烷的代谢产物2,5-己二酮明显相关。

(4)生殖系统:正己烷的代谢产物2,5-己二酮可引起睾丸和附睾体重量降低,曲细精管上皮细胞空泡化,精子的形成过程受干扰,但血清卵泡刺激素或睾丸酮的水平正常。

(五) 诊断

依据《职业性慢性正己烷中毒的诊断》(GBZ 84—2017)。

（六）处理原则

1. **急性中毒** 应立即将患者脱离接触，移至空气新鲜处，用肥皂水清洗皮肤污染物，并作对症处理。中西医综合疗法，辅以针灸、理疗和四肢运动功能锻炼等。

2. **慢性中毒** 有多发性周围神经病变，应尽早脱离接触，并予以对症和支持治疗，充分休息，给予维生素 B_1、维生素 B_6、维生素 B_{12} 和能量合剂等。

3. **轻度中毒** 痊愈后可重返原工作岗位，中度及重度患者治愈后不宜再从事接触正己烷以及其他可引起周围神经损害的工作。

（七）预防原则

1. **完善管理** 近年来生产纯正己烷的成本大大降低，使用纯正己烷的消耗量及其在混合溶剂中的含量迅速增加。但因法规不健全，且对正己烷的职业危害认识不足，中毒病例时有发生。因此，应提高防患意识，完善职业卫生管理监督，加强健康教育。

2. **控制接触浓度** 通过工艺改革，加强通风等措施，降低空气中正己烷浓度。《工作场所有害因素职业接触限值 第 1 部分：化学有害因素》（GBZ 2.1—2019）规定正己烷职业接触限值为（PC-TWA：$100mg/m^3$，PC-STEL：$180mg/m^3$）。

3. **加强个人防护与健康监护** 工作时穿防护服，严禁用正己烷洗手。建立就业前和定期职业健康体检制度，对患有神经系统和心血管系统疾病的作业人员，应密切观察。定期体检，特别注意周围神经系统的检查。《工作场所有害因素职业接触限值 第 1 部分：化学有害因素》（GBZ 2.1—2019）规定正己烷职业接触生物限值为尿 2,5- 己二酮 $=35.0\mu mol/L$。

4. **职业禁忌证** 多发性周围神经病。

（于素芳）

第六节 苯的氨基和硝基化合物

苯或其同系物（如甲苯、二甲苯、酚）苯环上的氢原子被一个或几个氨基（—NH_2）或硝基（—NO_2）取代后，即形成芳香族氨基或硝基化合物。因苯环不同位置上的氢可由不同数量的氨基或硝基、卤素或烷基取代，故可形成种类繁多的衍生物。比较常见的有苯胺、苯二胺、联苯胺、二硝基苯、三硝基甲苯、硝基氯苯等，其主要代表为苯胺硝基苯。

一、概述

(一) 理化性质

此类化合物多数沸点高,挥发性低,常温下多为固体或液体,多难溶或不溶于水,而易溶于脂肪、醇、醚、三氯甲烷及其他有机溶剂。苯胺的沸点为184.4℃,硝基苯为210.9℃,联苯胺的沸点高达410.3℃。

(二) 接触机会

这类化合物广泛应用于制药、染料、油漆、印刷、橡胶、炸药、农药、香料、油墨及塑料等生产工艺过程中。

在生产条件下,这类化合物主要以粉尘、蒸气的形态存在于空气中,可经呼吸道和完整皮肤吸收。对于液态的化合物,经皮肤吸收的途径更为重要。在生产过程中,劳动者常因热料喷洒到身上或在搬运及装卸过程中外溢的液体经浸湿的衣服、鞋袜沾染皮肤而导致吸收中毒。

(三) 对人体健康损害

该类化合物主要引起血液、肝脏及肾脏等损害,由于各类衍生物结构不同,其毒性也不尽相同。如苯胺形成高铁血红蛋白(MetHb)较快;硝基苯对神经系统作用明显;三硝基甲苯对肝脏和眼晶状体损害明显;联苯胺和萘胺可致膀胱癌等。虽然如此,该类化合物的主要毒作用仍有以下共同和相似之处。

1. 血液系统损害

(1)形成高铁血红蛋白:正常生理条件下,体内高铁血红蛋白约占血红蛋白总量的 0.5%~2%。苯的氨基硝基化合物大量吸收则可发生高铁血红蛋白血症,运输氧和组织利用氧能力均下降,出现化学性发绀。高铁血红蛋白的变化是可逆的,停止接触毒物后,红细胞中的酶还原系统能使之还原。

苯的氨基硝基化合物致高铁血红蛋白的能力强弱不等,下述化合物高铁血红蛋白的形成能力强弱依序为:对硝基苯 > 间位二硝基苯 > 苯胺 > 邻位二硝基苯 > 硝基苯。而二硝基酚、联苯胺等并不形成高铁血红蛋白。

(2)溶血作用:苯的氨基硝基化合物引起高铁血红蛋白血症,机体可能因此消耗大量的还原性物质(包括 GSH、NADPH 等),后者为清除红细胞内氧化性产物和维持红细胞膜正常功能所必需的,故此类化合物可导致红细胞破裂,产生溶血。

此外,苯的氨基硝基化合物类化合物直接作用于珠蛋白分子中的巯基

（—SH），使珠蛋白变性形成赫恩小体（Heinz body），致使红细胞膜脆性增加和功能变化，也是其引起溶血的机制之一。高铁血红蛋白形成和消失的速度、赫恩小体的形成和消失与溶血作用的轻重均不相平行。

（3）贫血：长期较浓度的接触可能导致贫血，出现点彩红细胞、网织红细胞增多，骨髓象显示增生不良，呈进行性发展，甚至出现再生障碍性贫血。

2. 肝、肾损害　有些苯的氨基硝和基化合物可直接损害肝细胞和肾实质，引起中毒性肝病和肾小球及肾小管上皮细胞变性、坏死。肝脏损害以三硝基甲苯、硝基苯、二硝基苯等硝基化合物较为常见。中毒性肝、肾损害亦可因大量红细胞破坏，血红蛋白及其分解产物沉积于肝脏或肾脏继发。

3. 神经系统损害　该类化合物可引起神经系统损害，重度中毒患者可有视神经细胞脂肪变性，视神经区可受损害，发生视神经炎、视神经周围炎等。

4. 皮肤损害和致敏作用　有些化合物对皮肤有强烈的刺激作用和致敏作用，一般在接触后数日至数周后发病，脱离接触并进行适当治疗后多可痊愈。个别过敏体质者，接触对苯二胺和二硝基氯苯后，还可发生支气管哮喘，临床表现与一般哮喘相似。

5. 眼晶状体损害　有些化合物，如三硝基甲苯、二硝基酚、二硝基邻甲酚可引起眼晶状体混浊，最后发展为白内障。中毒性白内障多发生于慢性职业接触者，一旦发生，即使脱离接触，多数患者病变仍可继续发展。

6. 其他损害作用　目前此类化合物中已公认能引起职业性膀胱癌的毒物为 4- 氨基联苯，联苯胺和 β- 萘胺等。此外，尚有男工精子数量减少，活动力下降等生殖系统的损害，氧化 - 磷酸化脱偶联类能量代谢障碍等报道。

（四）诊断

我国现行职业性急性苯的氨基和硝基化合物中毒诊断标准：GBZ 30—2015。我国目前尚无统一的职业性慢性苯的氨基和硝基化合物中毒的诊断标准。

（五）中毒处理

1. 急性中毒处理

（1）一般治疗：立即将中毒患者撤离中毒现场，脱去污染的衣服、鞋、袜。用温的肥皂水洗净皮肤上沾染的毒物（忌用热水）；眼部受污染，可用大量生理盐水冲洗。给予吸氧，必要时可辅以人工呼吸，给予呼吸中枢兴奋药及强心、升压药等。轻度中毒可口服患者葡萄糖及维生素 C,中度中毒患者可葡萄糖溶液及维生素 C 静脉注射。

(2)特殊治疗:亚甲蓝,也称美蓝,是特效解毒剂。常用 1% 亚甲蓝溶液加入 10%~25% 葡萄糖溶液 20ml 中静注,1~2h 重复使用,一般用 1~2 次。亚甲蓝注射过快或一次应用剂量过大易出现恶心、呕吐、腹痛,甚至抽搐、惊厥等。

(3)对症治疗:可根据病情严重程度采取综合内科治疗措施。糖皮质激素治疗为首选方法,一般用大剂量静脉快速给药;对于急性溶血危象及严重贫血者应进行输血。

2. 慢性中毒的处理 慢性中毒患者应调理岗位,避免进一步的接触,并积极对症治疗。

(六) 预防

1. 改善生产条件,改革工艺流程 加强生产操作过程的密闭化、连续化、机械化及自动化水平。如苯胺生产用抽气泵加料代替手工操作,以免工人直接接触。以无毒或低毒物质代替剧毒物,如染化行业中用固相反应法代替使用硝基苯作热载体的液相反应;用硝基苯加氢法代替还原法生产苯胺等工艺。

2. 重视检修制度,遵守操作规程 工厂应定期进行设备检修,防止跑、冒、滴、漏现象发生。在检修过程中,应严格遵守各项安全操作规程,同时要做好个人防护,检修时要戴防毒面具,穿紧袖工作服、长筒胶鞋,戴胶手套等。定期清扫,定期监测。

3. 加强宣传教育,增强个人防护意识 开展多种形式的安全健康教育,在车间内不吸烟,不吃食物,工作前后不饮酒,及时更换工作服、手套,污染毒物的物品不能随意丢弃,应妥善处理。接触 TNT 的工人,工作后应用温水彻底淋浴,可用 10% 亚硫酸钾肥皂洗浴、洗手,该品遇 TNT 变为红色,将红色全部洗净,表示皮肤污染已去除。也可用浸过 9∶1 酒精、氢氧化钠溶液的棉球擦手,如不出现黄色,则表示 TNT 污染已清除。

4. 做好就业前体检和定期体检工作 就业前发现血液病、肝病、内分泌紊乱、心血管疾病、严重皮肤病、红细胞葡萄糖 -6- 磷酸脱氢酶缺乏症、眼晶状体混浊或白内障患者,不能从事接触此类化合物的工作。每年定期体检一次,体检时,特别注意肝(包括肝功能)、血液系统及眼晶状体的检查。

二、三硝基甲苯

(一)理化性质

三硝基甲苯,分子量227.13,有六种同分异构体,通常所指的是α-异构体,即2,4,6-三硝基甲苯,简称"TNT"。其为灰黄色结晶,突然受热容易引起爆炸,又称"黄色炸药"。熔点80.65℃,比重1.65,沸点240℃(爆炸)。本品极难溶于丙酮、苯、醋酸甲酯、甲苯、三氯甲烷、乙醚等。

(二)接触机会及吸收

三硝基甲苯作为炸药,广泛应用于国防、采矿、筑路、开凿隧道等工农业生产中,在粉碎、过筛、配料、包装过程中劳动者可接触其粉尘及蒸气。在生产环境中,主要经皮肤和呼吸道吸收。TNT具有较强的亲脂性,很容易从皮肤吸收,尤其气温高时,经皮肤吸收的可能性更大。在生产硝胺炸药时,由于硝酸铵具有吸湿性,一旦污染皮肤,就能使皮肤保持湿润,更易加速皮肤的吸收。

接触TNT工人尿中可以检出10余种TNT的代谢产物,如4-氨基-2,6二硝基甲苯(4-A)等。工人尿内4-A含量最多,也有一定量的原型TNT。因此,尿4-A和原型TNT含量可作为职业接触的生物监测指标。

TNT的慢性毒性较为明显,主要为肝损害、晶体损害以及血液系统、神经系统、生殖系统损害等。

(三)临床表现

1. 急性中毒 在目前我国生产环境条件下发生急性中毒已较少见。轻度急性中毒时,患者可头晕、头痛、恶心、呕吐、食欲减退。上腹部及右季肋痛;口唇发绀,常可扩展到鼻尖、耳壳、指(趾)端等部位。重度者,除上述症状加重以外,尚有神志不清,呼吸浅且加快,偶有惊厥,甚至大小便失禁,瞳孔散大,对光反应、角膜及腱反射消失。严重者可因呼吸麻痹死亡。

2. 慢性中毒 长期接触TNT可引起慢性中毒,主要表现肝、眼晶状体、血液等损害。

(1)肝损害:患者出现乏力、食欲减退、恶心、肝区疼痛,临床表现与传染性肝炎相似。体检时肝大,大多在肋下1.0~1.5cm左右,有压痛、叩痛,多数无黄疸。随着病情进展,肝质地由软变韧,可出现脾肿大,严重者可导致肝硬化。肝功能试验可出现异常。TNT对肝和晶状体的损害程度不完全一致,据我国普查资料显示,TNT引起的肝损害早于晶状体损害。

（2）晶状体损害表现：慢性中毒患者出现晶状体损害即中毒性白内障是常见而且具有特征性的体征。TNT 中毒性白内障常开始于双眼晶状体周边部呈环形混浊。TNT 白内障有如下特点：①一般接触 TNT 发病的工龄在 6 个月致 3 年后。工龄越长则发病率越高，10 年以上工龄者发病率 78.5%，15 年以上高达 83.65%；②白内障形成后，即使不再接触 TNT，仍可进展和加重，脱离接触时未发现白内障的工人在数年后仍可发生；③一般不影响视力，但晶状体中央部出现浑浊，可使视力下降；④TNT 白内障与 TNT 中毒性肝病发病不平行，中毒性白内障患者可伴有肝大，但亦可在无肝损伤情况下单独存在。

（3）血液改变：TNT 可引起血红蛋白、中性粒细胞及血小板减少，出现贫血；也可出现赫恩小体。严重者可出现再生障碍性贫血，但在目前生产条件下，发生血液方面的改变较少。

（4）皮肤改变：有的接触 TNT 工人出现"TNT 面容"，表现为面色苍白，口唇、耳廓青紫色。另外，手、前臂、颈部等裸露部位皮肤产生过敏性皮炎、黄染，严重时呈鳞状脱屑。检查发现精液量显著减少，精子活动率<60%者显著增多，精子形态异常率增高，接触者血清睾酮含量显著降低。女工则表现为月经周期异常，月经量过多或过少，痛经等。

（5）其他：长期接触 TNT 工人类神经症发生率较高，可伴有自主神经功能紊乱。细胞免疫功能降低。部分人可出现心肌及肾损害，尿蛋白含量及某些酶增高等改变。

（四）诊断

急性或亚急性中毒可根据 TNT 接触史及临床表现诊断。慢性中毒可根据职业接触史，肝脏及眼晶状体损害和实验室检查结果，并结合劳动卫生学调查及必要的动态观察，排出其他疾病所引起的肝脏、眼及血象改变，方可诊断。依据国家《职业性慢性三硝基甲苯中毒的诊断》（GBZ 69—2011）和《职业性三硝基甲苯白内障诊断标准》（GBZ 45—2010）进行慢性三硝基甲苯及三硝基甲苯白内障诊断及分级。

（张凤梅）

第七节 高分子化合物

一、概述

高分子化合物是指分子量高达几千至几百万,化学组成简单,由一种或几种单体,经聚合或缩聚而成的化合物,故又称"聚合物"。聚合是指许多单体连接起来形成高分子化合物的过程,此过程中不析出任何副产品,例如许多单体乙烯分子聚合形成聚乙烯;缩聚是指单体间首先缩合析出一分子的水、氨、氯化氢或醇以后,再聚合为高分子化合物的过程,例如苯酚与甲醛缩聚形成酚醛树脂。

(一) 分类

高分子化合物就其来源可分为天然高分子化合物和合成高分子化合物。天然高分子化合物是指蛋白质、核酸、纤维素、羊毛、棉、丝、天然橡胶、淀粉等;合成的高分子化合物是指合成橡胶、合成纤维、合成树脂、涂料和胶黏等。通常所说的高分子化合物主要指合成高分子化合物,按其骨架和主链的成分,又分为有机高分子化合物和无机高分子化合物。有机高分子化合物的骨架以碳为主,间有氧(如聚酯)或氮(如尼龙)等。无机高分子化合物的骨架以除碳以外的其他元素为主,如聚硅烷骨架全部由硅构成。

(二) 用途

高分子化合物广泛应用于工业、农业、化工、建筑、通信、国防、日常生活用品等方面,也广泛应用于医学领域,如一次性注射器、输液器、各种纤维导管、血浆增容剂、人工肾、人工心脏瓣膜等。特别是在功能高分子材料,如光导纤维、感光高分子材料、高分子分离膜、高分子液晶、超电导高分子材料、仿生高分子材料和医用高分子材料等方面的应用、研究、开发日益活跃。

(三) 生产原料

高分子化合物的基本生产原料有:煤焦油、天然气、石油裂解气和少数农副产品等。以石油裂解气应用最多,主要有不饱和烯烃和芳香烃类化合物,如乙烯、丙烯、丁二烯、苯、甲苯、二甲苯等。常用的单体多为不饱和烯烃、芳香烃及其卤代化合物、氰类、二醇和二胺类化合物,这些化合物多数可对人体健康产生不良影响。

(四) 生产助剂

在单体生产和聚合过程中,需要各种助剂(添加剂),包括催化剂、引发剂(促使聚合反应开始)、调聚剂(调节聚合物的分子量达一定数值)、凝聚剂(使聚合形成的微小粒凝聚成粗粒或小块)等。在聚合物树脂加工塑制为成品的成型加工过程中,为了改善聚合物的外观和性能,也要加入各种助剂:如稳定剂(增加聚合物对光、热、紫外线的稳定性)、增塑剂(改善聚合物的流动性和延展性)、固化剂(使聚合物变为固体)、润滑剂、着色剂、发泡剂、填充剂等。

(五) 生产过程

高分子化合物的生产过程,可分为四个部分:①生产基本的化工原料;②合成单体;③单体聚合或缩聚;④聚合物树脂的加工塑制和制品的应用。例如腈纶的生产过程:先由石油裂解气丙烯与氨作用,生成丙烯腈单体;然后聚合为聚丙烯腈;经纺丝制成腈纶纤维,再织成各种织物。又如聚氯乙烯塑料的生产过程:先由石油裂解气乙烯与氯气作用生成二氯乙烯,再裂解生成氯乙烯;然后经聚合成为聚氯乙烯树脂;再将树脂加工为成品,如薄膜、管道、日用品等。

(六) 生产过程对健康的影响

在高分子化合物生产过程的每个阶段,作业者均可接触到不同类型的毒物。高分子化合物本身无毒或毒性很小,但某些高分子化合物粉尘,可致上呼吸道黏膜刺激症状;酚醛树脂、环氧树脂等对皮肤有原发性刺激或致敏作用;聚氯乙烯等高分子化合物粉尘对肺组织具有轻度致纤维化作用。

高分子化合物对健康的影响主要有以下三个方面。

1. 制造化工原料、合成单体的生产过程　氯乙烯、丙烯腈对接触者可致急、慢性中毒,甚至引起职业性肿瘤。氯乙烯单体是国际癌症研究机构(IARC)公布的确认致癌物,可引起肝血管肉瘤。

2. 生产中的助剂　助剂的种类繁多,在生产高分子化合物中一般接触量较少,其危害没有生产助剂时严重。助剂中的氯化汞、无机铅盐、磷酸二甲苯酯、二月桂酸二丁锡、偶氮二异丁腈等毒性较高;碳酸酯、邻苯二甲酸酯、硬脂酸盐类等毒性较低;有的助剂如顺丁烯二酸酐、六次甲基四胺、有机铝、有机硅等对皮肤黏膜有强烈的刺激作用。

3. 高分子化合物在加工、受热时产生的毒物　高分子化合物加工、受热时产生的裂解气和烟雾毒性较大。聚氯乙烯在温度高于300℃时可裂解为氯化氢和二氧化碳等,600℃时有少量光气,氯气。聚四氟乙烯在高温下裂解为剧毒的全氟异丁烯、氟光气、氟化氢等,吸入后可致急性肺水肿和化学性肺炎。高分子化合物在燃烧过程中受到破坏,热分解时产生各种有毒气体,其中一氧化碳和缺氧是主要危害。

二、氯乙烯

(一) 理化特性

氯乙烯的分子量 62.50。常温常压下为无色气体,略带芳香味,加压冷凝易液化成液体。沸点 −13.9℃。蒸气压 403.5kPa(25.7℃),蒸气密度 2.15g/L。易燃、易爆,与空气混合时的爆炸极限为 3.6%~26.4%(容积百分)。微溶于水,溶于醇和醚、四氯化碳等。热解时有光气、氯化氢、一氧化碳等释出。

(二) 接触机会

氯乙烯主要用于生产聚氯乙烯的单体,也能与丙烯腈、醋酸乙烯酯、丙烯酸酯、偏二氯乙烯等共聚制得各种树脂,还可用于合成三氯乙烷及二氯乙烷等。氯乙烯合成过程中,在转化器、分馏塔、贮槽、压缩机及聚合反应的聚合釜、离心机处都可能接触到氯乙烯单体,特别是进入聚合釜内清洗、抢修或发生泄漏事故,接触浓度最高。

(三) 毒理

氯乙烯主要通过呼吸道吸入其蒸气而进入人体,液体氯乙烯污染皮肤时可部分经皮肤吸收。经呼吸道吸入的氯乙烯主要分布于肝、肾,其次为皮肤、血浆,脂肪最少。在停止接触氯乙烯 10min 内,约有 82% 被排出体外,有时从尿中可检出氯乙烯和氯乙醛。

氯乙烯代谢与浓度有关。低浓度吸入后,主要经醇脱氢酶途径在肝脏代谢;吸入高浓度氯乙烯时,主要经肝微粒体细胞色素 P450 酶进行代谢。

(四) 临床表现

1. 急性中毒　主要是对中枢神经系统呈现麻醉作用。轻度中毒者有眩晕、头痛、乏力、恶心、胸闷、嗜睡、步态蹒跚等。及时脱离接触,吸入新鲜空气,症状可减轻或消失。重度中毒可出现意识障碍,可有急性肺损伤,甚至有脑水肿的表现,严重患者可持续昏迷甚至死亡。皮肤接触氯乙烯液体可引起局部损害,表现为麻木、红斑、水肿以及组织坏死等。

2. 慢性中毒　长期接触氯乙烯对人体健康可产生多系统不同程度的影响,如神经衰弱综合征、雷诺综合征、周围神经病、肢端溶骨征、肝脏肿大、肝功能异常、血小板减少等。有人将这些症状称为"氯乙烯病"或"氯乙烯综合征"。

(1)神经系统:以类神经症和自主神经功能紊乱为主,其中以睡眠障碍、多梦、手掌多汗为常见。神经、精神症状是慢性氯乙烯中毒的早期症状,精神方面主要表现为抑郁。清釜工可见皮肤瘙痒、烧灼感、手足发冷发热等多发性神经炎表现,有时还可见手指、舌或眼球震颤。神经传导和肌电图可见异常。

(2)消化系统:有食欲减退、恶心、腹胀、便秘或腹泻等症状。可有肝、脾不同程度肿大,也可有单纯肝功能异常。后期肝脏明显肿大、肝功异常,并有黄疸、腹水等。一般肝功能指标改变不敏感。此临床表现对诊断慢性氯乙烯中毒极有意义。

(3)肢端溶骨症:多发生于工龄较长的清釜工,发病工龄最短者仅一年。早期表现为雷诺综合征:手指麻木、疼痛、肿胀、变白或发绀等。随后逐渐出现末节指骨骨质溶解性损害。X线常见一指或多指末节指骨粗隆边缘呈半月状缺损,伴有骨皮质硬化,最后发展至指骨变粗变短,外形似鼓槌(杵状指)。手指动脉造影可见管腔狭窄、部分或全部阻塞。局部皮肤(手及前臂)局限性增厚、僵硬,呈硬皮病样损害,活动受限。目前认为,肢端溶骨症是氯乙烯所致全身性改变在指端局部的一种表现。肢端溶骨症的发生常伴有肝、脾肿大,对诊断有辅助意义。

(4)血液系统:有溶血和贫血倾向,嗜酸性细胞增多,部分患者可有轻度血小板减少,凝血障碍等。这种现象与患者肝硬化和脾功能亢进有关。

(5)皮肤:经常接触氯乙烯可有皮肤干燥、皲裂、丘疹、粉刺或手掌皮肤角化、指甲变薄等症状,有的可发生湿疹样皮炎或过敏性皮炎,可能与增塑剂和稳定剂有关。少数接触者可有脱发。

(6)肿瘤:氯乙烯作业工人患肝血管肉瘤是明确的职业性肿瘤,国内首例报道于 1991 年。肝血管肉瘤较为罕见,其发病率约为 0.014/10 万。英国调查证实职业性接触氯乙烯工人原发性肝癌和肝硬化的发病危险性增高。另有报道,氯乙烯作业者造血系统、胃、呼吸系统、脑、淋巴组织等部位的肿瘤发病率增高。

(7)生殖系统:氯乙烯作业女工和作业男工配偶的流产率增高,胎儿中枢畸形的发生率也有增高,作业女工妊娠并发症的发病率也明显高于对照组。

(8)其他：对呼吸系统主要可引起上呼吸道刺激症状；对内分泌系统的作用表现为暂时性性功能障碍；部分患者可致甲状腺功能受损。

(五) 诊断

职业活动中接触氯乙烯引起中毒诊断依据参见《职业性氯乙烯中毒诊断标准》(GBZ 90—2017)，若有肝血管肉瘤的发生诊断标准依据《职业性肿瘤的诊断》(GBZ 94—2017)。

(六) 处理原则

1. 治疗原则

(1)急性中毒：应迅速将中毒者移至空气新鲜处，立即脱去被污染的衣服，用清水清洗被污染的皮肤，注意保暖，卧床休息。急救措施和对症治疗原则与内科相同。

(2)慢性中毒：可给予保肝及对症治疗。符合外科手术指征者，可行脾脏切除术。肢端溶骨症患者应尽早脱离接触。

2. 其他处理

(1)急性中毒：①轻度中毒者治愈后，可返回原岗位工作；②重度中毒者治愈后，应调离有毒作业岗位。

(2)慢性中毒：①轻度中毒者和中度中毒者治愈后，一般应调离有害作业岗位；②重度中毒者应调离有毒有害作业岗位，应予以适当的治疗和长期休息。如需职业病伤残程度鉴定，按 GB/T 16180—2014 处理。

(七) 预防

1. 加强生产设备及管道的密闭和通风　将车间空气中氯乙烯的浓度控制在职业接触限值(PC-TWA 为 $10mg/m^3$)以内。

2. 进釜操作严格遵守操作规程　进釜出料和清洗之前，先应通风换气，或用高压水或无害溶剂冲洗，经测定釜内温度和氯乙烯浓度合格后，佩戴防护服和送风式防毒面罩，并在他人监督下，方可入釜清洗。

3. 加强健康监护　每年 1 次体检，接触浓度高者每 1~2 年作手指 X 线检查，并查肝功能。精神、神经系统疾病、肝肾疾病及慢性皮肤患者禁止从事氯乙烯作业。

三、丙烯腈

丙烯腈为有机合成工业中的单体，在合成纤维、合成橡胶、合成树脂等高分子材料中占有重要地位。我国丙烯腈生产量大，2010 年产量约 130 万吨(占世界 22%），是备受关注的工业毒物和环境污染物。

（一）理化特性

丙烯腈的分子量 53.06。常温常压下为无色、易燃、易挥发性液体，具有特殊的苦杏仁气味。沸点 77.3℃，25℃时蒸气压 14.6~15.3kPa，蒸气密度 1.9kg/m³。略溶于水，易溶于丙酮、乙醇，易聚合。爆炸极限 3.05%~17%。

（二）接触机会

从事丙烯腈生产和以丙烯腈为主要原料生产腈纶纤维、丁腈橡胶、ABS/AS 塑料、丙烯酰胺等作业工人可接触其蒸气或液体；现代外科手术室使用电刀所产生的烟雾也含有丙烯腈，手术室的医务人员也有接触。

（三）毒理

丙烯腈属高毒类。丙烯腈可经呼吸道、消化道和完整皮肤吸收。丙烯腈的蓄积性不强。

中毒机制基本可以归结为 3 方面：一是与谷胱甘肽结合导致抗氧化物质耗竭，诱发氧化性损伤；二是代谢后释放的氢氰根离子，产生毒性作用；三是和含有半胱氨酸的蛋白质结合，损伤机体。

丙烯腈的急性毒性与无机氰化物相似，其在体内可分解游离出 CN^-，CN^- 与氧化型细胞色素氧化酶三价铁结合，阻碍其被还原成二价铁，使呼吸链代谢受阻，组织呼吸障碍，造成细胞内窒息。

（四）临床表现

1. **急性中毒**　中毒表现与氢氰酸中毒相似，但起病较缓，潜伏期较长，一般为 1~2h，有的长达 24h 后发病。以头痛、头昏、胸闷、呼吸困难、上腹部不适、恶心、呕吐、手足发麻等较多见，可有咽干、结膜及鼻咽部充血等黏膜刺激症状。随接触浓度增高和接触时间延长，中毒表现加重，可见面色苍白、心悸、脉搏弱慢、血压下降、口唇及四肢末端发绀、呼吸浅慢而不规则，嗜睡或意识模糊，甚或昏迷、大小便失禁、全身抽搐。吸入高浓度的 AN 可发生中毒性肺水肿，患者常因呼吸骤停而死亡。部分急性丙烯腈中毒者经治疗后可遗留神经衰弱症状，但多数可在数月内恢复。亦有部分患者可出现感觉型多发性神经炎、肌萎缩或肌肉震颤等神经系统弥漫性损害症状。

2. **慢性影响**　长期接触 AN 者，可出现神经衰弱症状，还可有颤抖、不自主运动、工作效率低等神经症状。神经行为功能方面主要表现为消极情绪增加，短期记忆力下降，手部运动速度减慢，且短期记忆力下降和心理运动功能改变有明显接触工龄效应关系。部分接触工人有低血压、甲状腺摄碘率偏低等非特异性表现。还有部分工人直接接触其液体后可致变应性接触性皮炎。

(五) 诊断

急性丙烯腈中毒诊断参见国家职业卫生标准《职业性急性丙烯腈中毒诊断标准》(GBZ 13—2016)。

(六) 处理原则

1. 治疗原则

(1)减少毒物继续吸收:迅速脱离现场,脱去被污染的衣物,皮肤污染部位用清水彻底冲洗。

(2)接触毒物人员的安排处置:接触反应者应严密观察,症状较重者对症治疗;轻度中毒者可静脉注射硫代硫酸钠,重度中毒者使用高铁血红蛋白形成剂和硫代硫酸钠,硫代硫酸钠根据病情可重复应用。

(3)给氧:可根据病情采用高压氧治疗。

(4)对症治疗:如出现脑水肿可应用糖皮质激素及脱水剂、利尿剂等处理。

2. 其他处理

(1)轻度中毒者:经治疗后适当休息可恢复原工作。

(2)重度中毒者:如神经系统症状、体征恢复不全,应调离原作业,并根据病情恢复情况需继续休息或安排轻工作。如需劳动能力鉴定者按(GB/T 16180—2014)处理。

(七) 预防

1. 加强生产设备及管道的密闭和通风　将车间空气中丙烯腈的浓度控制在职业接触限值(PC-TWA 为 $1mg/m^3$；PC-STEL 为 $2mg/m^3$)以内。

2. 毒物的彻底清洁　下班后或皮肤被污染时应立即用温水和肥皂水彻底清洁。

3. 职业禁忌　心血管和神经系统疾病、肝肾疾病和经常发作的过敏性皮肤病患者禁忌从事丙烯腈作业。

四、有机氟聚合物

分子中含有氟原子的有机聚合物的总称。有机氟广泛用于制造塑料、橡胶、医药、制冷、高能燃料、杀虫剂和杀菌剂等,在工业、农业、国防、医学和日用品广泛应用。聚四氟乙烯占氟塑料总产量的 85%~90%。含氟塑料常用于制造塑料薄膜、火箭、飞机的特殊零件、防腐材料、填料及医学上的各种导管、心脏瓣膜等。

（一）理化特性

氟聚合物本身较为稳定，但加热至 300~400℃时产生的裂解气可引起聚合物烟雾热。例如，聚四氟乙烯在 400℃时生成氟光气、氟化氢；450℃时主要为四氟乙烯、六氟丙烯、八氟环丁烷及少量全氟异丁烯；500℃以上时剧毒的全氟异丁烯含量明显上升。

（二）接触机会

有机氟聚合物生成过程中的有毒物质主要来自单体的制备过程和聚合物的加工、烧结过程。例如，用二氟一氯甲烷（F22）高温裂解制备四氟乙烯单体时，可生产四氟乙烯及裂解产物（六氟丙烯、八氟正丁烯、三氟氯乙烯、八氟环丁烷、全氟异丁烯和其他未知组分等多种有机氟气体）污染作业环境；F22 提取四氟乙烯后的残液中仍含有八氟环丁烷、四氟一氯乙烯、全氟异丁烯等多种有机氟化合物，处理不当常可致严重中毒事故。聚四氟乙烯等氟聚合物的烧结、热加工、电焊、高温切割以及含氟塑料涂层的管道、阀门、垫圈等焊接操作过程中还有可能接触到氟聚合物热解物，如全氟异丁烯、氟光气和氟化氢等。

（三）毒理

有机氟聚合物本身无毒或基本无毒，但某些单体、单体制作中的裂解气、残液气及聚合物的热裂解产物具有一定毒性，有的为剧毒物。裂解气、残液气和聚合物热解物中含有多种氟烷烃和氟烯烃，属刺激性毒物，主要靶器官是肺。

工业生产中以呼吸道吸入为主。氟代烃类化学物的分子中含氟原子数目越多，毒性就越大，如全氟异丁烯＞六氟丙烯＞四氟乙烯＞三氟氯乙烯＞二氟乙烯＞氟乙烯，其中全氟异丁烯为剧毒。

（四）临床表现

1. **急性中毒**　短时、过量吸入有机氟裂解气、裂解残液气和聚合物热裂解物引起。一般无明显的上呼吸道刺激症状。潜伏期一般为 0.5~24h，以 2~8h 最多，个别可长达 72h。可分为轻、中、重度中毒三种临床类型。轻度中毒主要表现为头晕、头痛、咽痛、咳嗽、胸闷、乏力；中度中毒出现胸部紧束感、胸痛、心悸、活动后轻度发绀；重度中毒出现肺水肿表现，有发绀、胸闷、呼吸困难、吐粉红色泡沫痰；更严重患者可见急性呼吸窘迫综合征（ARDS）；也可出现头昏、头痛、嗜睡、意识减退等神经系统症状。

2. 氟聚合物烟尘热 通常发生在聚四氟乙烯、聚全氟丙烯热加工成型时,烧结温度在 350~380℃,作业工人吸入氟聚合物热解物微粒所致,病程经过与金属烟雾热样症状相似。表现为发热、寒战、乏力、头昏、肌肉酸痛等,并伴有头痛、恶心、呕吐、呛咳、胸部紧束感、眼及咽喉干燥等。发热多在吸入后半小时至数小时发生,体温 37.5~39.5℃,持续约 4~12h。检查可见眼及咽部充血,或扁桃体肿大,白细胞总数及中性粒细胞增多,一般 1~2d 自愈。

3. 慢性影响 长期接触低浓度有机氟的工人可出现不同程度的类神经症以及骨密度增高、骨纹理增粗等骨骼改变。

(五) 诊断

依照《职业性急性有机氟中毒诊断标准》(GBZ 66—2002),根据有确切的短时、过量有机氟吸入史,结合临床表现、胸部 X 线以及心电图等有关结果,综合分析,排除其他疾病后方可诊断。

(六) 中毒处理

有确切的有机氟气体意外吸入史者,不论有无自觉症状,必须立即离开现场,绝对卧床休息,进行必要的医学检查和预防性治疗,并观察 72h。

治愈后,可恢复原工作;如患者中毒后遗留肺、心功能减退者,应调离原工作岗位,并定期复查。

(七) 预防

1. 加强生产管理 加强设备及管道的密闭、通风和维修保养,防止跑、冒、滴、漏;严格掌握聚合物烧结温度,防止超过 450℃,以避免或减少剧毒物质产生;烧结炉应与一般操作室隔开并安装排毒装置,防止热解气外逸。

2. 对含氟残液进行焚烧处理 残液贮罐要密闭,防止暴晒;含有机氟化合物的瓶罐未经处理不得随意开放。对用聚四氟乙烯薄膜包裹的垫圈、管道、阀门等,如需焊接或高温切割时,应将聚四氟乙烯薄膜去除后再操作。

3. 加强作业场所空气中毒物浓度监测 将车间空气中有机氟的浓度控制在职业接触限值(如全氟异丁烯的 MAC 为 0.08mg/m³;六氟丙烯的 PC-TWA 为 4mg/m³)以内。

4. 注意个人防护 在采样、检修或处理残液时须佩戴供氧式防毒面具。

5. 职业健康检查 就业前健康检查和在岗期间定期体检,凡有慢性阻塞性肺部疾病、支气管哮喘、慢性间质性肺病和心肌病的工人,均不宜从事接触有机氟的工作。

五、二异氰酸甲苯酯

(一) 理化特性

二异氰酸甲苯酯(toluene diisocyanate,TDI) 的分子量 174.2,有 2,4 和 2,6- 二异氰酸甲苯酯两种异构体。工业应用常为 80% 2,4-TDI 和 20% 2,6-TDI。常温常压下 TDI 为乳白色液体或结晶,存放后呈浅黄色,具有强烈刺激性。密度 $1.21g/m^3(28℃)$,沸点 $250℃$,蒸气压 $0.133kPa(80℃)$,蒸气密度 $6.0kg/m^3$。不溶于水,溶于丙酮、乙醚、苯,四氯化碳和煤油等。

(二) 接触机会

TDI 主要用于制造聚氨酯树脂及其泡沫塑料。在使用和制造 TDI 时,尤其是蒸馏、配料、发泡、喷涂、浇铸及烧割操作时,可接触到较高浓度 TDI;成品聚氨酯树脂和塑料遇热时有 TDI 释出;使用聚氨酯清漆、黏胶剂、密封剂,或聚氨酯产品在高温下热解时,有较多量 TDI 释出,污染作业环境。吸入高浓度 TDI 蒸气或皮肤被污染可引起急、慢性中毒。

(三) 毒理

TDI 属低毒类,难经完整皮肤吸收,呼吸道是职业中毒的主要途径。其对皮肤黏膜有刺激作用,高浓度吸入可致化学性肺水肿,并具有致敏作用,多次接触可致过敏性皮炎和支气管哮喘。

(四) 临床表现

1. 急性中毒 吸入高浓度 TDI 主要表现为眼及呼吸道黏膜刺激症状,咽喉干燥、疼痛剧咳、气急、胸闷、胸骨后不适或疼痛、呼吸困难等,往往伴有恶心、呕吐、腹痛等胃肠症状。严重中毒者可见喘息性支气管炎、化学性肺炎和肺水肿等。

2. 支气管哮喘 部分工人反复多次接触 TDI 后,再次接触时可诱发过敏性哮喘。即使微量接触也可诱发典型过敏性支气管哮喘,患病率大约 10%,哮喘发作可在接触 TDI 数分钟至 1h 内速发,也有迟至接触后 2~8h 发病者。主要表现为剧烈咳嗽、伴有胸闷、呼吸困难和喘息,不能平卧,肺部可闻及哮鸣音。脱离接触或节假日后,症状改善或消失,再次接触,哮喘又发作。职业性 TDI 哮喘患者在脱离接触后大多能恢复。

3. 皮肤病变 TDI 对皮肤有原发刺激作用和致敏作用,接触者可发生荨麻疹、接触性皮炎和过敏性接触性皮炎。

（五）诊断

1. 急性中毒 参见国家《职业性急性化学物中毒性呼吸系统疾病诊断标准》（GBZ 73—2009）。

2. 职业性 TDI 哮喘的诊断 参见《职业性哮喘诊断标准》（GBZ 57—2008），根据确切的 TDI 接触史和哮喘病史及临床表现，结合特异性变应原试验结果，参考现场职业卫生学调查资料进行综合分析，排除其他病因所致的哮喘或呼吸系统疾患后，方可诊断。

（六）处理原则

1. 急性中毒 应立即脱离现场转移至空气新鲜处；应用清水彻底冲洗被污染的皮肤和眼部。吸入 TDI 有黏膜刺激症状者应密切观察，早期吸氧，对症处理，给予糖皮质激素，限制水量，合理使用抗生素，注意肺水肿预防和处理。

2. 职业性 TDI 哮喘 急性发作时应尽快脱离作业现场，并给予对症治疗。

（七）预防

1. 替代 用沸点较高、蒸气压较小的二苯基甲烷二异氰酸酯（MDI）或萘二异氰酸酯（NDI）替代 TDI。

2. 加强生产管理 加强生产设备及管道的密闭、通风和维修保养，防止跑、冒、滴、漏，将车间空气中 TDI 的浓度控制在职业接触限值（PC-TWA 为 $0.1mg/m^3$，PC-STEL 为 $0.2mg/m^3$）以内。

3. 操作人员选择及操作时个体防护 喷涂聚氨酯油漆时，操作者应戴送气式防毒面具。凡有致喘物过敏、支气管哮喘和伴肺功能损害的心血管及呼吸系统疾病者禁忌从事 TDI 作业。

（张凤梅）

第八节 农 药

一、概述

农药是指用于防止、控制或消灭一切虫害的化学物质或化合物。农药的接触非常广泛，既有大量的从事生产、运输、保存、使用的职业接触人群；也有通过污染的产品、水体、土壤等环境接触的整个社会人群。在职业接触人群中，与其他工业品明显不同,有广泛的使用者是其一个主要特征。因此,对农药的管理也有特别的要求。

(一) 农药分类

1. 根据用途分类　①杀虫剂:在标签上用"杀虫剂"或"杀螨剂"字样和红色带表示,有机酸酯类、氨基甲酸酯类、拟除虫菊酯类、有机氯类均属此类;②杀菌剂:如多菌灵、代森锰锌等,在标签上用"杀菌剂"字样和黑色带表示;③除草剂:如草甘膦、百草枯、莠去津、烯禾啶、敌稗等,在标签上用"除草剂"字样和绿色带表示;④植物生长调节剂:如芸苔素内酯、多效唑、赤霉素等,在标签上用"植物生长调节剂"字样和深黄色带表示;⑤杀鼠剂:如杀鼠醚、溴敌隆等,在标签上用"杀鼠剂"字样和蓝色带表示。此外还有生物化学农药、微生物农药、植物源农药、转基因生物、天敌生物等特殊农药。

2. 按其成分划分　农药可分为原药和制剂。原药是指产生生物活性的有效成分,如市售家用卫生用品的有效成分除虫菊酯。制剂除活性成分外,还有溶剂、助剂以及如颜料、催吐剂和杂质等其他成分。制剂还有不同的剂型,如乳油、悬浮剂、水乳剂、微乳剂、可湿性粉剂、水性化(又称"水基化")剂型及水分散粒剂、微胶囊等。

3. 依据农药的大鼠急性毒性　农药的毒性相差悬殊,一些制剂如微生物杀虫剂、抗生素等实际无毒或基本无毒。在我国,依据农药的大鼠急性毒性的大小,将农药分为剧毒、高毒、中等毒、低毒和微毒五类(表3-2)。不同的毒性分级农药,在登记时其应用范围有严格的限制。

表 3-2　我国农药的急性毒性分级标准

级别	经口 LD_{50}/ $mg \cdot kg^{-1}$	经皮 LD_{50}/ $(mg \cdot kg^{-1}, 4h)$	吸入 LD_{50}/ $(mg \cdot m^{-3}, 2h)$
剧毒	≤ 5	≤ 20	≤ 20
高毒	>5~50	>20~200	>20~200
中等毒	>50~500	>200~2 000	>200~2 000
低毒	>500~5 000	>2 000~5 000	>2 000~5 000
微毒	>5 000	>5 000	>5 000

(二) 农药管理

《中华人民共和国农药管理条例》明确规定了农药管理办法：国家实行农药登记制度、生产许可制度、经营管理制度和使用范围的限制。根据国家规定，未经批准登记的农药，不得在我国生产、销售和使用。敌枯双、二溴氯丙烷、二溴乙烷、培福朗、六六六、滴滴涕、氟乙酰胺、汞制剂、普特丹、艾氏剂、狄氏剂、甘氟、杀虫脒、毒鼠强、甲胺磷、对硫磷、甲基对硫磷、久效磷和磷胺等十九种农药因其安全性或其他问题，国家已经明确不予登记。

(三) 农药中毒的预防措施

职业性急性农药中毒主要发生在农药厂工人以及施用农药的人员中，农药中毒的预防措施与其他化工产品的原则基本相同，但要考虑农药有广泛应用的特性。除《中华人民共和国农药管理条例》外，国家或有关主管部门颁发了《农药安全使用规定》和《农药合理使用准则》以及农村农药中毒卫生管理办法（试行）等法规。预防农药中毒的关键是加强管理和普及安全用药知识。

1. 严格执行农药管理的有关规定　生产农药，必须进行产品登记和申领生产许可证，农药经营必须实行专营制度，避免农药的扩散和随意购买。限制或禁止使用对人、畜危害性大的农药，鼓励发展高效低毒的农药，逐步淘汰高毒类的农药。农药容器的标签必须符合国家规定，有明确的成分标识、毒性分级和意外时的急救措施等。

2. 技术措施　改进农药生产工艺及施药器械，防止跑、冒、滴、漏；加强通风排毒措施，用机械化包装替代手工包装。

3. 运输与销售要严格管理　农药运输应专人、专车，不与粮食、日用品等混装、混堆。装卸时如发现破损，要立即妥善改装，被污染的地面、包装材料、运输工具要正确清洗，可用 1% 碱水、5% 石灰乳或 10% 草木灰水处理。营销部门要做好农药保管及销售管理的工作，剧毒农药要有专门仓库或专柜放置，不要随意出售剧毒农药。

4. 医疗保健、预防措施　生产工人要进行就业前和定期体检，通常一年一次。除常规项目外，可针对接触相应的农药增加有关指标，如有机磷农药接触工人的全血胆碱酯酶活性。患有神经系统疾病、明显肝肾疾病以及其他不适宜从事这类作业的疾病者，要调离接触农药的岗位。妊娠期和哺乳期的妇女也不宜继续从事这类作业。

二、有机磷酸酯类农药

有机磷酸酯类农药是我国目前生产和使用最多的一类农药,除单剂外,也是许多多元混剂的一个成分,在农药的职业健康危害中占重要地位。我国生产的有机磷农药的品种较多,绝大多数是杀虫剂,少数品种还用于杀菌剂、杀鼠剂、除草剂和植物生长调节剂,个别还可以用作战争毒剂。

(一) 理化特性

有机磷农药纯品一般为白色结晶,工业品为淡黄色或棕色油状液体,除敌敌畏外,大多有类似大蒜或韭菜的特殊臭味。有机磷农药的沸点一般都很高,比重多大于1,比水稍重。无论液体或固体,在任何温度下都有蒸气逸出,也会造成中毒。一般难溶于水,易溶于芳烃、乙醇、丙酮、三氯甲烷等有机溶剂,而石油醚和脂肪烃类则较难溶。

大部分有机磷农药是一些磷酸酯或酰胺,容易在水中发生水解而分解为无毒化合物,但磷酰胺类有机磷则水解较难,敌百虫在碱性条件下可变成敌敌畏。很多有机磷农药在氧化剂作用或生物酶催化作用下容易被氧化。有机磷农药一般均不耐热,在加热到200℃即发生分解,甚至爆炸。

(二) 毒理

有机磷可经胃肠道、呼吸道以及完好的皮肤与黏膜吸收,皮肤吸收是急性职业性中毒的主要途径。

有机磷毒作用的主要机制是抑制胆碱酯酶(ChE)的活性,导致乙酰胆碱在体内的聚集,作用于器官组织,产生强烈的毒蕈碱样症状、烟碱样症状和中枢神经系统症状。有机磷中毒后应尽快根据中毒程度选用阿托品、胆碱酯酶复能剂,防止因中毒时间过长,磷酰化胆碱酯酶可失去重活化的能力,而成为"老化酶"。

一些农药,如敌百虫、敌敌畏、马拉硫磷、甲胺磷、对溴磷、三甲苯磷、丙硫磷等还可以引起迟发性神经病变(OPIDN)。还有一些农药,如乐果、氧乐果、敌敌畏、甲胺磷、倍硫磷等中毒后,在出现胆碱能危象后和出现OPIDN前,出现中间肌无力综合征。

(三) 临床表现

1. 急性中毒　潜伏期长短与接触有机磷的品种、剂量、侵入途径及人体健康状况等因素有关。经皮肤吸收中毒者潜伏期较长,可在12h内发病,但多在2~6h开始出现症状。呼吸道吸收中毒时潜伏期也短,但往往是在连续工作

下逐渐发病。通常发病越快,病情越重。急性中毒的症状体征可分下列几方面:

(1)毒蕈碱样症状:早期就可出现,主要表现为:①腺体分泌亢进,口腔、鼻、气管、支气管、消化道等处腺体及汗腺分泌亢进,出现多汗、流涎、口鼻分泌物增多及肺水肿等;②平滑肌痉挛,气管、支气管、消化道及膀胱逼尿肌痉挛,可出现呼吸困难、恶心、呕吐、腹痛、腹泻及大小便失禁等;③瞳孔缩小:因动眼神经末梢 Ach 堆积引起虹膜括约肌收缩使瞳孔缩小。重者瞳孔常小如针尖;④心血管抑制,可见心动过缓、血压偏低及心律失常。但前两者常被烟碱样作用所掩盖。

(2)烟碱样症状:可出现血压升高及心动过速,常掩盖毒蕈碱样作用下的血压偏低及心动过缓。运动神经兴奋时,表现为肌束震颤、肌肉痉挛,进而由兴奋转为抑制,出现肌无力、肌肉麻痹等。

(3)中枢神经系统症状:早期出现头晕、头痛、倦怠、乏力等,随后可出现烦躁不安、言语不清及不同程度的意识障碍,严重者可发生脑水肿,出现癫痫样抽搐、瞳孔不等大等,甚至呼吸中枢麻痹死亡。

(4)其他症状:严重者可出现许多并发症状,如中毒性肝病、急性坏死性胰腺炎、脑水肿等。一些重症患者可出现中毒性心肌损害,甚至出现扭转性室速或室颤。少数患者在中毒后胆碱能危象症状消失后,出现中间肌无力综合征,出现时间主要在中毒后第 2~7d。部分患者在急性中毒恢复后出现迟发性神经病变。

中间肌无力综合征:在急性中毒后 1~4d 左右,胆碱能危象基本消失且意识清晰,出现肌无力为主的临床表现。高频重复刺激周围神经的肌电图检查,可引出诱发电位波幅呈进行性递减。依据呼吸肌是否受累,分为轻型和重型两类。

迟发性神经病:在急性重度中毒症状消失后 2~3 周,有的病例可出现感觉、运动型周围神经病,神经 - 肌电图检查显示神经元损害。

2. 慢性中毒　多见于农药厂工人,症状一般较轻,主要有类神经症,部分出现毒蕈碱样症状,偶有肌束颤动、瞳孔变化、神经肌电图和脑电图变化。长期接触对健康的影响,虽然报道不多,但近几年已经受到关注,注意到可能对免疫系统功能、生殖功能的不良作用。

3. 致敏作用和皮肤损害　有些有机磷农药具有致敏作用,可引起支气管哮喘、过敏性皮炎等。

(四)诊断

有机磷中毒是接触有机磷引起的以胆碱酯酶活性下降,出现毒蕈碱样、烟碱样和中枢神经系统症状为主的全身性疾病。正确诊断是有机磷中毒抢救成功与否的关键,必须注意接触混配农药时其他农药中毒的识别。《职业性急性有机磷杀虫剂中毒诊断标准》(GBZ 8—2002),明确规定了有关原则和分级标准。

1. **诊断依据**　根据短时间接触大量有机磷杀虫剂的职业史,以自主神经、中枢神经和周围神经系统症状为主要临床表现,结合全血胆碱酯酶活性测定,参考作业环境的劳动卫生调查资料进行综合分析,排除其他类似疾病后,方可诊断。

2. **接触反应**　具有下列表现之一:①全血或红细胞胆碱酯酶活性在 70% 以下,尚无明显中毒的临床表现;②有轻度的毒蕈碱样自主神经症状和 / 或中枢神经系统症状,而全血胆碱酯酶活性在 70% 以上。

3. **急性中毒分级标准**依据全血胆碱酯酶活性及临床表现分为轻、中、重三级。

4. **慢性中毒**　长时间接触有机磷后出现下列情况之一,可诊断为慢性中毒:①有神经症状、轻度毒蕈碱样症状和烟碱样症状中两项,胆碱酯酶活性在 50% 以下,并在脱离接触后一周内连续 3 次检查仍在 50% 以下;②出现上述症状一项:胆碱酯酶活性在 30% 以下,并在脱离接触后一周内连续 3 次检查仍在 50% 以下。

(五) 处理原则

1. **急性中毒**

(1)清除毒物:立即使患者脱离中毒现场,脱去污染衣服,用肥皂水(忌用热水)彻底清洗污染的皮肤、头发、指甲;眼部如受污染,应迅速用清水或 2% 碳酸氢钠溶液冲洗。

(2)特效解毒药:轻度中毒者可单独给予阿托品;中度或重度中毒者,需要阿托品及胆碱酯酶复能剂(如氯解磷定、解磷定)两者并用,合并使用时,有协同作用,剂量应适当减少。敌敌畏、乐果等中毒时,使用胆碱酯酶复能剂的效果较差;治疗应以阿托品为主。注意阿托品化,但也要防止阿托品过量,甚至中毒。

(3)劳动能力鉴定:①观察对象应暂时调离有机磷作业 1~2 周,并复查全血胆碱酯酶活性,有症状者,可适当对症处理;②急性中毒治愈后三个月内不宜接触有机磷;③有迟发性神经病变者,应调离有机磷作业。

2. **慢性中毒**　应脱离接触,进行治疗。主要采取对症处理和支持疗法。

在症状、体征基本消失,血液胆碱酯酶活性恢复正常后 1~3 月后,可安排原来工作。如屡次发生或病情加重,应调离有机磷接触岗位。

(六)职业健康监护

1. 职业健康检查　就业前体检注意检查全血胆碱酯酶活性;在岗期间体检将全血胆碱酯酶活性检查列入常规,必要时进行神经 - 肌电图检查。

2. 职业禁忌证　①神经系统器质性疾病;②明显的肝、肾疾病;③明显的呼吸系统疾病;④全身性皮肤病;⑤全血胆碱酯酶活性明显低于正常者。

三、拟除虫菊酯类农药

拟除虫菊酯类农药是人工合成的结构上类似天然除虫菊素的一类农药,其分子由菊酸和醇两部分组成。常用的拟除虫菊酯类农药包括溴氰菊酯(敌杀死)、氰戊菊酯(速灭杀丁)等。

(一)理化性质

拟除虫菊酯类农药大多数为黏稠状液体,呈黄色或黄褐色,少数为白色结晶如溴氰菊酯。一般配成乳油制剂使用,多数品种难溶于水,易溶于甲苯、二甲苯及丙酮中。大多不易挥发,在酸性条件下稳定,遇碱易分解。用于杀虫的拟除虫菊酯类农药多为含氰基的化合物(Ⅱ型),用于卫生杀虫剂则多不含氰基(Ⅰ型),常配制成气雾或电烤杀蚊剂。

(二)毒理

拟除虫菊酯类农药多为中等毒性(Ⅱ型)和低毒类(Ⅰ型),可经呼吸道、皮肤及消化道吸收,在人体内的半衰期约为 6h,具有神经毒性和生殖毒性。

(三)临床表现

1. 急性中毒　职业性中毒多为经皮肤吸收和经呼吸道吸收引起,症状一般较轻,表现为皮肤黏膜刺激症状和一些全身症状。①首发症状在接触 4~6h 出现,多为面部皮肤灼痒感或头昏,如污染眼内者可立即引起眼痛、畏光、流泪、眼睑红肿及球结合膜充血水肿;②全身状最迟 24h 后出现;③中毒者约半数出现面部异常感觉,自述为烧灼感、针刺感或发麻、蚁走感,常于出汗或热水洗脸后加重,停止接触数小时或十余小时后即可消失;④少数患者出现低热,瞳孔一般正常,个别皮肤出现红色丘疹伴痒感;⑤轻度中毒者全身症状为头痛、头晕、乏力、恶心、呕吐、食欲减退、精神萎靡或肌束震颤,部分患者口腔分泌物增多,多于 1 周内恢复;⑥如中毒程度重(如大量口服),则很快出现症状,主要为上腹部灼痛、恶心或呕吐等;⑦此外,尚可有胸闷、肢端发麻、心慌及视物模糊、多汗等症状;⑧部分中毒患者四肢大块肌肉出现粗大的肌束震颤;⑨严重者出现意识模糊或昏迷,常有频繁的阵发性抽搐,抽搐时上肢屈曲痉挛、下肢挺直、角弓反张、意识丧失,各种镇静解痉剂疗效常不满意;⑩重症患者还可出现肺水肿。

拟除虫菊酯类与有机磷类二元混配农药中毒时,临床表现具有有机磷中毒和拟除虫菊酯农药中毒的双重特点,以有机磷中毒特征为主。因两者有增毒作用,通常症状更严重。

2. 变态反应 溴氰菊酯可以引起类枯草热症状,也可诱发过敏性哮喘。

(四) 诊断

根据短期内密切接触较大量拟除虫菊酯的历史,出现以神经系统兴奋性异常为主的临床表现,结合现场调查,进行综合分析,在排除其他有类似临床表现的疾病后可以作出诊断。尿中拟除虫菊酯原型或代谢产物可作为接触指标,具体分级参考《职业性急性拟除虫菊酯中毒诊断标准及处理原则》(GBZ 43—2002)。

(五) 处理原则

立即脱离中毒现场,有皮肤污染者应用肥皂水或清水彻底清洗。观察对象,要严密观察。迄今对本病尚无特效解毒治疗,以对症治疗及支持疗法为主。阿托品虽可减轻口腔分泌和肺水肿。但切忌剂量过大,以免引起阿托品中毒。出现抽搐者可给予抗惊厥剂。如为拟除虫菊酯类与有机磷类混配农药的急性中毒,临床表现常以有机磷中毒为主,治疗上也应先解救有机磷中毒,再辅以对症治疗。

(六) 预防

见农药概述。凡有神经系统器质性疾患、严重皮肤病或过敏性皮肤病者不宜从事接触拟除虫菊酯类农药的作业。

四、氨基甲酸酯类农药

氨基甲酸酯是继有机磷和有机氯后发展起来的一类合成农药。作为杀虫剂,具有速效、内吸、触杀、残留期短及对人畜毒性较有机磷低的优点,已被广泛用于杀灭农业及卫生害虫。常用的有呋喃丹、西维因、速灭威、涕灭威、灭多威、虫草灵等。国内以呋喃丹为主,因生态毒性问题,其安全性受到关注。

(一) 理化性质

大多数氨基甲酸酯农药为白色结晶,无特殊气味。熔点多为 50~150℃。蒸气压普遍较低,一般在 0.04~15mPa。大多数品种易溶于多种有机溶剂,难溶于水。在酸性溶液中相对稳定、分解缓慢,遇碱易分解。温度升高时,降解速度加快。

(二) 毒理

氨基甲酸酯类农药主要通过呼吸道和胃肠道吸收,其急性毒作用机制是抑制体内的乙酰胆碱酯酶。氨基甲酸酯进入体内后大多不需经代谢转化而直接抑制胆碱酯酶,其与乙酰胆碱酯酶的结合是可逆的,疏松的复合物即可解离,释放出游离的胆碱酯酶。

(三) 临床表现

急性氨基甲酸酯类中毒的临床表现与有机磷中毒相似,一般在接触后2~4h发病,口服中毒更快。一般病情较轻,以毒蕈碱样症状为主,血液胆碱酯酶活性轻度下降。重症患者可出现肺水肿、脑水肿、昏迷及呼吸抑制等危及生命。有些品种可引起接触性皮炎,如残杀威。

(四) 诊断

参考《职业性急性氨基甲酸酯杀虫剂中毒诊断标准》(GBZ 52—2002)进行诊断分级。

(五) 处理原则

中毒患者立即脱离现场,脱去污染衣物,用肥皂水反复彻底清洗污染的衣服、头发、指甲或伤口。眼部受污染者,应迅速用清水、生理盐水冲洗。如口服要及时彻底洗胃。阿托品是治疗的首选药物。但要注意,轻度中毒不必阿托品化;重度中毒者,开始最好静脉注射阿托品,并尽快达阿托品化,但总剂量远比有机磷中毒时小。一般认为单纯氨基甲酸酯杀虫剂中毒不宜用肟类复能剂,因其可增加氨基甲酸酯的毒性,并降低阿托品疗效。

(张凤梅)

第四章
物理因素及其所致健康损害

在生产和工作环境中，除了化学因素外还存在着一些与劳动者健康密切相关的物理因素，如：高温、噪声、振动、电磁辐射、超重、失重等。与化学因素相比，物理因素具有一些明显的特点：

1. 几乎所有作业场所常见的物理因素在自然界中均有存在，且有些因素是人体生理活动或从事生产劳动所必需的，如气温、可见光等。

2. 每一种物理因素都具有特定的物理参数，如温度、振动频率与速度、电磁辐射的能量或强度等，这些参数决定了物理因素对人体是否造成危害及危害程度。

3. 作业场所中的物理因素一般来源是明确的。当产生物理因素的装置处于工作状态时，其产生的因素则可能造成健康危害，停止工作，则相应物理因素消失，不会造成健康损害。

4. 作业场所空间中物理因素多以发生装置为中心，向四周传播并会逐渐衰减，导致其强度一般是不均匀的，所以在采取防护措施时，可以考虑利用增强其衰减效果的特点。

5. 有些物理因素，如噪声、微波等，可有连续波和脉冲波两种传播形式。不同的传播形式对人体危害的程度会有较大差异。

6. 在许多情况下，物理因素对人体的损害效应与物理参数之间不呈直线的相关关系，而常表现为在某一强度范围内对人体无害，高于或低于这一范围才对人体产生不良影响，并且影响的部位和表现形式可能完全不同。例如正常气温对人体生理功能是必需的，而高温可引起中暑，低温可引起冻伤等。

7. 除了某些放射性物质进入人体可以产生内照射以外，绝大多数物理因素在脱离接触后，体内便不再残留。因此对物理因素所致损伤或疾病的治疗，不需要采用"驱除"或"排出"的方法。

8. 机体在接触物理因素后，大都会产生适应现象。可利用此适应性来保护职业人群健康,但应注意适应现象是有一定限度的。

9. 物理因素有时候工程防护技术与个人防护措施实施起来比较困难,此时需要考虑采取缩短劳动者接触时间等手段。

基于物理因素所具有的上述特点,在对工作场所中存在的物理因素进行识别、评价和控制时,充分利用其有利的方面,控制其有害的因素,使得相关物理因素处于"适宜"的范围,进而保护职业人群健康。

(杨曦伟)

第一节　不良气象条件

一、高温作业

(一) 高温生产环境中的气象条件及其特点

生产环境中的气象条件(微小气候)主要包括气温、气湿、气流和热辐射。

1. 气温　除取决于大气温度外,生产环境中的气温还受太阳辐射、生产性热源和人体散热等的影响。这些因素所产生的热能通过传导和对流加热生产环境中的空气使其升温。

2. 气湿　生产环境中的气湿以相对湿度表示。相对湿度在 80% 以上称为高气湿,低于 30% 称为低气湿。高气湿多见于纺织、印染、造纸、制革、缫丝、屠宰和潮湿的矿井、隧道等作业;低气湿常见于冬季高温车间中的作业。

3. 气流　除受自然界风力的影响外,生产环境中的气流主要与厂房中的热源有关。热源加热空气而使其上升,室外的冷空气从门窗空隙或通风处进入室内,形成空气对流。

4. 热辐射　一切温度高于绝对零度的物体都能产生热辐射,温度愈高,辐射出的总能量就愈大。太阳光照射、生产环境中各种熔炉、燃烧的火焰和熔化的金属等热源均能产生大量热辐射。

生产环境中的气象条件不仅受厂房建筑、通风设备、工艺过程和热源情况的影响,而且与地理位置、自然季节和昼夜时间有关。因此,在不同地区和不同季节,生产环境的气象条件差异很大,同一工作场所在一天内的不同时间和同一工作地点的不同高度,气象条件也会有显著的变动和差异。由于各种气象条件都可影响机体的生理功能,故在卫生学评价和制定预防措施时要综合考虑多种因素。评价指标亦选择生产环境微小气候的综合评价指标,如 WBGT 指数,即湿球黑球温度。WBGT 指数是综合评价人体接触作业环境热负荷的一个基本参量,单位为℃。WBGT 指数是由湿球、黑球、干球温度测定值加权相加构成的,综合考虑了空气温度、湿度、气流和热辐射等因素。

(二) 高温作业的类型与职业接触

高温作业是指有高气温、或有强烈的热辐射、或伴有高气湿相结合的异常气象条件、WBGT 指数超过规定限值的作业。高温作业按其气象条件的特点可分为下列三种基本类型。

1. 高温、强热辐射作业　生产场所的气象特点是气温高、热辐射强度大,而相对湿度较低,形成干热环境。如冶金工业的炼焦、炼铁、轧钢等车间;机械制造工业的铸造、锻造、热处理等车间;陶瓷、玻璃、搪瓷、砖瓦等工业的炉窑车间;火力发电厂和轮船的锅炉间等。这些作业场所一般具有不同的热源,如:冶炼炉、加热炉、窑炉、锅炉、被加热的物体(铁水、钢水、钢锭)等,能通过传导、对流、辐射向外散热,使气温更高。

2. 高温、高湿作业　其气象特点是高气温、高气湿,而热辐射强度不大。如印染、缫丝、造纸等工业生产中液体加热或蒸煮时,车间气温可达 35℃ 以上,相对湿度常达 90% 以上;潮湿的深矿井内气温可达 30℃ 以上,相对湿度达95% 以上。如通风不良就容易形成高温、高湿和低气流的不良气象条件,即湿热环境。

3. 夏季露天作业　夏季农田劳动、建筑、搬运等露天作业,除受太阳直接辐射作用外,还受到加热的地面和周围物体二次辐射源的附加热作用。露天作业热辐射往往持续时间较长,且头部受阳光直接照射,加之中午前后气温较高,形成高温与热辐射的联合暴露。

(三) 高温作业对机体生理功能的影响

高温作业时,人体可出现一系列生理功能改变,主要涉及体温调节、水盐代谢、循环系统、消化系统、神经系统、泌尿系统等方面的适应性变化。

1. 体温调节　在高温环境劳动时,人的体温调节主要受气象条件(气温和热辐射)和劳动强度的共同影响。气温以对流作用经血液循环使全身加热,而热辐射则直接加热机体深部组织,同时随着劳动强度的增加和劳动时间的延长,代谢产热不断增加。当中心血液温度增高时,下丘脑体温调节中枢启动调节机制,导致皮肤血管扩张,皮肤出汗,热在皮肤经对流和汗液蒸发散去,维持正常体温。若环境温度高于皮肤温度(皮肤温度平均为 35℃),再加湿度高,对流和蒸发散热受阻,机体会蓄热,体温可能上移并稳定,如中心体温达 38℃,此时机体处于高度的热应激状态。继续蓄热致过量,超过体温调节能力,可能发生中暑。

2. 水盐代谢　环境温度愈高,劳动强度愈大,人体出汗则愈多。一般高温工人一个工作日出汗量可达 3 000~4 000g,经汗排出的盐达 20~25g,故大量出汗可致水盐代谢障碍。

3. 循环系统　高温环境下从事体力劳动时,心脏要向皮肤血供血散热,又要向工作肌供血活动,还要维持血压,同时因出汗及体液向肌肉转移使得有效血容量减少,这种供需矛盾致使循环系统处于高度应激状态。如已达最高心率,蓄热又不断增加,机体无法维持血压和肌肉灌流,可能导致热衰竭。

4. 消化系统　高温作业时,消化系统血液减少,导致消化液分泌减弱,消化酶活性和胃液酸度(游离酸与总酸)降低,胃肠道的收缩和蠕动减弱,吸收和排空速度减慢,引起食欲减退和消化不良,胃肠道疾患增多。

5. 神经系统　高温作业可使中枢神经系统出现抑制,肌肉工作能力低下,机体产热减少以缓解热负荷压力。同时注意力、肌肉工作能力、动作的准确性与协调性及反应速度降低,可导致工作效率的降低,且易引发工伤事故。

6. 泌尿系统　高温作业时,大量水分经汗腺排出,经肾脏排出的尿液大量减少。如不及时补充水分会加重肾脏负担,可致肾功能不全,尿中出现蛋白、红细胞、管型等。

7. 热适应　热适应是指人在热环境工作一段时间后对热负荷产生适应的现象。一般在高温环境劳动数周时间,机体可产生热适应。热适应后各个系统的功能更有利于降低产热、增加散热,从事同等强度的劳动,汗量增加,可增加 30% 甚至 1 倍,汗液中无机盐含量减少 1/10,皮肤温度和中心体温先后降低,心率明显下降。

(四) 高温作业所致的职业病——中暑

中暑(heat stroke)是在高温作业环境下,由于热平衡和 / 或水盐代谢紊乱而引起的以中枢神经系统和 / 或心血管系统障碍为主要表现的急性疾病。

1. 致病因素　环境温度过高、湿度大、风速小、劳动强度过大、劳动时间过长是中暑的主要致病因素。过度疲劳、未热适应、睡眠不足、年老、体弱、肥胖都易诱发中暑。

2. 发病机制与临床表现 中暑按发病机制可分为三种类型：热射病（含日射病）、热痉挛和热衰竭，其发病机制及临床表现特点见表4-1。在这三种类型的中暑，热射病最为严重，即便迅速救治，仍有 20%~40% 的患者死亡。

表 4-1 中暑的发病机制及其临床表现特点

类型	机制	特点
热射病（含日射病）	人体在热环境下，散热途径受阻，体温调节失调	在高温环境中突然发病，体温高达40℃以上，疾病早期大量出汗，继之"无汗"，可伴有皮肤干热及不同程度的意识障碍等
热痉挛	由于大量出汗，体内钠、钾过量丢失所致	明显的肌肉痉挛，伴有收缩痛。好发于活动较多的四肢肌肉及腹肌等，尤以腓肠肌为最。常呈对称性，时而发作，时而缓解。患者意识清，体温一般正常
热衰竭	在高温、高湿环境下，皮肤血流的增加不伴有内脏血管收缩或血容量的相应增加，因此不能足够的代偿，致脑部暂时供血减小而晕厥	起病迅速，主要临床表现为头昏、头痛、多汗、口渴、恶心、呕吐，继而皮肤湿冷、血压下降、心律紊乱、轻度脱水，体温稍高或正常

3. 中暑的诊断 根据高温作业的职业史，出现以体温升高、肌痉挛、晕厥低血压、少尿、意识障碍为主的临床表现，结合辅助检查结果，参考工作场所职业卫生学调查资料，综合分析，排除其他原因引起类似的疾病，依据我国现行的《职业性中暑的诊断》（GBZ 41—2019）可诊断。

4. 中暑的处理原则

（1）治疗原则：脱离高温作业环境，体温高者迅速降低体温，依据发病机制和临床症状进行对症治疗。

（2）其他处理：如需劳动能力鉴定，按 GB/T 16180—2014 处理。

（五）高温作业职业接触限值

目前我国制定了以 WBGT 指数为主体的高温作业职业接触限值：接触时间率 100%，体力劳动强度为Ⅳ级，WBGT 指数限值为 25℃；劳动强度分级每下降一级，WBGT 指数限值增加 1~2℃；接触时间率每减少 25%，WBGT 限值指数增加 1~2℃，具体见表 4-2，本地区室外通风设计温度 ≥ 30℃的地区，表中所规定的 WBGT 指数相应增加 1℃。

表 4-2　工作场所不同体力劳动强度 WBGT 限值 /℃

接触时间率	体力劳动强度			
	Ⅰ	Ⅱ	Ⅲ	Ⅳ
100%	30	28	26	25
75%	31	29	28	26
50%	32	30	29	28
25%	33	32	31	30

注:体力劳动强度分级参见相应标准。

(六) 防暑降温措施

按照高温作业卫生标准、采取一系列综合防暑降温措施是预防与控制热致疾病与热损伤的必要途径。多年来,我国总结了一套综合性防暑降温措施,对保护高温作业工人的健康起到积极作用。

1. 技术措施

(1)合理设计工艺流程:合理设计工艺流程,改进生产设备和操作方法是改善高温作业劳动条件的根本措施。存在生产性热源的用人单位应积极采取先进生产工艺,控制热源散热,减少操作热源接触高温,如钢水连铸、轧钢、铸造、搪瓷等的生产自动化,可使工人远离热源,同时减轻劳动强度;热源应尽量布置在车间外面;采用热压为主的自然通风时,热源应尽量布置在天窗的下方;采用穿堂风为主的自然通风时,热源应尽量布置在夏季主导风向的下风侧;热源布置应便于采用各种有效的隔热及降温措施。

(2)隔热:根据工艺、供水和室内微小气候等条件可采用有效的隔热措施,如水幕、隔热水箱或隔热屏等。工作人员经常停留或靠近的高温地面或高温壁板,其表面平均温度不应 >40℃,瞬间最高温度也不宜 >60℃。可以利用水或导热系数小的材料进行隔热,尤以水的隔热效果最好。

(3)通风降温:通风措施是控制热危害最主要的技术手段。

1)以自然通风为主的厂房:①应根据夏季主导风向设计高温作业厂房的朝向,使厂房能形成穿堂风或能增加自然通风的风压;②应将工作地点尽量布置在热源的上风侧;③厂房平面布置呈 L 型、Ⅱ 型或 Ⅲ 型的,其开口部分宜位于夏季主导风向的迎风面;④厂房宜设有避风的天窗,天窗和侧窗宜便于开关和清扫;⑤夏季自然通风用的进气窗的下端距地面不宜 >1.2m,以便空气直接吹向工作地点;⑥厂房应有足够的进、排风面积。

2)产生大量热、湿气厂房:厂房宜采用单层建筑。单层厂房的附属建筑物占用该厂房外墙的长度不得超过外墙全长的30%,且不宜设在厂房的迎风面。当厂房是多层建筑物时,放散热的生产过程宜布置在建筑物的高层。

3)存在强度大、数量多的热源的厂房:机械通风是常用的技术手段。在自然通风不能满足降温的需要或生产上要求车间内保持一定的温湿度时,可采用机械通风,可设置局部送风或空调设施:①局部送风风向应避免将送风风流经过热源吹向人体,送到作业场所的风速,应以吹至人体有爽快感为宜,气流达到工作地点的风速一般不带水雾的气流风速,劳动强度Ⅰ级的应控制在 2~3m/s,Ⅱ级的控制在 3~5m/s,Ⅲ级的控制在 4~6m/s,带有水雾的气流风速为 3~5m/s,雾滴直径适当;②采用冷风机组或空气调节机组降温,室温一般控制在 24~28℃,同时还要注意不同湿度条件下的空气温度的要求。

4)工间休息室:高温作业车间应设有工间休息室。休息室应远离热源,采取通风、降温、隔热等措施,使温度≤ 30℃;设有空气调节的休息室室内气温应保持在 24~28℃。对于可以脱离高温作业点的,可设观察(休息)室。

5)日最高气温≥ 35℃的作业地点:应采取局部降温和综合防暑措施,并应减少高温作业时间。

2. 保健措施

(1)供给饮料和补充营养:高温作业工人应及时补充出汗丢失的水分和盐分。补充水分和盐分的最好办法是供给含盐饮料。饮水方式以少量多次为宜;饮料不宜含酒精或大量糖,温度以 15~20℃为佳,不宜饮冰水;补水的同时注意补盐,含盐饮料最佳,含盐量以 0.1%~0.2% 为宜。在高温环境劳动时,总热能供应增加 10%,蛋白质占总热量的 14%~15% 为宜,适量补充水溶性维生素和钙等。

(2)个人防护:用人单位应根据不同高温作业工种、岗位有针对性地为从事高温作业人员配备合格、有效、符合国家标准的个体防护用品。高温作业工人的工作服,应以耐热、导热系数小而透气性能好的织物制成,如白帆布或铝箔制的工作服。工作服宜宽大又不妨碍操作。同时按不同作业的需要,供给工作帽、防护眼镜、面罩、手套、鞋盖、护腿等个人防护用品。特殊高温作业工人,如炉衬热修、清理钢包等工种,须佩戴隔热面罩和穿着隔热、阻燃、通风的防热服,如喷涂金属(铜、银)的隔热面罩、铝膜隔热服等以防强热辐射作用。应加强个人防护用品使用的管理,建立发放台账,设置个人防护用品存放设施。

(3)加强医疗预防工作:用人单位对从事高温作业人员应建立职业健康检查制度。对高温作业工人应进行上岗前和每年入暑前职业健康检查。凡有未控制的高血压、甲状腺功能亢进症、糖尿病、慢性肾炎、全身瘢痕面积 ≥ 20%以上以及癫痫者,均不宜从事高温作业。用人单位应建立高温作业防护培训制度,高温作业人员应接受上岗前培训。

3. 组织措施　关键在于加强领导,改善管理,严格遵照国家有关高温作业卫生标准做好防暑降温工作。根据地区气候特点,适当调整夏季高温作业劳动和休息制度,尽可能利用凉爽时间进行高温作业;在高温季节新从事高温作业的人员,正式上岗前需要经过热习服;尽量缩短作业人员连续接触高温时间,增加工间休息次数或轮班次数;设备大修或检修应尽量避开高温季节。休息室或休息凉棚应尽可能设置在远离热源处,必须有足够的降温设施和饮料。大型厂矿可专门设立具有空气调节系统的工人休息公寓,保证高温作业工人在夏季有充分的睡眠与休息。

二、低温作业

(一)低温作业及其分级

低温作业是指生产劳动过程中,工作地点平均气温 ≤ 5℃ 的作业。按照工作地点的温度和低温作业时间率,可将低温作业分为 4 级(表4-3),级数越高冷强度越大。

表4-3　低温作业分级

低温作业时间率	温度范围 /℃					
	0~ ≤ 5	–5~<0	–10~<–5	–15~<–10	–20~<–15	<–20
≤ 25	I	I	I	II	II	III
>25~50	I	I	II	II	III	III
>50~75	I	II	II	III	III	IV
>75	II	II	III	III	IV	IV

注:凡低温作业地点空气相对湿度平均 ≥ 80% 时,可在本分级标准基础上提高一级。

低温作业除了温度之外,还受到作业环境中湿度的影响。在测定温度的同时,还须对作业环境中的相对湿度进行测量。

(二) 职业接触

低温作业主要包括寒冷季节从事室外或室内因条件限制或其他原因而无采暖设备的作业以及工作场所有冷源装置的作业,如林业、渔业、农业、矿业、建筑施工、护路、电力输变电线路施工与维护、通讯、运输、环卫、警务、投递、装卸、地质勘探、野外考察、室外制造业、江河与水库的水上水下作业、水厂的水管爆裂抢修作业、海面的水上及水下作业以及冷库、酿造业的地窖作业等。这些作业人员在接触低于0℃的环境或介质(如制冷剂、液态气体等)时,均有发生冻伤的可能。

(三) 低温作业对机体的影响

在低温环境中,由于机体散热加快,可引起身体各系统一系列生理变化,重者可造成局部性或全身性损伤,如冻伤或冻僵,甚至引起死亡。低温对人体的影响较为复杂,涉及低温的强弱程度、作用时间及方式。突然进入低温环境或机体受到暴寒的作业人员,与长时间在低温环境中并逐渐适应的作业人员,其应激程度不同。此外,机体本身的生理状况、作业的性质与条件以及对低温的耐受能力等也有较大差异,因而对营养的需求也就不同。长期从事低温作业可对人的体温调节、中枢神经系统、心血管系统等产生危害,引起一些职业相关性疾病。

(四) 体温过低与冻伤

一般将中心体温35℃或以下称为体温过低。体温35℃时,寒战达到最大限度,体温再下降,寒战则停止,且逐渐出现一系列临床症状和体征(表4-4)。在寒冷环境中,大量血液由外周流向内脏器官,中心和外周之间形成很大的温度梯度,所以中心体温尚未过低时,可出现四肢或面部的局部冻伤。冻伤即冻结性冷伤是接触严寒环境或介质(制冷剂、液态气体等)导致身体局部组织温度低于组织冻结温度(-3.6~-2.5℃,亦称生物冰点),局部组织经冻结和融化过程而导致的损伤,其特点是组织细胞发生冻结。职业性冻伤的诊断和处理依据我国现行的《职业性冻伤的诊断》(GBZ 278—2016)。

表4-4 体温过低的临床表现

中心体温/℃	临床表现
37.6	正常的直肠温度
36.0	代谢率增加以补偿机体的散热
35.0	寒战达到最大限度
34.0	患者依然清醒,有反应,血压正常
33.0	属于严重的体温过低
31.0~32.0	知觉变得不清楚,难测到血压,瞳孔散大但对光反射存在,寒战停止
29.0~30.0	进一步丧失知觉,肌肉变得更僵硬,难测到脉搏和血压,呼吸速率减慢
28.0	可由于心肌应激性增强而导致心室纤颤
27.0	随意动作停止,瞳孔对光反应消失,肌肉强直,浅表反射缺失
26.0	患者很少清醒
25.0	可自发地出现心室纤颤
24.0	肺水肿
21.0~22.0	极易出现心室纤颤
20.0	心搏和呼吸停止
18.0	可恢复性甚小

(五)防寒保暖措施

1. 做好防寒和保暖工作 应按《工业企业设计卫生标准》(GBZ 1—2010)和《工业建筑供暖通风和空气调节设计规范》(GBZ 50019—2015)的规定,提供采暖设备,使作业地点保持合适的温度。

2. 注意个人防护 低温作业人员的御寒服装其面料应具有导热性小,吸湿和透气性强的特性。在潮湿环境下劳动,应发给橡胶工作服、围裙、长靴等防湿用品。工作时若衣服浸湿,应及时更换并烘干。教育、告知工人体温过低的危险性和预防措施:肢端疼痛和寒战(提示体温可能降至35℃)是低温的危险信号,当寒战十分明显时,应终止作业;劳动强度不可过高,防止过度出汗;禁止饮酒,酒精除影响注意和判断力外,还会使血管扩张,减少寒战,从而增加身体散热而诱发体温过低。

3. 增强耐寒体质 人体皮肤在长期和反复寒冷作用下,御寒能力增强而适应寒冷。故经常冷水洗浴、冷水擦身或较短时间的寒冷刺激结合体育锻炼,均可提高对寒冷的适应。此外,适当增加富含脂肪,蛋白质和维生素的食物。

三、高气压

（一）高气压作业

1. 潜水作业　水下施工、深水养殖、打捞沉船或海底救护、水下考古等均需潜水作业。潜水员在水下工作,需穿特制潜水服,其压力等于从水面到潜水员作业点的绝对压。潜水员下潜和上升到水面时,需要不断调节压缩空气的阀门。对于在特殊情况下所进行的无特制潜水服保护的深潜作业,更应关注其带来的健康问题。

2. 潜函作业　潜函是一种下方敞口的水下施工设备,沉入水下时需通入等于或略高于水下压力的高压空气,以保证水不至于进入潜函内,在潜函内即为高气压环境。如水底施工如建桥墩、坝基等,海底矿产资源的勘探与开发可能涉及潜函作业。

3. 其他　临床上的加压治疗舱和高压氧舱、气象学上高气压科学研究舱的作业等。

（二）减压病

减压病是由于高气压环境作业后减压不当,体内原已溶解的气体超过了过饱和极限,在血管内外及组织中形成气泡所致血液循环障碍和组织损伤的全身性疾病。在减压后短时间内或减压过程中发病者为急性减压病;缓慢演变的缺血性骨或骨关节损害称为减压性骨坏死,主要病变发生于股骨、肱骨和胫骨及其骨关节。

1. 发病机制　在高气压下,空气各成分在人体内溶解的量相应增加尤其 N_2 单纯以物理溶解状态溶于体液组织中。正确执行减压操作规程,分段逐渐脱离高气压环境,则体内溶解的氮气可由组织中缓慢释放经肺泡逐渐呼出,不会引起不良影响。若减压过速或发生意外事故,体内溶解的 N_2 会在短时间内迅速变成气泡,游离于组织和血液中形成压迫和气体栓塞,引起相应的一系列症状,导致血液循环障碍和组织损伤的全身性疾病。

2. 临床表现

（1）急性减压病:大多数在数小时内发病,一般减压愈快,症状出现愈早,病情也愈重。

1）皮肤:较早较多的症状为奇痒,搔之如隔靴搔痒,并有灼热感,蚁走感和出汗。皮肤可见发绀,呈大理石样斑纹,可发生浮肿或皮下气肿。

2）肌肉、关节、骨骼系统:关节痛为减压病常见症状,约占病例数的90%。

轻者出现酸痛,重者可呈跳动样、针刺样、撕裂样剧痛,迫使患者关节呈半屈曲状态,称"屈肢症"。

3)神经系统:大多发生在供血差的脊髓,可产生截瘫、四肢感觉和运动功能障碍及直肠、膀胱功能麻痹等。若脑部受累,可发生头痛、感觉异常、运动失调、偏瘫。视觉和听觉系统受累,可产生眼球震颤、复视、失明、听力减退及内耳眩晕综合征等。

4)循环呼吸系统:血液循环中有大量气泡栓塞时,可引起心血管功能障碍;淋巴系统受累,可产生局部浮肿。若有大量气泡在肺小动脉和毛细血管内,可引起肺梗塞、肺水肿等。

5)其他:若大网膜、肠系膜和胃血管中有气泡栓塞时,可引起腹痛、恶心和呕吐等。

(2)减压性骨坏死:是骨质内长期隐伏气泡所致的远期后果,好发于股骨和肱骨上端。减压性骨坏死的病因与机制主要是由于骨骺血管内氮气积聚,产生局部缺血。

3. 诊断 依据我国现行的《职业性减压病的诊断》(GBZ 24—2017)进行。

(1)急性减压病:高气压环境作业减压结束后 36h 内,出现因体内游离气泡所致的皮肤、骨关节及神经系统、循环系统和呼吸系统等临床表现,结合工作场所职业卫生学调查资料,综合分析,排除其他原因所引起的类似疾病,方可诊断。分为轻度、中度、重度三级。

(2)减压性骨坏死:有高气压环境作业史,影像学检查[X 线或电子计算机断层扫描(CT)或磁共振成像(MRI)]见到主要发生于肱骨、股骨和/或胫骨或骨关节坏死表现,结合职业卫生学调查资料,综合分析,排除骨岛等正常变异和其他骨病后,方可诊断。分为壹期(早期,无关节塌陷)、贰期(中期,关节塌陷前期)、叁期(晚期,关节塌陷期)。

4. 处理

(1)治疗原则:①急性减压病,必须尽快进行加压治疗,并按照临床表现及时给予综合性的辅助治疗;②减压性骨坏死,根据具体情况,可进行加压治疗、高压氧及其他综合疗法。

(2)其他处理:①急性减压病,急性减压病治愈后休息 3~7d。休息期满后经潜水医学专科医师检查,合格者才允许参加高气压作业。对反复发病或神经系统有严重病变者调离高气压作业;②减压性骨坏死,确诊为壹期减压性骨

坏死的潜水员只能进行 20m 以内的潜水,沉箱工和隧道工只能参加 0.2MPa
(2 个附加压)以下的高气压作业,并严格遵守操作规程。确诊为贰期和叁期减
压性骨坏死患者应调离潜水、高气压作业岗位;③如需进行劳动能力鉴定,按
照 GB/T 16180—2014 处理。

5. 预防措施

1)技术革新:建桥墩时,采取管柱钻孔法代替沉箱,使工人可在水面上工
作而不必进入高压环境。

2)遵守安全操作规程:暴露异常气压后,须遵守安全减压时间表逐步返回
正常气压状态,目前多采用阶段减压法。

3)对作业工人开展安全卫生教育工作。

4)保健措施:加强营养,工作时注意防寒保暖,做好上岗前全面的体格检
查排除职业禁忌证者,在岗期间开展定期职业健康检查及时发现早期损害,按
照职业健康监护技术规范要求、职业潜水员体格检查要求(GBZ 188—2014 和
GB 20827—2007)开展职业健康检查。

四、低气压

低气压环境是指高山、高原和高空环境。通常高山与高原是指海拔在
3 000m 以上环境。当海拔 3 000m 时,气压为 70.66kPa,氧分压为 14.67kPa;而
当海拔达到 8 000m 时,气压降至 35.99kPa,氧分压仅为 7.47kPa,此时肺泡气
氧分压和动脉血氧饱和度仅为前者的一半。

(一) 低气压作业

1. 高原与高山作业　医学意义上的高原与高山系指海拔在 3 000m 以上
的地区,在《职业性高原病诊断标准》(GBZ 92—2008)中将发生高原病的海拔
高度确定为 2 500m,因此在海拔 2 500m 以上的地区作业均属于低气压环境下
的作业。

2. 航空与航天作业　大型飞机与载人航天器有密封舱,正常运行时
仓内为常压环境,但在压力系统或密封系统出故障时乘员即会遭遇低气压
环境。

3. 低压舱工作　模拟低压低氧环境的大型实验设备,主要用于低气压低
氧环境研究,也可以用于低压低氧预适应训练。

(二) 低气压对机体的影响

低气压对机体健康影响与诸多因素有关,包括上升速度、到达高度和个体

易感性(如:有无高原病史、有无高原生活经历、劳累程度、年龄、疾病状态,特别是呼吸道感染)等。在高原地区,大气氧分压与肺泡气氧分压之差随高度的增加而缩小,直接影响肺泡气体交换、血液携氧和结合氧在组织内释放的速度,使机体供氧不足而缺氧。初期大多数人肺通气量增加,心率增加。部分人血压升高,并见血浆和尿中儿茶酚胺水平增高;由于肺泡低氧引起肺小动脉和微动脉的收缩,造成肺动脉高压,且随海拔升高而增高,而使右心室肥大。红细胞和血红蛋白随海拔升高而增多。轻度缺氧可使神经系统兴奋性增高,反射增强;但海拔继续升高,反应性则逐步下降。

在高海拔低氧环境下,人体为保持正常活动和进行作业,在细胞、组织和器官首先发生功能性的适应,逐渐过渡到稳定的适应称为高原习服,这一过程约需1~3个月。适应后,心输出量增加,大部分人血压正常。

(三) 低气压作业相关的职业危害

低气压作业引起的职业病主要包括高原病、航空病。在高海拔低氧环境下从事职业活动所致的一类疾病称为职业性高原病(high altitude disease),是低气压作业导致的主要疾病。高原低气压性缺氧是导致该病的主要病因,机体缺氧引起的功能失代偿和靶器官受损是病变的基础。职业性航空病是指由于航空飞行环境中的气压变化,所引起的航空性中耳炎、航空性鼻窦炎、变压性眩晕、高空减压病、肺气压伤5种疾病。

1. **职业性高原病**

(1)分类:依据《职业性高原病诊断标准》(GBZ 92—2008)分为急性高原病和慢性高原病两大类。

1)急性高原病:①急性高原反应,是最常见的急性高原病,指由低海拔地区进入发病临界高度或从高海拔地区进入更高的高原后,机体在短时间内发生的一系列急性缺氧表现;②高原性肺水肿,无高原生活经历者快速进入海拔3 000m以上地区易发生高原性肺水肿。一般冬春季发病较多,快速进入高原者、劳动强度大者发病率高,而且随海拔高度增加发病率增高。近期进入海拔3 000m以上高原地区,出现典型肺水肿的临床表现并排除肺炎即可作出诊断;③高原性脑水肿,是高原低气压性缺氧导致脑组织含水量增多所引起的脑体积增大和重量增加,是急性高原病的危重类型。一般多发生于急速进抵海拔4 000m以上高原、未经习服的登山者或初次进入高原者,发病率低,但病死率高。患者临床突出表现是意识障碍,症状呈进行性发展,严重的可以出现昏迷。

2)慢性高原病:慢性高原病是指长期生活在2 500m以上地区的世居者或移居者失去了对高海拔低氧环境的适应而导致的临床综合征,包括:①高原红细胞增多症,在海拔2 500m以上高原发病,病程呈慢性经过;②高原性心脏病,由慢性低压低氧引起肺组织结构和功能异常,产生肺血管阻力增加,肺动脉压力增高,使右心扩张、肥大,伴或不伴右心衰竭的心脏病。依据现行《职业性高原病诊断标准》(GBZ 92—2008)即可诊断。

(2)处理原则

1)急性高原病:总体原则:①静卧休息并就地给予对症治疗;②大流量给氧或高压氧,并给予糖皮质激素、钙通道拮抗剂、抗氧化剂等治疗。严重者需及时转往低海拔地区。

2)慢性高原病:符合"高原转低条件"的从业人员,应转移至低海拔地区观察治疗;确诊为"慢性高原病"者,不应再返回高海拔地区工作;需要进行劳动能力鉴定,按GB/T 16180—2014处理。

(3)预防

1)习服:①适应性锻炼,无高原生活经历的人进入高原环境时应尽可能逐步进入,先在海拔相对较低的区域进行一定的体力锻炼,以增强人体对缺氧的耐受能力。初入高原者应适当减少体力活动,以后视适应情况逐渐增加活动量;②适当控制登高速度与高度,登山时应坚持阶梯式升高的原则,视个人适应情况控制登高速度与高度;③营养与药物,高糖、低脂、充足的新鲜蔬菜水果及适量蛋白的饮食有助于人体适应高原环境。丹参滴丸、乙酰唑胺、红景天等药物可改善人体高原缺氧症状;④预缺氧适应,通过早期开展缺氧训练,促进机体低氧环境习服,可显著增加机体的抗缺氧能力,降低急性高原病的发病率。

2)减少氧耗,避免机体抵抗力下降:过重过久的体力活动、寒冷、感染、吸烟和饮酒均为高原病的诱因。因此,降低体力劳动强度、保暖、防止上呼吸道感染、节制烟酒可有效预防急性高原病的发生。

3)增加氧供,提高劳动能力:提高室内氧分压或间歇式吸氧可显著改善体力与睡眠。

4)上岗前、在岗前职业健康检查注意发现职业禁忌证:凡有中枢神经系统器质性疾病、器质性心脏病、2级及以上高血压或低血压、慢性阻塞性肺病、慢性间质性肺病、伴肺功能损害的疾病、贫血及红细胞增多症者等不宜进入高原地区作业。

2. 职业性航空病

1）诊断原则：依据确切的航空飞行等气压变化暴露史,具有相应的临床表现及辅助检查结果,结合职业卫生学调查资料,进行综合分析,排除其他原因所致的类似疾病后,依据《职业性航空病诊断标准》(GBZ 93—2010)可作出诊断。

2）诊断分级：①航空性中耳炎,在飞行下降等气压变化过程中,出现耳压痛等症状,依据鼓膜及纯音测听、声导抗检查结果等可作出轻度、中度及重度的分级诊断;②航空性鼻窦炎,在飞行下降等气压变化过程中出现鼻窦区疼痛等症状,依据低压舱检查前后的鼻窦影像学对比发现,可作出轻度及重度分级诊断;③变压性眩晕,在飞行上升等气压变化过程中出现眩晕等症状,依据低压舱检查前后,前庭功能眼震电图和纯音测试的对比检查,可作出轻度及重度分级诊断;④高空减压病,在高空暴露后出现特征性症状和体征,依据临床和实验室检查等,可作出分轻度、中度及重度分级诊断;⑤肺气压伤,在飞行等情况下发生意外迅速减压后,出现呼吸道症状,依据临床检查和影像学资料可作出轻度及重度分级诊断。

3）处理原则：①航空性中耳炎,基本治疗措施是平衡中耳内外气压。当出现急性气压损伤时,临时停飞,经治疗耳气压功能恢复正常再参加飞行。患航空性中耳炎反复治疗无效者,终止飞行。②航空性鼻窦炎,积极治疗原发病,鼻窦通气引流,抗感染治疗等。当出现急性气压损伤时,临时停飞,经治疗鼻窦气压功能恢复正常再参加飞行。患航空性鼻窦炎反复治疗无效者,终止飞行;③变压性眩晕,积极治疗原发于鼻咽的疾病,耳和鼻部理疗,给予对症治疗。出现变压性眩晕时,应临时停飞,经检查执教后,低压舱模拟飞行不再诱发眩晕者在参加飞行,经治疗不能消除症状者,应终止飞行。④高空减压病,发生高空减压病后,立即下降高度,并尽快返回地面,并根据病情轻重行吸氧、加压氧舱以及对症治疗等。发生高空减压病,经治疗症状消失者,在恢复一般性工作至少48h以后,才可恢复飞行或体育活动;重度高空减压病治疗后有后遗症,或低气压暴露反复出现高空减压病者,应终止飞行。⑤肺气压伤,迅速减压后,立即下降高度,并尽快返回地面;根据不同病情给予对症治疗及相应处理。肺气压伤治愈后肺功能正常者,可恢复飞行;遗留肺功能障碍者,应终止飞行。

4）预防：①通过低压舱上升高空耐力检查及时发现高空减压病的易感人员;②登机前积极采取防晕机措施;③飞机起飞、降落、上升、下降、转弯及颠簸等飞行姿态变化以及穿越云层光线明暗快速变化会刺激一些疾病发作,积极防旧病突发;④通过张嘴和吞咽预防航空性中耳炎。

（杨曦伟）

第二节 噪 声

噪声(noise)已成为污染人类社会环境的一大公害。在生产过程中,噪声是很常见的一种职业性有害因素。我国目前生产劳动过程中接触噪声的人数众多,涉及行业亦很广。长期暴露一定强度的噪声,会导致噪声聋。噪声聋是我国法定的职业病,亦已经成为我国常见的职业病之一。

一、基本概念

(一) 噪声

从物理学的角度上来说,各种不同频率和强度的声波无规律地杂乱组合,波形呈无规则的变化的声音称为噪声;而从卫生学角度上来说,凡是使人感到厌烦、不需要或有损健康的声音都称为噪声。

(二) 生产性噪声

生产过程中产生频率和强度没有规律,听起来使人感到厌烦的声音,称为生产性噪声或工业噪声。生产性噪声的分类方法有多种,简述如下。

1. 按照来源,生产性噪声可以分为机械性噪声、流体动力性噪声和电磁性噪声。

(1)机械性噪声:由于机械的撞击、摩擦、转动所产生的噪声,如冲压、打磨等发出的声音。

(2)流体动力性噪声:气体压力或体积的突然变化或流体流动所产生的声音,如各种风机、空气压缩机、风动工具、喷气发动机和汽轮机等,由于压力脉冲和气体排放发出的声音。

(3)电磁性噪声:由于电磁设备内部交变力相互作用而产生的声音,如电磁式振动台和振荡器、大型电动机、发电机和变压器等所发出的声音。

2. 按照噪声随时间的分布情况,生产性噪声又可分为连续声和间断声。

连续声按照随时间的变化程度又可分为稳态噪声和非稳态噪声。随着时间的变化,声级波动 <3dB(A)的噪声为稳态噪声,声级波动 ≥ 3dB(A)为非稳

态噪声。对于稳态噪声,根据频率特性,可分为低频噪声(主频率在300Hz以下)、中频噪声(主频率在300~800Hz)和高频噪声(主频率在800Hz以上)。间断噪声是指在测量过程中,声级保持在背景噪声之上的持续时间≥1s,并多次下降到背景噪声水平的噪声。

二、物理特性及其评价

(一) 声强与声强级

用能量大小表示声音的强弱称为声强。人耳所能感受的声音以1 000Hz声音为例,听阈声强和痛阈声强相差10^{12}倍。为了方便,在技术上和实践上引用了"级"的概念,即用对数来表示声强的等级,称为声强级,单位是分贝(dB)。

在实际工作中,直接测量声强技术难度较大,因此都用测量比较容易的声压来衡量声音的强弱。通常使用的声级计就是用来测量声压值的。

(二) 声压与声压级

1. 声压　声波振动而对介质(空气)产生的压力称声压。声压大音响感强,声压小音响感弱。

2. 声压级　与声强类似,从听阈声压到痛阈声压的绝对值相差10^6倍,为了计算方便,以用对数量(级)来表示其大小,即声压级(SPL),单位也用分贝(dB),并以1 000Hz纯音的听阈声压为基准声压,定为0dB,被测声压与听阈声压的比值,取对数后即为被测声压的声压级。各种环境的声压和声压级见表4-5。

表4-5　各种环境的声压级

环境	声压/Pa	声压级/dB	环境	声压/Pa	声压级/dB
刚刚听到的声音	0.000 020	0	微电机附近	0.006 300	50
静夜	0.000 063	10	普通说话	0.020 000	60
树叶落下的沙沙声	0.000 200	20	繁华街上	0.063 000	70
轻声耳语	0.000 630	30	公共汽车上	0.200 000	80
安静房间	0.002 000	40	4-72 风机附近	0.630 000	90

续表

环境	声压/Pa	声压级/dB	环境	声压/Pa	声压级/dB
纺织车间	2.000 000	100	开坯锻锤,铆钉枪	63.000 000	130
8-18型鼓风机附近	6.300 000	110	喷气飞机附近	200.000 000	140
大型球磨机	20.000 000	120	—	—	—

(三) 频谱

由单一频率发出的声音称纯音。但在日常生活和工作环境中所接触的声音绝大部分是由各种不同频率组成的声音,称作复合音。把复合音的各种频率由低到高进行排列而形成的频率连续谱称为频谱。

在实际工作中,要了解某一噪声源所发出复合音的频谱特性,往往需要详细分析它的各个成分和相应的强度,即频谱分析。一般不需要也不可能对其中每一频率成分进行具体测量和分析。通常人为地把声频范围(20~20 000Hz)划分成若干小的频段,称为频带或频程。实际工作中最常用的是倍频程。倍频程每个频段上限频率($f_上$)和下限频率($f_下$)之比为2:1,即$f_上=2f_下$。根据声学特点,每一个频段用其几何中心频率代表,噪声测量时,测量的是倍频程的中心频率。

通常是以频率为横坐标,声压级为纵坐标,把频谱分析两者的关系用图来表示,称频谱曲线或频谱图(图4-1)。根据频谱曲线主频率的分布特点,可判断噪声属于低频、高频、窄频或宽频噪声。

(四) 人对声音的主观感觉

1. 等响曲线　在实践中声强或声压等物理参量,与人耳对声音的生理感觉(响的程度)并非完全一致。声音或噪声对人体的影响与人的主观感觉有关。为了更好地评价人体对噪声的反应,根据人耳对声音的感觉特性,联系声压级和频率采用实验方法测出人耳对声音音响的主观感觉量,称为响度级,单位为昉。

响度级是经过大量严格的实验测试得出来的。利用与基准音比较的方法,可得出听阈范围各种声频的响度级,将各个频率相同响度的数值用曲线连接,即绘出各种响度的等响曲线圈,称为等响曲线,见图4-2。从等响曲线可以看出,人耳对高频声敏感,特别是2 000~5 000Hz的声音,对低频声不敏感。

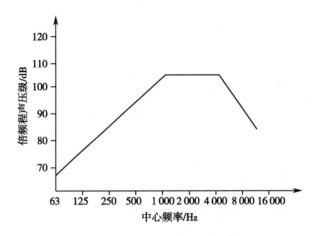

图 4-1　某电动机噪声频谱曲线

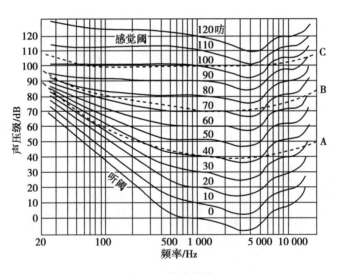

图 4-2　等响曲线

2. 声级　为了准确地评价噪声对人体的影响,在进行声音测量时,所使用的声级计必须根据人耳对声音的感觉特性设计。主要参考等响曲线,设计不同类型的滤波器。使用这些频率计权网络测得的声压级称为声级。声级不同于声压级,声级是通过滤波器经频率计权后的声压级(图 4-3)。A 计权网络则模拟人耳对 40 吩纯音的响应特点,对低频段(<50Hz)有较大幅度的衰减,对高频不衰减,这与人耳对高频敏感,对低频不敏感的感音特性相似。国际标准化组织(ISO)推荐 A 声级用作噪声卫生学评价的指标。

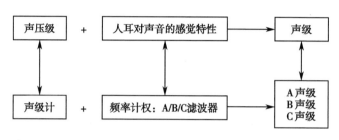

图 4-3 声级和声压级的关系

三、噪声对人体健康的影响

(一) 听觉系统

噪声引起听觉系统的损伤,一般经历由生理变化到病理改变的过程,即先出现暂时性听阈位移,暂时性听阈位移得不到有效的恢复又经历下一次接噪,经过一定时间逐渐发展成为永久性听阈位移。

1. 暂时性听阈位移 暂时性听阈位移指人接触噪声后引起听阈变化,脱离噪声环境后经过一段时间听力可以恢复到原来水平。

(1)听觉适应:短时间暴露在强烈噪声环境中,感觉声音刺耳、不适,听觉器官敏感性下降,脱离噪声接触后对外界的声音有"小"或"远"的感觉,听力检查听阈可提高 10~15dB,离开噪声环境 1min 之内可以恢复,即为听觉适应。

(2)听觉疲劳:较长时间停留在强烈噪声环境中,引起听力明显下降,听阈提高超过 15~30dB,离开噪声环境后,需要数小时甚至数十小时听力才能恢复,称为听觉疲劳。在实际工作中常以 16h 为限,即在脱离接触后到第二天上班前的间隔时间。如听力变化未能完全恢复,而继续接触噪声,可使听觉疲劳逐渐加重,长时间累积性改变便发展为永久性听阈位移。

2. 永久性听阈位移 永久性听阈位移是指噪声或其他因素如外力、药物等,引起的不能恢复到正常水平的听阈提高。永久性听阈位移具有病理变化的基础。

噪声引起的永久性听阈位移早期常表现为高频听力下降,听力曲线在

3 000~6 000Hz(多在 4 000Hz)出现 V 型下陷(图 4-4)。高频听力下降(特别是在 3 000~6 000Hz)是噪声性听力损失的早期特征。此时患者主观无耳聋感觉,交谈和社交活动能够正常进行。随着病损程度加重,除了高频听力继续下降以外,语音频段(500~2 000Hz)的听力也受到影响,继而出现语言听力障碍。永久性听阈位移的大小是评判噪声对听觉系统损伤程度的依据,也是诊断职业性噪声聋的依据。

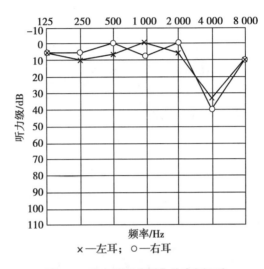

图 4-4　噪声性听力损伤的高频凹陷

3. **噪声聋**　职业性噪声聋是劳动者在工作过程中,由于长期接触噪声而发生的一种进行性的感音神经性听觉损伤,是国家法定职业病,也是我国最常见的职业病之一。

(1)职业性噪声聋诊断原则:连续 3 年以上职业性噪声作业史,出现逐渐性听力下降、耳鸣等症状,纯音测听为感音神经性聋,结合职业健康监护资料和现场职业卫生学调查,进行综合分析,排除其他原因所致听觉损害,依据我国现行的《职业性噪声聋的诊断》(GBZ 49—2014)方可作出诊断,分为轻度、中度及重度三级。

(2)处理原则:噪声聋患者不论轻度、中度及重度噪声聋均应调离噪声工作场所。对噪声敏感者(上岗前职业健康检查纯音听力检查各频率听力损失均≤ 25dB,但在噪声作业 1 年之内,高频段 3 000Hz、4 000Hz、6 000Hz 任意一耳,任意一频率听阈≥ 65dB)应调离噪声工作场所。对话障碍患者可配戴助听器。如需要进行劳动能力鉴定者,按 GB/T 16180—2014 处理。

4. 爆震聋　在某些特殊条件下,如进行爆破,由于防护不当或缺乏必要的防护设备,可因暴露于瞬间发生的短暂而强的冲击波或强脉冲波噪声所造成的中耳、内耳或中耳及内耳混合性急性损伤所导致的听力损失或丧失,称为爆震聋。根据损伤程度不同可出现鼓膜破裂、听骨破坏、内耳组织出血等,还可伴有脑震荡等。患者主诉耳鸣、耳痛、恶心、呕吐、眩晕,听力检查严重障碍或完全丧失。轻者听力可以部分或大部分恢复,严重的患者可致永久性耳聋。

(二) 非听觉系统

噪声对人体的影响是全身性的,除了听觉系统外,也可以对非听觉系统产生影响。①神经系统,常见的是神经衰弱综合征和自主神经功能紊乱;②心血管系统,可以出现血压波动,心率增快或减慢、心律不齐等;③消化系统,可见消化不良,食欲减退,上腹部不适或疼痛;④内分泌及免疫系统,中等强度可引起肾上腺皮质功能增强,而受大强度则减弱;较强噪声可致免疫功能降低等;⑤女性生理功能,如月经周期紊乱、痛经、经期和经量异常等。

四、影响噪声对机体作用的因素

(一) 噪声强度和接触时间

噪声强度越大,则危害越大。80dB(A)以下的噪声,一般不会引起器质性的变化,长期接触 85dB(A)以上的噪声,主诉症状和听力损失程度均随声级增加而增加。同样强度的噪声,接触时间越长对人体影响越大。噪声聋的发病率与接触噪声的工龄有直接相关关系。

(二) 噪声频谱特性

噪声频率与对人体的影响程度也有一定关系。接触强度相同的情况下,高频噪声对人体的影响比低频噪声大。

(三) 噪声的性质

脉冲噪声比稳态噪声危害大,如噪声的声级、频谱、时间等条件相同,接触脉冲噪声的工人耳聋、高血压及中枢神经系统功能异常等发病率均较接触稳态噪声的工人高。

(四) 其他有害因素共同存在

振动、高温、寒冷或某些有毒物质共同存在时,会加大噪声的不良作用,对听觉器官和心血管系统方面的影响更为明显。

(五) 个人敏感性与个体防护

对噪声敏感的个体或患有某些疾病的人,特别是患有耳病者会加重危害程度。个体防护是预防噪声危害的有效措施之一。正确佩戴和使用个体防护用品可减轻或推迟噪声危害。

五、噪声危害的预防

生产性噪声是最常见的职业危害,存在生产性噪声职业病危害的用人单位应严格按照国家相关法律法规采取综合性措施防止噪声危害。

(一) 控制噪声源

根据具体情况采取技术措施,控制或消除噪声源,是从根本上解决噪声危害的一种方法。可以采用无声或低声设备代替强噪声的机械,如用无声液压代替高噪声的锻压,以焊接代替铆接等。对于噪声源,如电机或空气压缩机,如工艺过程允许,则应移至车间外或更远的地方,否则需采取隔声措施。此外,设法提高机器制造的精度,尽量减少机器部件的撞击和摩擦,减少机器的振动以降低噪声强度。在进行工作场所设计时,合理配置声源,将噪声强度不同的机器分开放置,有利于减少噪声危害。

(二) 控制噪声的传播

在噪声传播过程中,应用吸声、隔声、消声以及隔振与减振技术,可以获得较好效果。采用吸声材料装饰在车间的内表面,如墙壁或屋顶,或在工作场所内悬挂吸声体,吸收辐射和反射的声能。在某些特殊情况下,为了获得较好的吸声效果,需要使用吸声尖劈。消声是降低流体动力性噪声的主要措施,用于风道和排气管,常用的有阻性消声器和抗性消声器。在某些情况下,还可以利用一定的材料和装置,将声源或需要安静的场所封闭在一个较小的空间中,使其与周围环境隔绝起来,即隔声,如隔声室、隔声罩等。为了防止通过固体传播的噪声,在建筑施工中将机器或振动体的基础与地板、墙壁联接处设隔振或减振装置,也可以起到降低噪声的效果。

(三) 制订工作场所噪声职业接触限值

我国目前执行《工作场所有害因素职业接触限制第2部分:物理因素》(GBZ 2.2—2007)的规定,即每周工作 5d,每天工作 8h,稳态噪声限值为 85dB(A),非稳态噪声等效声级的限值为 85dB(A)。每周工作 5d,每天工作时间不等于 8h,需计算 8h 等效声级,限值为 85dB(A);每周工作不是 5d 需计算 40h 等效声级,限值为 85dB(A)(表 4-6)。

表 4-6 工作场所噪声职业接触限值

接触时间	接触限值 /dB(A)	备注
5d/w,=8h/d	85	非稳态噪声计算 8h 等效声级
5d/w,≠ 8h/d	85	计算 8h 等效声级
≠ 5d/w	85	计算 40h 等效声级

(四) 个体防护

如生产场所的噪声强度不能得到有效控制,仍需在高噪声条件下工作时,佩戴个人防护用品是保护听觉器官的一项有效措施。最常用的是耳塞,一般由橡胶或软塑料等材料制成,根据外耳道形状设计大小不等的各种型号,隔声效果可达 20~35dB。此外还有耳罩、帽盔等,其隔声效果优于耳塞,可达 30~40dB,但佩戴时不够方便,成本也较高。在某些特殊环境,需要将耳塞和耳罩合用,使工作人员听觉器官实际接触的噪声低于 85dB(A),以保护作业人员的听力。

(五) 健康监护

参加噪声作业的人员应进行上岗前职业健康检查,取得听力的基础资料,便于以后的观察、比较。凡有各种原因引起永久性感音神经性听力损失(500Hz、1 000Hz 和 2 000Hz 中任一频率的纯音气导听阈 >25dB)、高频段(3 000Hz、4 000Hz、6 000Hz) 双耳平均听阈 ≥ 40dB、任一耳传导性耳聋平均语频听力损失 ≥ 41dB 者,不宜从事强噪声作业。定期对接触噪声的人员进行在岗期间职业健康检查,特别是听力检查,观察听力变化情况,尤其是高频段听力改变,以便早期发现噪声敏感者及听力损伤,及时采取有效的防护措施。

(六) 组织管理措施

在实际工作中组织管理措施对控制噪声危害亦非常重要。主要内容包括:掌握作业人员噪声暴露水平及健康危害程度,制定噪声危害控制计划并组织实施;噪声控制设备的维护与管理;高噪声区域设置警示标识;减少噪声区域人员数量和停留时间;监督检查护耳器的选择、使用和维护;建立职工健康监护档案,对听力检测结果进行动态分析,妥善处理噪声敏感者和噪声聋患者;合理安排劳动和休息,缩短暴露时间,避免加班或连续工作时间过长,休息时应离开噪声环境,使听觉疲劳得以恢复,同时保证充足的睡眠。

(杨曦伟)

第三节　振　　动

一、振动的概念和物理量

振动(vibration)是指一个质点或物体在外力作用下沿直线或弧线围绕平衡位置来回往复的运动。由生产或工作设备产生的振动称为生产性振动。生产性振动在一定条件下可损害劳动者身心健康,甚至引起职业病。

描述振动物理性质的基本参量包括振动的频率、位移、速度和加速度等。位移、速度、加速度均是代表振动强度的物理量,取值时可分别取峰值、峰-峰值、平均值和有效值。在平均值和有效值中,以后者与振动能量的关系最大。在位移、速度和加速度三个振动物理量中,又以加速度反映振动强度对人体作用的关系最密切。振动对人体健康的影响除与振动强度有关外,还与机体对不同频率振动感受特性和接触振动的时间有关,因此常用的评价振动对人体健康影响的物理量有振动频谱、共振频率和4h等能量频率计权加速度有效值。

(一)振动频谱

生产性振动绝大多数都含有极其复杂的频率成分,而且不同频率的振动强度也不相同。为了解振动源的特性,进而评价其对人体的危害,需要对振动的频谱进行分析。振动频谱是将按频带大小测得的振动强度(加速度有效值)数值排列起来组成的图形。常用的频带有1/1倍频带(简称"倍频带")和1/3倍频带两种。

(二)共振频率

当外界的激发频率与物体的固有频率相一致时,振动强度加大,产生共振现象,故将该物体的固有频率称为共振频率。人体的各部位或器官都有一定的共振频率(表4-7)。人体接触振动体时,如策动力的频率与人体共振频率范围相同或相近,则可引起共振,从而加重振动对人体的影响。

表 4-7 人体不同部位或器官的共振频率

部位或器官	固有频率 /Hz	部位或器官	固有频率 /Hz
头部	2~30	前臂	16~30
眼球	30~80	腹腔	10~12
上下颌	6~8	脊柱	10~12
肩部	4~5	下肢	2~20
胸腔	4~8	神经系统	250

(三) 4h 等能量频率计权加速度有效值

研究表明,振动对机体的不良影响与振动频率、强度和接触时间有关。为便于比较和进行卫生学评价,我国目前以 4h 等能量频率计权加速度有效值 $[a_{hw(4)}]$ 作为人体接振强度的定量指标。该指标是在频率计权和固定接振时间为 4h 的原则下,计算加速度有效值。

二、振动的分类与接触机会

根据振动对人体作用部位和传导方式,可将生产性振动划分为手传振动和全身振动。

1. 手传振动 主要是指手部直接接触振动工具、机械或加工部件,振动通过手、臂传导至全身。常见的使用风动工具(如风铲、风镐、风钻、气锤、凿岩机、捣固机或铆钉机)的作业,使用电动工具(如电钻、电锯、电刨等)的作业,使用高速旋转工具(如砂轮机、抛光机等)的作业,都存在暴露手传振动的机会。

2. 全身振动 由于工作地点或座椅的振动,人体足部或臀部直接接触振动,通过下肢或躯干传导至全身。在交通工具上作业如驾驶拖拉机、收割机、汽车、火车、船舶和飞机等,在作业台如钻井平台、振动筛操作台、采矿船上作业时,相关作业人员主要受全身振动的影响。有些作业可使人体同时接触全身振动和手传振动。

三、振动对人体的影响

适宜的振动作用于人体则有益于身心健康,但在生产条件下,作业人员接触的振动强度大、时间长,对机体可产生不良影响,甚至引起疾病。

(一) 全身振动

全身振动一般为低频率、大振幅振动,普遍存在于人类生活工作环境。超过一定强度的全身振动可使人感觉不舒适,继而有疲劳、头晕、焦虑、嗜睡等,甚至难以忍受。大强度的全身振动可引起内脏移位,甚至造成机械性损伤。全身振动可致交感神经处于紧张状态,血压升高,脉搏加快,心搏出血量减少,脉压增大,可致心肌局部缺血;胃酸分泌和胃肠蠕动呈现抑制状态,食欲下降,同时可使胃肠道和腹内压力增高,如机动车驾驶员胃肠道疾病或症状的发生率会增高。长期接触大强度的振动的从业人员如重型车辆或拖拉机的驾驶员,X线检查发现胸椎和腰椎出现早期退行性改变,椎间盘脱出症等高发。全身振动对女性生理功能的影响主要表现为月经期延长、经血过多和痛经等。全身振动还可引起姿势平衡和空间定向发生障碍,注意力不集中等神经系统反应,导致反应速度降低、疲劳及作业能力下降。

低频率、大振幅的全身振动,如车、船、飞机等交通工具的振动,可引起运动病,也称晕动病。这主要是振动刺激前庭器官出现的一系列急性反应症状。常见的症状有眩晕、面色苍白、出冷汗、恶心、呕吐等,预后一般良好,脱离振动环境后经适当休息可缓解,必要时给予抗组织胺或抗胆碱类药物。

(二) 手传振动

长期接触较强的手传振动,首先可引起外周和中枢神经系统的功能改变,表现为条件反射抑制,潜伏时间延长,神经传导速度降低和肢端感觉障碍,如感觉迟钝、痛觉减退等;自主神经功能紊乱表现为组织营养障碍,手掌多汗等。同时还可以引起外周循环功能改变,表现为外周血管发生痉挛,皮肤温度降低,冷水负荷试验皮温恢复时间延长,甚至出现典型的雷诺现象。振幅大,冲击力强的振动,往往引起骨、关节的损害,主要改变多在上肢,出现手、腕、肘、肩关节的脱钙,局限性骨质增生,骨关节病,骨刺形成,囊样变等;也可引起手部肌肉萎缩,出现掌挛缩病。手传振动亦可对听觉系统产生影响,引起听力下降,尤其是与噪声联合作用可以加重听力损伤。手传振动对人体的影响亦是全身性的,手传振动还可影响消化系统、内分泌系统、免疫系统的功能。

四、手臂振动病

(一) 概念及其发病情况

手臂振动病是长期从事手传振动作业面引起的以手部末梢循环和/或手

臂神经功能障碍为主的疾病,并能引起手臂骨关节-肌肉的损伤。其典型表现为振动性白指。手臂振动病是我国法定职业病之一。

我国发病的地区和工种分布相当广泛,凿岩工、油锯工、砂轮磨光工、铸件清理工、混凝土捣工、铆工等均有发病,有的作业患病率高达60%。

(二)临床表现

手部症状手麻、手痛、手胀、手僵等是本病早期和普遍的主诉。检查可见振动觉,痛觉阈值升高,前臂感觉和运动神经传导速度减慢和远端潜伏时延长,肌电图检查可见神经源性损害。还可出现自主神经功能紊乱的表现。

手臂振动病的典型表现是振动性白指,也是诊断本病的主要临床依据。振动性白发作具有一过性和时相性特点,一般是在受冷后,受累手指出现麻、胀、痛,并由灰白变苍白,由远端向近端发展,界限分明,可持续数分钟至数十分钟,再逐渐由苍白变潮红,直至恢复至常色。白指常见的部位是示指、中指和无名指的远端指节,严重者可累及近端指节,以至全手指变白,故有"死指""死手"之称。较重的病例亦可见到指关节变形,手部肌肉萎缩等病变。

(三)诊断和分级

1. 诊断原则 根据一年以上连续从事手传振动作业的职业史,以手部末梢循环障碍、手臂神经功能障碍和/或骨关节肌肉损伤为主的临床表现,结合末梢循环功能、神经-肌电图检查结果,参考作业环境的职业卫生学调查资料,综合分析,排除其他病因所致类似疾病,依据我国现行《职业性手臂振动病的诊断》(GBZ 7—2014)方可诊断。

2. 诊断及分级标准 以患者出现的手臂症状、体征为基础,结合振动性白指发作累及范围或手部神经-肌电图检查异常情况等,分为轻度、中度和重度手臂振动病三级。

(四)治疗和处理原则

1. 治疗 手臂振动病目前尚无特效疗法,基本原则是根据病情进行综合性治疗。

2. 处理原则 如需做劳动能力鉴定,参照GB/T 16180—2014的有关条文处理。

五、影响振动对机体作用的因素

(一)振动的频率和强度

一般认为,低频率(20Hz以下)、大振幅的全身振动主要作用于前庭、内脏器官。低频率、大强度的局部振动,主要引起手臂骨 - 关节系统的障碍,并可伴有神经、肌肉系统的变化。当在频率一定时,振动的强度(振幅、加速度)越大,对人体的危害越大。

(二)接振时间

手臂振动病的患病率随着接触振动时间延长而增加,严重程度也是随着接触振动时间的延长而加重的(表 4-8)。

表 4-8　振动加速度、接触时间与振动性白指检出率的关系

工种	工具种类	调查人数	白指例数	白指 /%	工具 $a_{hw(4)}$/ m·s^{-2}	日接振时间 /h	年接振工作日 /d
油锯手	油锯南方	358	49	13.69	14.58	2.3	234
	油锯北方	232	19	8.19	15.20	2.5	125
清铲工	风铲	361	18	4.99	9.04	1.7	240
凿岩工	凿岩机	379	29	7.65	17.23	2.3	250
铆工	铆钉机	113	6	5.31	6.16	1.2	240
磨工	台式砂轮	232	49	21.12	41.47	2.5	300

(三)气温、噪声等环境因素

手臂振动病多发生在寒冷地区和寒冷季节,全身或局部受冷是振动性白指发作的重要条件。噪声、毒物等因素的联合作用对振动危害也有一定影响。振动多伴有噪声,噪声与振动具有协同作用,能够促进振动病的发生。

(四)操作方式和个体因素

操作时劳动负荷、工作体位、技术熟练程度、加工部件的硬度等均能影响作业的姿势、用力大小和静态紧张程度。人体对振动的敏感程度与作业时的体位及姿势有很大关系,如立位时对垂直振动比较敏感,卧位则对水平振动比较敏感。静态紧张还可增加振动的传导,影响局部血液循环,加重振动的不良作用。常温下女性皮肤温度较低,对寒冷、振动等因素比较敏感。年龄比较大的工人更易发生振动危害并且治疗恢复亦较困难。

六、振动危害的预防

(一)控制振动源

改革工艺过程,革新技术,通过减振、隔振等措施,减轻或消除振动源的振动,是预防振动职业危害的根本措施。例如,采用液压、焊接、黏接等新工艺代

替风动工具铆接工艺;采用水力清砂、水爆清砂、化学清砂等工艺代替风铲清砂;设计自动或半自动的操纵装置,减少手部和肢体直接接触振动的机会;工具的金属部件改用塑料或橡胶,减少因撞击而产生的振动;采用减振材料降低交通工具、作业平台等大型设备的振动。

(二)限制作业时间和振动强度

严格执行振动作业的卫生标准,限制接触振动的强度和时间,可以有效地保护作业者的健康,是预防振动危害的重要措施。我国目前实施的手传振动职业接触限值规定,使用振动工具或工件的作业,工具手柄或工件的振动强度,以4h等能量频率计权加速度有效值[$a_{hw(4)}$]计算,不得超过5m/s^2。对于全身振动的卫生限值,在《工业企业设计卫生标准》(GBZ 1—2010)做了规定(表4-9)。

表4-9　全身振动强度卫生限值

工作日接触时间/(t,h)	卫生限值/m·s^{-2}	工作日接触时间/(t,h)	卫生限值/m·s^{-2}
4<t ≤ 8	0.62	0.5< t ≤ 1.0	2.4
2.5<t ≤ 4	1.10	t ≤ 0.5	3.6
1.0<t ≤ 2.5	1.40		

(三)改善作业环境,加强个人防护

加强作业过程或作业环境中的防寒、保温措施有重要意义。特别是在北方寒冷季节的室外作业,需有必要的防寒和保暖设施。振动工具的手柄温度如能保持40℃,对预防振动性白指的发生和发作具有较好的效果。控制作业环境中的噪声、毒物和气湿等,对防止振动职业危害也有一定作用。

合理配备和使用个人防护用品,如防振手套、减振座椅等,能够减轻振动危害。

(四)加强健康监护和日常卫生保健

按规定进行上岗前和在岗期间职业健康检查,早期发现,及时处理患病个体。凡有多发性周围神经病和雷诺病者均不适宜从事手传振动作业。加强健康管理和宣传教育,提高劳动者健康意识。

对于作业人员所接触的振动强度进行定期测量,结合职业接触限值,科学地安排作业时间。长期从事振动作业的劳动者,尤其是手臂振动病患者应加强日常卫生保健和健康管理。

(杨曦伟)

第四节　非电离辐射

非电离辐射与电离辐射均属于电磁辐射。电磁辐射是电磁波以能量的形式在空间向四周辐射传播,它具有波的一切特性,其波长(λ)、频率(f)和传播速度(c)之间的关系为$\lambda=c/f$。电磁辐射在介质中的波动频率,以"赫"或"赫兹"(Hz)表示,常用千赫(kHz)、兆赫(MHz)和吉赫(GHz)。

通常波长短、频率高及辐射能量大的电磁辐射,作用生物体产生的效应强;反之,生物学效应作用弱。当量子能量达到一定水平(如 γ 射线达 12eV)时,对生物体有电离作用,导致机体的严重损伤,即电离辐射,如 X 射线、γ 射线及宇宙射线等。α、β、中子及质子等属于电离辐射中的粒子辐射。量子能量较低(低于 12eV)的电磁辐射不足以引起生物体电离,称为非电离辐射。按照电磁波的波长和频率将非电离辐射分为静电场、极低频电磁场(包括工频电场)、射频辐射、红外辐射、紫外辐射以及激光等。

一、静磁场

静磁场指自然界(如地球磁场)、磁铁和稳恒电流等产生的频率为 Hz 的磁场。静磁场的强度以特斯拉(T)、毫特斯拉(mT)、高斯(G)为单位表示,10 000G = 1T。地球表面的天然地磁场幅度为 0.035~0.070mT。

(一) 接触机会

静磁场技术被越来越多地应用于现代化工业,如磁共振成像等,产生静磁场的强度可超过地球磁场的 1 000 倍。在磁共振成像技术实际应用中,机器操作者和被扫描者可能暴露于 0.2~3.0T 的静磁场。

(二) 对机体的影响

生物体在静磁场中运动可能会产生急性生物学效应。人在强度超过 2T 的静磁场中运动会产生眩晕和恶心,口腔偶尔有金属异味感等。

(三) 预防

世界卫生组织在国际电磁场计划中建议对强静磁场高暴露人群(包括磁共振室工作的医务工作人员和患者)应采取防护措施。国际非电离辐射保护委员会建议,对于职业暴露人群,暴露限值为一个工作日累计暴露 200mT,最高限值为 2T;对于植有心脏起搏器、铁磁植入器和植入电子器件等人群,建议回避超过 0.5mT 的静磁场。

二、极低频电磁场

极低频电磁场是指机械设备能产生的 0~300Hz 的电磁场,其中以 50Hz 电磁场为主,波长大于 1 000km。电场源于电荷,单位为伏特/米(V/m)。磁场源于电荷运动(即电流),单位为特斯拉(T)。其中将频率为 50Hz 的极低频电场称为工频电场,以下以工频电场为主进行介绍。

(一) 职业接触机会

工频电场职业接触机会主要包括交流输电系统中接触电磁场的电力工作人员及带电工作人员。

(二) 对机体的影响

WHO 认为目前缺乏公众暴露极低频电场与健康危害的证据。但是关于极低频磁场长期暴露,国际癌症研究机构基于极低频磁场暴露与儿童白血病发病风险关联的有限流行病学研究证据,将极低频电磁场归类为"人类可疑致癌原"。

(三) 预防

按照《工作场所有害因素职业接触限值第 2 部分:物理因素》(GBZ 2.2—2007)限值规定执行,适用于交流输电系统中接触电磁场的电力工作人员及带电工作人员。因工作需要必须进入超过接触限值的工频电场地点或延长接触时间时,应采取有效防护措施;带电作业人员应该处在"全封闭式"的屏蔽装置中操作,或应穿包括面部的屏蔽服。

三、射频辐射

射频辐射,也称无线电波,是指频率为 100kHz~300GHz、波长范围为 1mm~3 000m 的电磁辐射。包括高频电磁场和微波,特点是能量较小、波长较长的频段。高频电磁场是频率为 100kHz~300MHz、波长范围为 10m~3km 的电磁波,微波是频率为 300MHz~300GHz、波长范围为 1mm~1m 的电磁波。射频电磁场波谱的划分见表 4-10。

表 4-10　射频电磁场波谱的划分

高频电磁场				微波		
波段 长波	中波	短波	超短波	分米波	厘米波	毫米波
频谱 低频	中频	高频	甚高频	特高频	超高频	极高频

续表

	高频电磁场					微波	
波长	3km~	1km~	100m~	10m~	1m~	10cm~	1cm~1mm
频率	30kHz~	300kHz~	3MHz~	30MHz~	300MHz~	3GHz~	30~300GHz

(一) 职业接触机会

射频辐射接触机会包括广播、电视、雷达发射塔、移动寻呼通信基站、工业高频感应加热、医疗射频设备、微波加热设备、微波通讯设备等。

对于高频电磁场,它在工业中的应用主要分两类:一是利用中长波波段的电磁场对导体及半导体进行感应加热,如钢制件的高频淬火、金属的高频熔炼及焊接、半导体材料的外延及区熔等,使用频率一般为 200~800kHz。二是利用短波及接近短波的超短波段对非导体进行介质加热,如塑料制品的热粘合,棉纱及木材等的干燥、橡胶硫化等,使用频率多为 10~40MHz。此外,其多种波段广泛用于无线电通信和理疗、高频技术还应用于光谱分析与热核反应等方面。

对于微波,它主要用于无线电通信和雷达探测。除设备操作人员可受到微波辐射外,在雷达整机和微波元件的生产与研究中,调试、测试人员接受辐射的机会更多,且大多属脉冲波。其他用途为工业用干燥设备,如对粮食、食品、药物、纸张、胶片等进行干燥,以及理疗设备、微波炉等。常用频率为 9 150~2 450kHz,一般为连续波。

(二) 对机体的影响

1. 神经系统损害 类神经症、自主神经功能紊乱;头昏、乏力、手足多汗等;

2. 心血管系统 心动过缓、血压下降;心悸、疼痛、压迫感,心电图可见窦性心律不齐;

3. 眼睛 职业工人接触微波可致白内障,称为微波白内障,指职业人员暴露于频率范围 300MHz~300GHz 或 1mm~1m 波长的电磁波中,受到超过职业接触限值的高强度微波辐射,特别是在短时间暴露强度等于或大于 $5MW/cm^2$ 所致的眼晶状体损伤。疾病发生与微波的功率和频率有关,低频率微波穿透能力较强,被组织吸收的能量大,为致热效应。微波白内障诊断及处理依照《职业性白内障诊断标准》(GBZ 35—2010)执行。

4. 生殖系统损伤 男性性功能减退、女性月经紊乱。

5. 其他 如造血系统、免疫系统损害及致畸和致突变作用。

(三) 预防

1. 高频电磁场 主要防护措施有场源屏蔽、距离防护、合理布局。按照《工作场所有害因素职业接触限值 第 2 部分：物理因素》（GBZ 2.2—2007）限值执行。

2. 微波 基本原则是屏蔽辐射源、加大辐射源与作业点的距离以及采取个人防护措施。如配戴微波防护衣和特殊防护眼镜等个人防护措施、对微波作业人员定期体检。按照《工作场所有害因素职业接触限值 第 2 部分：物理因素》（GBZ 2.2—2007）限值执行。

四、红外辐射

红外辐射是指波长在 780nm~1mm 之间的电磁辐射，在电磁波谱中介于可见光区红端与微波之间。亦称红外线或热射线。凡温度高于绝对零度（–273℃）以上的物体，都能发射红外线，这是一种最普遍的辐射，其辐射温度可高达约 3 000℃。按红外辐射的波长可分为长波红外线（远红外线，3μm~1mm）、中波红外线（1 400nm~3μm）及短波红外线（近红外线，760~1 400nm）。物体温度愈高，辐射强度愈大，其辐射波长愈短（即近红外线成分愈多）。

(一) 职业接触机会

自然界的红外辐射以太阳最强。在作业环境中，主要红外线辐射源包括熔炉、熔融态金属和玻璃、强红外线光源以及烘烤和加热设备等。职业性损伤多发于使用弧光灯、电焊、氧乙炔焊的操作工。

(二) 对机体的影响

长波红外线能被皮肤吸收，产生热的感觉。中波红外线能被角膜及皮肤吸收。短波红外线能被组织吸收后可引起灼伤。红外辐射对机体的影响主要是皮肤和眼。

1. 对皮肤的影响 较大强度短时间照射，皮肤出现红斑反应，停止照射后红斑消失。反复照射，局部可出现色素沉着。

2. 对眼睛的影响

（1）一般影响：长期暴露于低能量红外线下，可致眼的慢性损伤，常见为慢性充血性睑缘炎。短波红外线能使角膜及虹膜产生热损伤。

（2）红外线白内障：是高温作业等环境下波长短于 3μm 红外线（热）辐射所致晶状体损伤，晶状体无血液循环，散热差，产生热效应，致使晶状体蛋白质变性浑浊,亦称为热性白内障。通常经 10 年以上反复照射,可缓慢发生红外线白内障,两眼同时发生,也有单眼患者,见于工龄长的工人。红外线白内障的诊断及处理依照《职业性白内障诊断标准》(GBZ 35—2010)执行。

(三) 预防

反射性铝制遮盖物和铝箔衣服可减少红外线暴露量及降低熔炼工、热金属操作的热负荷。严谨裸眼观看强光源。热操作工应该戴能有效过滤红外线的防护眼镜。红外线热源加防护屏,缩小炉口,减少开放时间;定期进行眼科检查。

五、紫外辐射

波长范围在 100~400nm 的电磁波称为紫外辐射,又称"紫外线"。根据生物学效应,紫外辐射分成三个区带:①远紫外区(短波紫外线,UV-C),波长 100~290nm,具有杀菌和微弱致红斑作用,为灭菌波段;②中紫外线区(中波紫外线,UV-B),波长 290~320nm,具有明显的致红斑和角膜、结膜炎症效应,为红斑区;③近紫外区(长波紫外线,UV-A),波长 320~400nm,可产生光毒性和光敏性效应,为黑线区。波长短于 160nm 的紫外线可被空气完全吸收,而长于此波段则可透过真皮、眼角膜甚至晶状体。

(一) 职业接触机会

凡物体温度达到 1 200℃以上,辐射光谱中即可出现紫外线,随着温升高,紫外线的波长变短,强度增大。如冶炼炉炉温在 1 200~2 000℃时,产生的紫外线的波长在 320nm 左右,强度不大;电焊、气焊、电炉炼钢,温度达 3 000℃,可产生短于 290nm 的紫外线;乙炔气焊及电焊温度达 3 200℃,紫外线的波长短于 230nm。探照灯、水银石英灯发射的紫外线波长为 220~240nm。此外,从事碳弧灯和水银灯制板或摄影,以及紫外线的消毒工作,也会受到紫外线过度照射。

(二) 对机体的影响

与红外辐射相似,紫外辐射对皮肤与眼睛具有主要的影响。

1. 对皮肤的影响

(1)急性损伤作用:皮肤对紫外线的吸收,随波长而异。强烈紫外线辐照可引起皮炎、红斑(或称为晒斑),伴有水泡和水肿。停止照射后,一般经过 24h 可消退,伴有色素沉着。接触 300nm 波段,可引起皮肤灼伤,其中 297nm 的紫外线对皮肤的作用最强,可引起皮肤红斑并残留色素沉着。

(2)慢性损伤作用:长期紫外线暴露,可致皮肤皱缩和老化,典型现象是皮肤变得粗糙、没有弹性、并出现皱纹。

(3)诱发皮肤癌:是紫外线对皮肤最严重损害。到目前为止三种皮肤癌,基细胞癌、鳞片细胞癌和黑色素瘤主要都是由紫外线照射引起的。其中基细胞癌占皮肤癌发病率的 75%~90%,是最常见的一种。

2. 对眼的影响

(1)电光性眼炎:波长为 250~320nm 的紫外线,可被角膜和结膜上皮大量吸收,引起急性角膜结膜炎,称为"电光性眼炎",多见于电焊作业人员和焊接辅助作业人员。在阳光照射的冰雪环境下作业时,会受到大量反射的紫外线照射,引起急性角膜、结膜损伤,称为雪盲症。电光性眼炎的诊断标准按照《职业性急性电光性眼炎(紫外线急性角膜结膜炎)诊断标准》(GBZ 9—2002)执行。关于电光性眼炎,见第八章职业性眼病。

(2)紫外线白内障:是指波长大于 290nm 的长波紫外线,被晶状体吸收,使晶状体发生光化学反应,导致蛋白变性、凝固而浑浊,诱发白内障。紫外线白内障诊断及处理依照《职业性白内障诊断标准》(GBZ 35—2010)执行。

3. 对免疫功能的影响　紫外线照射会损害表皮中的朗格汉斯(Langerhans)细胞,破坏人体免疫系统,使免疫能力下降。

(三) 预防

预防紫外辐射主要以屏蔽和增大与辐射源的距离为原则。电焊工及其辅助工必须佩戴专门的面罩和防护眼镜,以及适宜的防护服和手套。电焊工操作时应使用移动屏障围住操作区,以免其他工种工人受到紫外线照射。非电焊工禁止进入操作区裸眼观看电焊。电焊时产生的有害气体和烟尘,宜采用局部排风加以排出。接触低强度 UV 源,如低压水银灯、太阳灯、黑光灯等,可使用玻璃或塑料护目镜、风镜以保护眼睛。

六、激光

激光是物质受激辐射所发出的光放大,故称激光。它是一种人造的、特殊类型的非电离辐射,具有高亮度、方向性和相干性好等优异特性。激光器由产生激光的工作物质、光学谐振腔及激励能源三部分组成。激光器按其工作物质的物理状态,分为固体、液体及气体激光器;根据发射的波谱,分为红外线、可见光、紫外线激光器及近年新发展的 X 射线、γ 射线、激光泵浦。

(一) 职业接触机会

激光在工业、农业、国防、医疗和科学研究中广泛应用。激光器的用途包括工业上的激光通信、激光打孔、切割、焊接等;在军事和航天事业上用于激光雷达、激光通讯、激光测距、激光制导、激光瞄准等;医学上用于眼科、外科、皮肤科、肿瘤科等多种疾病的治疗;也被广泛应用在生命科学、核物理学等领域的研究中。

(二) 对机体的影响

激光与生物组织的相互作用,主要表现为热效应、光化学效应、机械压力效应和电磁场效应。激光对人体组织的伤害及损伤程度,主要决定于激光的波长、光源类型、发射方式、入射角度、辐射强度、受照时间及生物组织的特性与光斑大小。激光伤害人体的靶器官主要为眼和皮肤。其中,激光所致眼(角膜、晶状体、视网膜)损伤为法定职业病。

1. 对眼睛和视觉的伤害 激光能烧伤生物组织,尤其对视网膜的灼伤最多见。损伤的典型表现为视网膜烧伤,黄斑部损伤,最后导致中心盲点和瘢痕形成,视力急剧下降。对于视网膜边缘部的灼伤,一般多无主观感觉,因这种灼伤是无痛性的,容易被疏忽。460nm 的蓝光可使视网膜的视锥细胞发生永久性的消失,即"蓝光损害",主要症状为目眩。

2. 对皮肤的伤害 激光对皮肤的伤害过程表现为轻度红斑、灼烧直至组织炭化坏死。皮肤损伤通常是可逆和可复的。

(三) 预防

对激光的预防包括激光器、工作环境及个体防护三方面。激光器必须有安全设施,凡光束可能漏射的部位,应设置防光封闭罩。安装激光开启与光束止动的连锁装置。工作室围护结构应用吸光材料制成,色调宜暗。工作区采光宜充足。室内不得有反射、折射光束的用具和物件。所有参加激光作业的人员,必须先接受激光危害及安全防护的教育。作业场所应制订安全操作规程、确定操作区和危险带,要有醒目的警告牌,无关人员禁止入内。严禁裸眼观看激光束,防止激光反射至眼睛。工作人员就业前应作健康检查,以眼睛为重点。我国《工作场所有害因素职业接触限值 第2部分:物理因素》(GBZ 2.2—2007)规定了眼直视和皮肤照射激光的最大容许照射量。

激光照射后处理原则包括:迅速脱离现场,保持安静,充分休息,眼睛避光保护;并辅以对症治疗及中药等综合治疗手段。

(凤志慧)

第五节　电　离　辐　射

凡能使受作用物质发生电离现象的辐射,称电离辐射,如 X 射线、γ 射线。而 α 和 β 射线等属于能引起物质电离的粒子型电离辐射。与职业卫生有关的射线主要有:X 射线、γ 射线、α 粒子及 β 粒子等,其主要特征见表 4-11。电离辐射的电离能力主要决定于射线(粒子或波)所带的能量,而不是射线的数量。本部分将介绍电离辐射的暴露机会、常用辐射单位、危害及其防护。

表 4-11　电离辐射的主要特征

辐射类型	质量 /u	电荷 /e	能量 /MeV	空气射程 /cm	来源举例
α	4	2^+	10^0	10^0	^{239}钚,^{212}钋
β	5.5×10^{-4}	$1^-,1^+,0$	$0 \sim 10^0 (max)$	10^2	^{90}锶,氚
γ	0	0	10^0	10^4	^{60}钴,^{192}铱
X	0	0	~ 50		X 球管、加速器

注:u 是原子质量单位,$1u=1.66 \times 10^{-27}kg$;e 是电子的电荷,$1e=1.602\ 2 \times 10^{-19}C$。

一、职业暴露机会

1. 工业系统辐射照射　①放射性矿物的开采、冶炼和加工,以及核反应堆;②天然放射性同位素伴生或共生矿生产,如磷肥、稀土矿以及钨矿等开采和加工;③放射源的生产和使用,一是指射线发生器生产与使用,包括射线加速器、工农业生产使用的 X 射线;二是指放射性同位素的加工生产和使用,包括同位素化合物、药物的合成及其在实验研究及诊疗上的应用;④核电站的建立和运转。

2. 医疗辐射照射　医疗辐射照射是电离辐射另一个重要来源。它是指人们在进行医学诊断或治疗时使用电离辐射而接受的辐射照射。包括放射治疗、核医学、介入放射学与放射诊断学,如直线加速器等用于癌症患者的治疗、放射性同位素用于疾病的医学诊断与治疗、借助 X 射线影像用于疾病诊疗的介入放射学、X 射线机用于医学摄影等。

3. 天然与人工环境辐射照射　天然存在的电离辐射源包括宇宙辐射和地球上放射性同位素；人工放射源是指由人类的实践活动产生的，包括核武器爆炸实验以及核事故所致的核泄漏事件等。

4. 科学研究　如原子能利用、金属冶炼、自动控制及生物医学等研究部门等，在工作中应用放射性物质或者射线装置从事放射性方面的研究。

二、常用电离辐射单位

过去常用的一些电离辐射专用单位，已逐步为国际单位制单位（SI 单位）所代替，目前新旧单位仍在同时并用。

1. 放射性活度　放射性活度的 SI 单位为贝克（Bq），专用单位为居里（Ci）。$1Ci=3.7 \times 10^{10} Bq$。

2. 照射量　指 X 射线、γ 射线在空气中产生电离作用的能力大小，SI 单位为 C/kg（库伦 / 千克），专用单位为 R 或 mR（伦琴或毫伦琴）。

3. 照射量率　是指单位时间里的照射（剂）量，SI 单位为 C/Kg/s（库伦 / 千克 / 秒）；专有单位为 R/h（伦 / 小时），照射量率通常是指场所 X 射线、γ 射线的辐射强度，而不是人体受照射剂量。

4. 吸收剂量　吸收剂量适用于任何介质和任何类型的电离辐射，是辐射剂量学的基本量。SI 单位为 Gy（戈瑞）；专有单位为 rad（拉德）。1Gy=100rad。

5. 当量剂量　当量剂量是量度不同种类及能量的辐射，对个别组织或器官造成的影响的一个物理量，人体吸收剂量产生的效应，除了与剂量多少有关外，还与其他因素（比如辐射类型、射线能量大小和照射条件）有关，因此，要根据其他因素进行修正，修正后的吸收剂量叫"当量剂量"。特定种类及能量的辐射在一个组织或器官中引致的当量剂量，就是该辐射在组织或器官的平均吸收剂量乘以该辐射的权重因子，这个权重因子称为"辐射权重因子"，它反映不同种类及能量的辐射对人体产生不同程度的影响。当量剂量的 SI 单位为 Sv（西沃特）；专有单位为 rem（雷姆）。1Sv=100rem。

6. 有效剂量　当人体受到电离辐射照射时，同一个当量剂量对不同器官或组织有不同的效应，所以要进一步细化为"有效剂量"，有效剂量是表示在多个器官或组织同时受照时，辐射对人体的总危害，体内所有组织与器官经加权后的当量剂量之和，这个加权因子称为"组织权重因子"，它反映在全身均匀受照下各组织或器官对总危害的相对贡献。有效剂量的 SI 单位为 Sv；专有单位为 rem。

7. 待积当量剂量和待积有效剂量　该剂量单位用于计算放射性物质进入人体内后长时间(成人取 50 年,儿童取 70 年)对人体组织和器官造成的当量剂量和有效剂量。

三、电离辐射的作用方式和影响因素

电离辐射以外照射和内照射两种方式作用于人体。外照射的特点是只要脱离或远离辐射源,辐射作用即减弱或停止。内照射是由于放射性同位素经呼吸道、消化道、皮肤或注射途径进入人体后,对机体产生作用。其作用直至放射性同位素排出体外,或经 10 个半衰期以上的蜕变,才可忽略不计。

电离辐射对机体的损伤,受辐射因子和机体两方面因素的影响。

(一) 电离辐射因素

1. 辐射的物理特性　辐射的电离密度和穿透力,是影响损伤的重要因素。例如,α 粒子的电离密度虽较大,但穿透力很弱,其主要危害是进入人体后的内照射;β 粒子的电离能力较 α 为小,但高能 β 粒子具有穿透皮肤表层的能力;X 射线、γ 射线和中子可穿透整个人体组织。

2. 剂量与剂量率　电离辐射的照射剂量与生物效应间的普遍规律是,剂量愈大,生物效应愈强,但并不完全呈直线关系。剂量率是单位时间内机体所接受的照射剂量,常以 Gy/h 或 Gy/min 表示。一般情况下,剂量率大,效应也大。

3. 照射部位　照射的几何条件不同,使机体各部位接受不均匀而影响吸收剂量。以腹部照射的反应最强,其次为盆腔、头颈、胸部和四肢。

4. 照射面积　受照面积愈大,作用愈明显。若全身接受照射面积达 1/3,则可产生明显的辐射效应。

(二) 机体因素

1. 种系　种系演化愈高,机体组织结构愈复杂,辐射易感性愈强。

2. 组织　组织对辐射的易感性与细胞的分裂活动成正比,与分化程度成反比。

3. DNA 含量　辐射敏感性还与细胞间期染色体的体积成正比,即与细胞的 DNA 含量有关。

4. 细胞　具有增殖能力的细胞,所处的细胞周期不同,辐射敏感性也不同,以 DNA 合成期敏感性最高。不同种类细胞的辐射敏感性,辐射敏感性高的细胞有:淋巴细胞、原红细胞、髓细胞、骨髓巨核细胞、精细胞、卵细胞、空肠

与回肠的腺窝细胞等。

四、电离辐射生物效应

(一) 分类

电离辐射按剂量 - 效应关系可分为随机性效应和确定性效应。随机性效应是指辐射效应的发生概率(而非其严重程度)与剂量相关,不存在剂量阈值,主要有致癌效应和遗传效应。确定性效应是指辐射效应的严重程度取决于所受剂量的大小,且有明确的剂量阈值,在阈值以下不会发生有害效应。电离辐射按效应发生的个体可分为躯体效应和遗传效应。胎儿宫内受照发生的胚胎和胎儿效应是一种特殊的躯体效应。电离辐射按效应的类型可分为大剂量照射的急性效应、低剂量长期照射的慢性效应及受照后发生的远期效应等。

当一个器官或组织中有足够多的细胞因损伤而死亡或丧失分裂繁殖功能,就会发生确定性效应。如改变了结构与功能的躯体细胞仍能保持其繁殖能力,则可能在体内形成突变的细胞克隆,最终有可能致癌。当损伤发生在性腺生殖细胞,则可能将错误的遗传信息传递给后代而引起遗传效应。

(二) 作用方式

电离辐射可以引起生物体内分子水平的变化特别是生物大分子的改变,如核酸、蛋白质(包括酶类)等,使其发生电离、激发或化学键的断裂等,从而造成生物大分子结构和性质的改变,称之为直接作用。另外,细胞内外都含有大量的水分子,射线作用于水分子,引起其电离和激发,形成化学性质非常活泼的产物,如激发态的水分子、氢自由基、羟自由基以及水合电子等,它们又继而作用于生物大分子使其发生改变,这一作用称为间接作用。

五、放射病

放射病指由一定剂量的电离辐射作用于人体所引起的全身性或局部性放射损伤。临床上分为急性、亚急性和慢性放射病。

(一) 外照射急性放射病

外照射急性放射病是指人体一次或短时间(数日)内受到多次全身电离辐射,吸收剂量达到 1Gy 以上所引起的全身性疾病。如发生核战争,核战争中的核武器爆炸将会引起大量人员受到不同剂量的外照射而引起急性放射病。和平时期,核试验、核事故,如核反应堆、核燃料回收装置、放射源及其他辐射装置发生事故,以及在处理放射性事故中,应急行动救护人员均易受到严重辐射而导致外照射急性放射病。另外,在临床上一些放射性治疗中,有时需要作全身或大面积的大剂量照射,由此可能会引起医源性急性放射病。

根据急性放射病的临床表现和病理改变分为骨髓型(1~10Gy)、肠型(10~50Gy)和脑型(>50Gy)。其病程一般有较明显的时相性,通常有初期、假愈期与极期三个阶段,但不同类型的放射病又不尽相同。

(二)外照射亚急性放射病

外照射亚急性放射病是指人体在较长时间(数周到数月)内受电离辐射连续或间断较大剂量外照射,累积剂量大于1Gy时所引起的一组全身性疾病。

(三)外照射慢性放射病

外照射慢性放射病是指放射工作人员在较长时间内连续或间断受到超当量剂量限值的外照射,达到一定累积当量剂量后引起的以造血组织损伤为主并伴有其他系统改变的全身性疾病。

(四)内照射放射病

内照射放射病是指大量放射性同位素进入体内,在体内作为放射源对机体持续辐射而引起的全身性疾病。内照射放射病比较少见,临床工作中见到的多为放射性同位素内污染,指体内放射性同位素累积超过其自然存量。战时,在没有防护设备下,在核污染地区停留时间过久,或长期处于核爆炸后的下风向及早期落下灰沉降区,可造成内照射放射损伤。此外,生产和使用开放性同位素过程中,如缺乏防护措施,放射性同位素可通过消化道、呼吸道和损伤的皮肤进入体内。大部分放射性同位素不易透过健康皮肤,但有一些气(汽)态的放射性同位素(氚、氡、碘等)和某些可溶性的放射性同位素(如磷、铝等),可透过健康皮肤进入体内。皮肤破损时,可大大增加吸收的速度和吸收率。

(五)放射性皮肤疾病

放射性皮肤疾病是指由于放射线(主要是X射线、β射线、γ射线)照射引起的皮肤损伤。随着核(辐射)技术的广泛应用,接触电离辐射的人员越来越多。皮肤是人体面积最大的器官,它包围着整个人体,直接与周围环境接触,人体受到照射时,皮肤最先受到损伤。目前一般见于X射线、^{60}Co源、加速器操作事故;反应堆、核燃料后处理的意外照射;X射线医务工作者以及X射线透视下取异物及骨折复位等。

(六)放射性肿瘤

放射性肿瘤是指接受电离辐射照射后发生的与所受该照射具有一定程度

病因学联系的原发性恶性肿瘤。致癌效应是电离辐射主要生物效应之一。但并非人类受到的所有辐射都诱发癌症,也不是人类所有部位癌症的发生都与辐射相关。目前,在国家诊断标准里放射性肿瘤只考虑辐射相关危险较高或有职业照射人群流行病学证据的 5 种特定类型的原发性恶性肿瘤:接受氡子体照射后发生的肺癌;接受 X 或 γ 射线照射后发生的白血病(除外慢性淋巴细胞性白血病)、甲状腺癌和乳腺癌(女性);接受 ^{226} 镭 α 射线照射后发生的骨恶性肿瘤。职业性肿瘤按照《职业性放射性肿瘤判断规范》(GBZ 97—2017)执行。

(七) 其他

放射性骨损伤、放射性甲状腺疾病、放射性白内障、放射性性腺疾病、放射性复合伤以及根据《职业性放射性疾病诊断总则》(GBZ 112—2017)诊断的其他放射性损伤。

六、放射防护

我国从 1974 年起就颁布了一系列放射卫生防护规定和标准。2002 年所制定的《电离辐射防护与辐射源安全基本标准》(GB 18871—2002)是我国现行的基本放射防护标准。该基本标准强制性地规定了电离辐射防护与辐射源安全的各方面要求。从一般要求、主要要求和详细要求三个层次上,逐层深入较全面地规定了防护与安全的技术要求和管理要求,并以相应附录做必要补充。该基本标准规定了表面污染控制水平,非密封源放射工作场所的分级,少量低水平放射性废液的排放控制要求,电离辐射的标志和警告标志等,还重新调整了放射性同位素的毒性分组,又增加了有关放射性残存物持续照射的剂量约束要求。

(一) 放射防护的基本原则

1. 辐射实践的正当性　在考虑了社会、经济和其他相关因素之后,引入的辐射实践对个人或社会带来的利益足以弥补其可能引起的辐射危害时,该实践才是正当的。

2. 辐射防护的最优化　是在付出代价与所获利益之间进行权衡,求得以最小的代价获得最大的利益,即在考虑了经济与社会因素之后,受照的可能性、受照人数以及个人受到剂量大小均应保持在可合理达到的尽可能低的水平(ALARA 原则)。

3. 个人剂量限值　是指受控实践中职业工作人员和公众成员个人受到的有效剂量或当量剂量不得超过的数值,它适用于除医疗照射之外的辐射实践活动(即计划照射情况)。根据我国基本标准(GB 18871—2002),对于受控实践正常运行情况下工作人员职业照射剂量限值为:在限定的连续 5 年内的平均有效剂量(但不可作任何追溯性平均)为 20mSv/a、任何一年中的有效剂量为 50mSv/a、眼晶体的当量剂量为 150mSv/a、四肢(手和脚)或皮肤的当量剂量为 500mSv/a;对于年龄为 16~18 岁接受涉及辐射照射就业培训的徒工和年龄为 16~18 岁在其学习过程中需要使用放射源的学生职业照射限值为:年有效剂量为 6mSv/a、眼晶体的当量剂量为 50mSv/a、四肢(手和足)或皮肤的当量剂量为 150mSv/a;对于公众照射的剂量限值规定为:年有效剂量是 1mSv/a;特殊情况下如果连续 5 年的平均剂量不超过 1mSv/a,则某一单一年份有效剂量可提高到 5mSv;眼晶体的当量剂量为 15mSv/a;皮肤的当量剂量为 50mSv/a;对于慰问者及探视人员的剂量限制是不应超过 5mSv,应将探视食入放射性物质的患者的儿童所受的剂量限制在 1mSv 以下。

(二) 放射防护措施

1. 外照射的防护　减少外照射的防护措施包括以下三种。

(1)时间防护:缩短受照时间减少受照剂量是简易而有效的防护措施之一。

(2)距离防护:靠增加人与放射源的距离来减少受照剂量达到防护的目的。

(3)屏蔽防护:在辐射源和人体之间放置一个实体屏障来有效降低辐射剂量值,如铅玻璃、防护墙、防护衣等(图 4-5)。

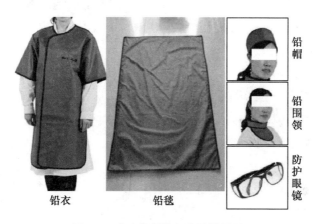

图 4-5　电离辐射的部分防护用品

2. 内照射的防护　由于内照射主要是放射性同位素通过消化道、呼吸道和损伤的皮肤进入体内而引起的超量蓄积,因而防护的关键是防止放射性同位素通过以上渠道进入工作人员的体内。

(1) 遵守操作规程:贮存、领取、使用、归还放射性同位素时,应进行登记、检查,做到账物相符。放射性同位素应单独存放,不得与易燃、易爆、腐蚀性物品等一起存放,指定专人负责保管。对放射性同位素贮存场所应采取防火、防水、防盗、防丢失、防破坏、防射线泄漏的安全措施。放射性同位素贮存室应安装通风设施,在通风橱内进行放射性同位素分装等操作。操作时禁止用口吸取放射性同位素溶液,严禁在工作场所吸烟、进食、化妆等,操作结束离开非密封放射性物质工作场所时,按要求进行个人体表、衣物及防护用品的放射性表面污染监测,发现污染要及时处理,做好记录并存档。操作室内应用湿拖布擦拭,防止灰尘飞扬。按照相关的要求还需做好非密封放射性物质的防护、管理和废物处置等。

(2) 个体防护:从事放射性工作的人员要配备个人防护用具(图 4-5),如工作服、帽子、橡皮手套、鞋子以及口罩等;为防止射线通过皮肤进入人体,操作人员操作时要非常小心,不要让沾有放射性物质的器物割破皮肤;手部有伤口,必须停止工作;不要用有机溶剂洗手。人员需佩戴个人剂量计。

(三) 电离辐射监测

电离辐射监测是辐射防护的重要组成部分,目的在于估算公众及放射工作人员所受辐射剂量。它分为个人剂量监测和放射性场所监测。

1. 个人剂量监测　个人剂量监测是对放射工作人员实际所受剂量大小的监测。它包括个人外照射剂量监测、皮肤污染监测和体内污染监测。

2. 放射性工作场所监测　放射性工作场所监测的目的是保证工作场所的辐射水平及放射性污染水平低于预定的要求,以保证工作人员处于合乎防护要求的环境中,同时还要及时发现一些剂量波动的原因,以便及时纠正和采取临时防护措施。放射性场所监测一般包括:工作场所 X 射线、γ 射线和中子外照射水平监测;工作场所表面污染监测;空气中气载放射性同位素浓度监测。

(四) 放射工作人员的健康监护

《放射工作人员职业健康监护技术规范》(GBZ235—2011)规定了放射工作人员职业健康监护的基本原则和技术要求。关于放射工作人员健康检查(如上岗前检查、在岗期间的定期检查、离岗检查和其后的随访、应急照射和事故照射的健康检查)、放射工作人员职业健康监护的档案管理等,参照 GBZ 235—2011 技术规范的规定执行。

七、核与辐射事故及其处理原则

(一) 核事故

是指大型核设施(例如核燃料生产厂、核反应堆、核电厂、核动力舰船及后处理厂等)发生的意外事件,可能造成厂内人员受到放射损伤和放射性污染。严重时,放射性物质泄漏到厂外,污染周围环境,对公众健康造成危害。核事故被分为7级,1~3级称为"事件",4~7级称为"事故"(图4-6)。国际上比较严重的核事故是发生于苏联的切尔诺贝利核电站事故和发生于日本的福岛核事故。

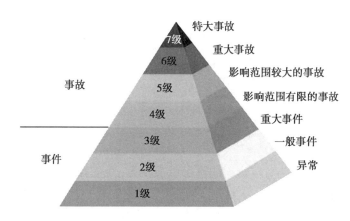

图 4-6　国际核事件分级表

(二) 辐射事故

是指除核设施事故以外,放射性物质丢失、被盗、失控,或者放射性物质造成人员受到意外的异常照射或环境放射性污染的事件,由放射性同位素、射线直接或间接对工作人员或公众的健康、安全造成危害的事故。根据辐射事故的性质、严重程度、可控性和影响范围等因素,从重到轻将辐射事故分为特别重大辐射事故、重大辐射事故、较大辐射事故和一般辐射事故四个等级。特别重大辐射事故,是指Ⅰ类、Ⅱ类放射源丢失、被盗、失控造成大范围严重辐射污染后果,或者放射性同位素和射线装置失控导致3人以上(含3人)急性死亡。重大辐射事故,是指Ⅰ类、Ⅱ类放射源丢失、被盗、失控,或者放射性同位素和射线装置失控导致2人以下(含2人)急性死亡或者10人以上(含10人)急性重度放射病、局部器官残疾。较大辐射事故,是指Ⅲ类放射源丢失、被盗、失控,或者放射性同位素和射线装置失控导致9人以下(含9人)急性重度放射病、局部器官残疾。一般辐射事故,是指Ⅳ类、Ⅴ类放射源丢失、被盗、失控,或者放射性同位素和射线装置失控导致人员受到超过年剂量限值的照射。

(三) 事故处理原则

1. 应急预案启动与报告处理 事故发生后,当事单位要及时采取妥善措施,启动应急预案,尽量减少和消除事故危害和影响。并迅速呈报,接受当地辐射安全监督及有关部门的指导。

2. 应急处理事故基本原则 应首先考虑工作人员和公众的生命安全,及时控制事故,防止扩大,避免农作物和其他食物以及水源受到污染。在该原则指导下,要做好事故级别判定与处理措施、确定污染的同位素与其清除措施、受照人员正确的医学处理、受照人员的受照剂量估算以及受照人员资料存档等工作。

(凤志慧)

第五章
生物性有害因素及其所致健康损害

　　生物性因素是职业病危害因素的一个重要组成部分,生产原料和生产环境中存在的对职业人群健康有害的致病微生物、寄生虫、动植物、昆虫等以及所产生的生物活性物质统称为职业性生物有害因素。生物性有害因素的职业接触机会有多种。从事畜牧业、毛纺及皮革等职业人群有较多机会接触或感染炭疽、布氏杆菌;在疫区从事林业、勘探、采药的职业人群,进驻森林区的部队人员有机会接触或感染森林脑炎病毒;农民、井下矿工、下水道清理工等有较多机会感染钩虫而患钩虫病;从事粮食和饲料加工、贮存等职业人员有较多机会接触尘螨;在疫区从事林业、勘探等职业人群有较多机会受到蜱的叮咬;肉、奶、蜂制品、食品等以农副产品为中心的多种经营作业以及种植业、园艺园林、木材加工、农林科技人员等都有机会接触到动植物性有害因素。此外,医务人员和细胞工程技术人员等也是高危人群,如从事与病原微生物菌(毒)种、样本有关的研究、教学、检测、诊断等活动的实验室工作人员可能因接触高致病性病原微生物而引起相应的健康损害;从事医疗卫生技术服务的工作人员可能因接触致病性微生物而引起相应的健康损害;以 DNA 重组技术为代表的现代生物技术操作对象主要是活性有机体,在生产操作过程中工作人员可经常接触致病性微生物或非致病性微生物或其有毒有害的代谢产物,有可能对其健康产生危害等。

　　生物性有害因素可对职业人群的健康产生损害。目前法定职业性传染病包括炭疽、布鲁氏菌病、森林脑炎、莱姆病与艾滋病(限于警察与医务人员)。除法定职业性传染病外,生物性有害因素还是构成哮喘、外源性过敏性肺泡炎和职业性皮肤病等法定职业病的致病因素之一,也是鼠疫、口蹄疫、鸟疫、钩端螺旋体病等致病因素。需要强调的是,数十年来,有许多新发传染病出现,如艾滋病、埃博拉出血热及禽流感等,它们在一些国家地区出现较大规模的暴发或流行,造成危害。我国 2030 健康行动明确提出传染病仍严重威胁人民的健康,在健康行动中还针对一些传染病提出了个人、社会和政府应采取的主要举措。本章将重点介绍几种常见和典型的职业性生物有害因素所致的疾病,包括炭疽、布鲁氏菌病、森林脑炎、莱姆病与艾滋病。

第一节　炭疽杆菌与炭疽

炭疽是炭疽杆菌所致的一种人畜共患的急性传染病,是《中华人民共和国传染病防治法》规定的乙类传染病,也是我国法定职业病之一。主要因食草动物接触土生芽孢而感染所导致的疾病,特别是牛、马和羊。人类因接触病畜及其产品或食用病畜的肉类或吸入含有炭疽芽孢的粉尘或气溶胶而被感染。

一、病原学

炭疽杆菌是革兰阳性需氧芽孢杆菌。在宿主体内形成荚膜,荚膜具有抗吞噬作用和很强的致病性。细菌可产生三种毒性蛋白(外毒素),包括保护性抗原、水肿因子和致死因子。单独注射这些毒素,对动物不致病,混合注射后可致小鼠死亡。细菌在有氧条件下普通培养基上生长良好,在体外可形成芽孢。芽孢有很强的抵抗力,可在动物尸体及土壤中存活数年至数十年,而细菌的繁殖体则对热和普通消毒剂都非常敏感。

二、流行病学

动物炭疽流行全球,多见于牧区,呈地方性流行。由于畜牧业及毛皮加工业的发展,炭疽暴发亦可见于城市。由于易感人群普遍疫苗接种和广泛动物类医疗工作的实施,目前我国工业型炭疽已大大减少,但农业型炭疽仍有发生。炭疽病全年均有发生,以 7—9 月为流行高峰。

1. 传染源　炭疽主要侵犯食草动物,其传染源主要是患者、病畜及其尸体、携带炭疽芽孢杆菌的食草动物(马、牛、羊等)。其次,还包括被炭疽芽孢杆菌污染的各种物品和环境。

2. 传播途径　炭疽芽孢杆菌可经皮肤、呼吸道和消化道三种途径进入人体。人因直接或间接接触病畜或其排泄物以及染菌的动物皮毛、肉、骨粉等均可引起皮肤炭疽;吸入带芽孢的尘埃可引起肺炭疽;进食被炭疽杆菌污染的肉类和乳制品可引起肠炭疽。

3. 易感人群　人群普遍易感,特别是参加动物屠宰、制品加工、动物饲养人员以及兽医等为高危人群。大部分炭疽病为散发病例,可能发生大规模的流行,病后可获得持久的免疫力。从事接触炭疽杆菌的相关职业包括:屠宰、兽医、畜牧、畜产品加工(乳、肉、皮毛)、疫苗和诊断制品生产、研究、应用及从事炭疽防治等的工作人员。

三、临床表现

潜伏期 1~5d,短至 12h,长至 18d 不等。可分为五型:

1. 皮肤炭疽型 最常见,占 95% 以上。病变多见于面、颈、肩、手和脚等裸露部分皮肤。病程中常有轻至中度发热、头痛和全身不适等中度症状。

2. 肺炭疽型 吸入炭疽芽孢杆菌所致。多为原发性,也可继发于皮肤炭疽。病初有短期、非特异流感样表现。

3. 肠炭疽型 症状包括高热、剧烈腹痛、腹泻、呕血、黑便,并很快出现腹水。腹部可有明显的压痛、反跳痛。

4. 脑膜炭疽型 大多继发于伴有败血症的各型炭疽,偶可原发。临床表现与其他原因所致的急性化脓性脑膜炎类似,但是脑脊液常呈血性,涂片易找到竹节状的大杆菌。

5. 败血炭疽型 多继发于肺型和肠型。表现为原发型炭疽症状,伴有高热、头痛、出血、呕吐、感染性休克等。

实验室检查主要是指,显微镜检查发现皮肤溃疡的分泌物、痰、呕吐物、排泄物、血液、脑脊液等标本中大量两端平齐、呈串联状排列的革兰阳性大杆菌,同时细菌培养分离到炭疽芽孢杆菌或血清抗炭疽特异性抗体滴度呈 4 倍或以上升高。

四、诊断

主要依据职业接触史、临床表现、职业流行病学调查资料以及病原学和特殊实验检查结果,综合分析,排除其他原因所致类似疾病方可确诊。其诊断依据我国《炭疽诊断标准》(WS 283—2008)和《职业性传染病诊断标准》(GBZ 227—2017)执行。

五、防治原则

1. 隔离治疗,控制传染源 原则上炭疽患者从疑似诊断时起,即在诊断地点或者家中就地隔离治疗,避免长距离转移患者。治疗原则是早期抗生素治疗,同时采取以抗休克、抗 DIC 为主的疗法。治疗药物首选青霉素 G。

2. 确定感染来源,切断传播途径　在动物组织标本中,镜检发现炭疽芽孢杆菌或在各种来源的标本中分离培养获得炭疽芽孢杆菌,可以确定为感染的来源。此时,需切断传播途径,比如处死或隔离治疗病畜;严禁销售病畜肉、乳品和皮毛;用含氯消毒剂消毒处理炭疽患者和牲畜的排出物和污染物体的表面;污染水体消毒和病房的终末消毒等。

3. 保护易感者　高危人群接种无毒活菌苗。对在污染地区或其周围活动的所有牲畜实施免疫接种。

4. 传染病管理　炭疽中肺炭疽要按照甲类传染病管理。

第二节　布鲁氏杆菌与布鲁氏菌病

布鲁氏菌病(简称"布病")是由布鲁氏菌属的细菌(简称"布氏菌")侵入机体,引起传染 - 变态反应性的人兽共患的传染病。是我国法定职业病之一,属乙类传染病。

一、病原学

布鲁氏菌属革兰阴性短小杆菌。以羊种布鲁氏菌致病力最强,猪种其次,牛种最弱。本菌为严格需氧菌。在自然界中抵抗力较强,在病畜的脏器和分泌物中,一般能存活 4 个月左右,在食品中约能生存 2 个月。对低温的抵抗力也强,对热和消毒剂抵抗力弱。对链霉素、氯霉素和四环素等均敏感。

二、流行病学

1. 传染源　羊在国内为主要传染源,其次为牛和猪。

2. 传染途径　牧民接羔为主要传染途径,兽医为病畜接生也极易感染。此外,剥牛羊皮、剪打羊毛、挤乳、切病毒肉、屠宰病畜、儿童玩羊等均可受染,病菌从接触处的破损皮肤进入人体。实验室工作人员常可由皮肤、黏膜感染细菌。进食染菌的生乳、乳制品和未煮沸病畜肉类时,病菌可自消化道进入体内。此外,病菌也可通过呼吸道黏膜、眼结膜和性器官黏膜而发生感染。

3. 易感人群　人群对布氏菌普遍易感。职业易感人群是指从事接触布氏菌的相关职业,如兽医、畜牧、屠宰、畜产品加工(乳、肉、皮毛)、疫苗和诊断制品生产、研究、应用及从事布氏菌病防治的工作人员。

三、临床表现

本病可侵犯各种组织器官,故临床表现复杂多样。病程可分为急性期和慢性期。

(一) 急性期

急性期的主要临床表现为发热、多汗、乏力、关节炎、睾丸炎等。

1. **热型**　以弛张型最为多见,波状型虽仅占 5%~20%,也可见不规则热或持续热。

2. **多汗**　是本病的突出症状,较其他热性病更为明显。常于深夜清晨热急骤下降出现大汗淋漓,大多患者感乏力、软弱。

3. **关节疼痛**　常使患者辗转呻吟和痛楚难忍,可累及一个或数个关节,主要为骶髂、髋、膝、肩、腕、肘等大关节,急性期可呈游走性。疼痛呈锥刺状,一般镇痛药无效。

4. **睾丸炎**　也是布病的特征性症状之一,乃睾丸及附睾被累及所致,大多呈单侧性,可大如鹅卵,伴明显压痛。

5. **次要症状**　有头痛、神经痛、肝脾肿大、淋巴结肿大等,皮疹较少见。

(二) 慢性期

患者多表现为骨关节系统及神经系统损害。特点为:①主诉多,尤以夜汗、头痛、肌痛及关节痛为多,还可有疲乏、长期低热、寒战或寒意、胃肠道症状等,如食欲不振、腹泻、便秘等,还可有失眠、抑郁、易激动等,易被诊为神经官能症;②急性期遗留的症状,如背痛、关节痛、坐骨神经痛、明显乏力、夜汗、迁延多日等。

实验室检查是指,血清学检查(试管凝集试验、补体结合试验、抗人球蛋白试验)任何一项为阳性或从患者血液、骨髓、其他体液及排泄物等任一种培养物中分离到布氏菌。

四、诊断

有确切职业接触史,弛张热或波浪型发热、关节肌肉疼痛等临床表现,实验室细菌学及血清学检查结果阳性,结合职业卫生学、流行病学调查资料,综合分析,排除其他原因所致的类似疾病,方可诊断。其诊断依据我国《布鲁氏菌病诊断》(WS 269—2019)和《职业性传染病的诊断》(GBZ 227—2017)执行。

五、防治原则

(一) 控制传染源

1. 隔离治疗　主要为抗菌药物治疗及对症疗法。急性期最有效药物为四环素。必要时可以加用链霉素。对于关节症状顽固,变态反应强的较重症例可以考虑特异性菌苗疗法。同时针对肌肉疼痛、脓肿以及关节积液等症状,给予相应的对症和支持治疗。

2. 畜间检疫,宰杀病畜　用血清学方法对疫区内全部羊、牛和猪进行检疫,凡检出阳性的家畜立即屠宰或隔离饲养。

(二) 切断传播途径

病畜及其排泄物、分泌物等污染的场地、水源、用具等均应进行消毒处理。禁止销售及食用病畜肉、乳等制品。

(三) 保护易感者

给疫区的人群、畜群接种菌苗进行免疫。

(四) 加强卫生宣传,提高自我预防保健意识

尤其是牧民、饲养工、挤奶工等易感人群应加强个体防护,避免接触病畜及其排泄物,使用过的防护用品应严格消毒处理,与家畜或畜产品或布氏菌培养物有密切接触后,如出现相关症状应及时就医。

第三节　森林脑炎病毒与森林脑炎

职业性森林脑炎,又称为"蜱传脑炎",病原体为森林脑炎病毒,是指劳动者在森林地区的职业活动中,因被蜱叮咬而感染的中枢神经系统的急性病毒性传染病,具有明显地区性和季节性。

一、病原学

森林脑炎病毒嗜神经性较强,接种成年小白鼠腹腔、地鼠或豚鼠脑内,易发生脑炎致死。接种猴脑内,可致四肢麻痹。该病毒在牛奶中经 65℃、15min 可被灭活。

二、流行病学

森林脑炎的流行有严格的季节性和地区性。每年5月上旬开始出现患者,

6月达到高峰,7—8月逐渐下降,呈散发状态;约80%的病例发生于5—6月,因好发于春夏之季,又称"春夏脑炎"。我国主要多见于东北和西北的原始森林地区。特别是黑龙江省,森林面积广袤,宿主动物种类繁多,适于森林脑炎病毒和传播媒介蜱的孳生繁殖,为全国森脑发病最早、最多的省份。

1. 传染源　疫区内野生啮齿类动物是主要传染源,鸟类及牛、山羊等也为易感动物。

2. 传播途径　主要经硬蜱吸血传播。

3. 易感人群　人群普遍易感。职业易感人群是指从事接触森林脑炎病毒的相关职业工作,如在疫区从事林业、捕猎等,并有蜱叮咬史。

三、临床表现

普通型患者急起发病,1~2日内达高峰,并出现不同程度的意识障碍、颈和肢体瘫痪和脑膜刺激征。轻型患者起病多缓慢,有发热、头痛、全身酸痛、耳鸣、食欲不振等前驱症状,3~4d后出现神经系统症状。重型患者起病急骤,突发高热或过高热,并有头痛、恶心、呕吐、感觉过敏、意识障碍等,迅速出现脑膜刺激征,数小时内进入昏迷、抽搐、延髓麻痹而死亡。

四、诊断

根据职业人群春夏季在森林地区工作且有蜱的叮咬史、突然发热、典型急性中枢神经系统损伤的临床表现、特异性血清学检查阳性,参考现场森林脑炎流行病学调查结果,综合分析,并排除其他病因所致的类似疾病方可诊断。森林脑炎诊断依据我国《职业性森林脑炎诊断标准》(GBZ 88—2002)和《职业性传染病的诊断》(GBZ 227—2017)执行。

五、防治原则

(一) 治疗原则

1. 轻度患者　采用一般的对症支持治疗:如降温、保持水电解质平衡等。

2. 中度和重度患者　防治脑水肿、保持呼吸道通畅等对症治疗。

3. 其他治疗　早期使用高效价丙种球蛋白可获得较好疗效,可配伍干扰素等使用。

4. 恢复期治疗　理疗、中药和功能锻炼等。需劳动能力鉴定,按GB/T 16180—2014处理。

（二）预防措施

加强卫生宣传，做好环境防护和个体防护。对疫区人员接种森林脑炎疫苗；注意工作场所周围环境的防护，清除路边杂草，加强灭鼠、灭蜱工作；加强个体防护，在疫区工作时应穿戴"五紧"的防护服，即扎紧袖口、领口和裤脚口，以防止蜱的叮咬；患者衣服应进行消毒灭蜱。

第四节　伯氏疏螺旋体与莱姆病

莱姆病亦称为莱姆疏螺旋体病，是由若干不同基因型的伯氏疏螺旋体引起的人畜共患病。主要经蜱叮咬人、兽而传染。其病原体莱姆病螺旋体可引起人体多系统器官的损害，严重者终生致残，甚至死亡。

现已证实莱姆病在我国的分布相当广泛，临床表现复杂多样，除有皮肤慢性游走性红斑、脑膜炎、脑神经炎、神经根炎、关节炎、慢性萎缩性肢皮炎、早老性痴呆等临床类型外，还从病原学、治疗学上证实莱姆病螺旋体可引起人类精神异常。由此可见，莱姆病已成为我国一种对人群健康危害严重的相当重要的媒介传染病，应该给予高度的重视，在全国范围内广泛开展莱姆病防治各方面的研究。2013年，原国家卫生计生委等4部门关于印发《职业病分类和目录》的通知中，莱姆病已被列入职业性传染病。

一、病原学

（一）形态结构

伯氏疏螺旋体是一种单细胞疏松盘绕的左旋螺旋体。细胞结构由表层、外膜、鞭毛和原生质柱四部分构成，表层由碳水化合物成分组成，外膜由脂蛋白微粒组成，具有抗原性的外膜蛋，鞭毛位于外膜与原生质住之间（亦称内鞭毛）。

（二）生物学性状

伯氏疏螺旋体属于原核生物界螺旋体目螺旋体科疏螺旋体属。目前用于培养伯氏疏螺旋体的液体培养基是 BSK Ⅱ 培养基。伯氏疏螺旋体最适生长温度 30~34℃，从生物标本新分离的菌株，一般需 2~5 周才可在显微镜下查到；伯氏疏螺旋体也可在固体培养基上生长。伯氏疏螺旋体可以感染多种实验动物，包括金黄地鼠、大白鼠、小白鼠、新西兰兔、狗、猕猴等。被感染动物可出现游走性红斑、关节炎等临床表现。

二、流行病学

(一) 传染源

莱姆病病原体的宿主动物较多,包括鼠、兔、蜥蜴、麝、狼、鸟类等野生脊椎动物以及狗、马、牛等家畜。在中国,血清学调查证实牛、马、羊、狗、鼠等动物存在莱姆病感染,不同的地区及不同种动物莱姆病感染存在较大的差异。已从棕背䶄、大林姬鼠、小林姬鼠、黑线姬鼠、社鼠、花鼠、白腹巨鼠等 7 种野鼠和华南兔分离出伯氏疏螺旋体,从种群数量和感染率分析,北方林区姬鼠属和䶄属可能是主要贮存宿主。从黑线姬鼠和白腹巨鼠的胎鼠分离到莱姆病螺旋体,证实莱姆病螺旋体可通过胎盘垂直传播,这对莱姆病自然疫源地的维持和扩大具有重要意义。狗作为我国北方林区莱姆病螺旋体的主要生物媒介全沟硬蜱成虫的主要供血者之一,可能是较重要的宿主动物,但有待于进一步研究证实。

(二) 传播途径

1. 媒介生物传播　伯氏疏螺旋体是通过硬蜱的叮咬而传染动物和人的。蜱的幼虫、若虫和成虫三个发育阶段均需叮刺吸血才能完成。幼虫吸带菌吸血受到感染,当其发育至幼虫并叮刺其他动物时,又将螺旋体传给别的动物。带菌的成虫亦可将螺旋体传给别的动物。幼虫只叮刺小型动物,而幼虫不仅叮刺中小型动物亦可叮刺大型动物,成虫则叮刺大型动物,因此幼虫和成虫均可将螺旋体传播给人。

目前,我国媒介生物调查在 21 个省(直辖市、自治区)的山林地区采集到的蜱,分类鉴定为 2 科 8 属 23 种,以全沟硬蜱、粒形硬蜱、二棘血蜱和长角血蜱为优势种群。已从 10 种不同类型的蜱分离出伯氏疏螺旋体。

2. 非媒介生物传播　目前的研究表明非媒介传播是存在的。

(1)接触传播:动物间可通过尿相互感染,甚至可以传给密切接触的人,但是人与人之间是否可以通过接触体液、尿等而传染尚未见报道。

(2)经血传播:从有螺旋体血症的鼠的抗凝血中收集的莱姆病螺旋体至少可保持 24h 活性;保存在 4℃的人全血中的莱姆病螺旋体可存活 25d 或更长,且采自患者的血液注射入健康金黄地鼠体内 2~3 周后,可以从该动物的脏器(肾、膀胱)中分离到莱姆病螺旋体。所以,输血或皮下注射都可能引起感染。

(3)垂直传播:从黑线姬鼠和白腹巨鼠的胎鼠分离到莱姆病螺旋体提示本

病存在垂直传播的可能性,国外研究证实莱姆病螺旋体在人和牛、马、鼠等动物中可通过胎盘垂直传播。

(三) 流行特征

1. 地区分布　莱姆病为全球性分布的蜱媒传染病,世界五大洲70多个国家有本病发生。目前,血清流行病学调查证实在我国至少30个省(直辖市、自治区)的人群存在莱姆病的感染;病原学研究证实我国21个省(直辖市、自治区)存在莱姆病的自然疫源地,人群中有莱姆病的发生和流行。

莱姆病的地区分布范围虽广,但疫区有相对集中的特点,呈地方性流行,主要是山林地区。我国莱姆病疫区主要在东北部、西北部和华北部分地区。据调查显示,东北林区人群莱姆病的发病率为1%~4%,我国莱姆病每年的新发病例至少万余例。

2. 时间分布　早期莱姆病具有明显的季节性,初发于4月末,6月上、中旬达到高峰,8月份以后仅见散在病例,呈单峰型存在。这些特征与某些特定的蜱(如北方地区的全沟硬蜱等)的种类、数量及其活动周期相关。但晚期病例一年四季均有发生,季节性不明显。

3. 人群易感性　人类对莱姆病螺旋体普遍易感。年龄分布2~88岁,以青壮年多发,男女性别差异不大。感染后一部分人群出现显性感染,另一部分人群为隐性感染,以散发为主。不同地区的人群莱姆病感染率和患病率不同,主要与当地人群地蜱叮咬率相关。

4. 职业接触感染　是指从事接触伯氏疏螺旋体的相关职业,包括林业工人、山林地区居民及到山林地区采集山物等与森林有关的人员,可有蜱等吸血节肢动物叮咬史。

三、临床表现

潜伏期是指蜱叮咬至出现早期特异性皮肤损害或其他首发症状的时间。通常以慢性游走性红斑为首发症状者潜伏期较短,而以神经及关节损害为首发症状者,潜伏期较长。急性期伴有发热、头痛、咽痛、肌肉痛等类似感冒样症状。临床表现分为三个时期。

1. 第一期　主要表现为皮肤的慢性游走性红斑,见于大多数病例。初起常见于被蜱叮咬部位出现红斑或丘疹,逐渐扩大,形成环状,平均直径15cm,中心稍变硬,外周红色边界不清。病变为一处或多处不等。多见于大腿、腹股沟和腋窝等部位。

2. 第二期 发病后数周或数月,有的患者出现明显的神经系统症状和心脏受累的征象。神经系统损害表现为脑膜炎、脑神经炎与末梢神经炎。

(1)脑膜炎:一般出现于感染后几周到几个月,也可为莱姆病的首发症状。其表现类似无菌性脑膜炎,患者有间歇性剧烈头痛,可伴有恶心、呕吐、畏光、颈硬等,无中毒症状。

(2)脑神经炎:十二对脑神经中最易受损害者为面神经。其他脑神经也可出现不同程度的损害如复视、视神经萎缩、阿罗氏瞳孔、听力减退等。

(3)神经根炎:感觉及运动神经根皆可受侵犯。表现为神经根性剧烈疼痛或某群肌肉感觉异常、无力,甚至肌肉萎缩。

(4)末梢神经炎:表现为四肢远端麻木、疼痛,呈手套、袜套样分布。

3. 第三期 感染后数周至2年内,约60%的患者出现程度不等的关节症状如关节疼痛、关节炎或慢性侵蚀性滑膜炎。以膝、肘、髋等大关节多发,小关节周围组织亦可受累。

4. 其他 罕见的表现有肌炎、脊髓炎、局限性硬皮病、纤维肌痛、神经过敏等。

实验室检查是指病原体分离及特异性抗体检测,包括:血清或体液(脑脊液、关节液、尿液)中检测到高滴度伯氏疏螺旋体特异性抗体;双份血清特异性抗体滴度2倍及以上增高;受损组织切片或血液、体液涂片中的病原体直接检测阳性;组织或体液中伯氏疏螺旋体PCR检查DNA阳性。

四、诊断

早期莱姆病如果有明确的蜱叮咬史,并出现典型的慢性游走性红斑,不需要进行实验室检查即可诊断。莱姆病的诊断必须综合流行病学史(疫区接触史、蜱叮咬史)、临床表现和实验室检查三方面的结果才能作出正确的诊断。并且莱姆病的病程越长疗效越差,要求对莱姆病患者作出及早和正确的诊断。本病需与多种其他病因引起的皮肤、心脏、关节及神经系统病变如风湿热、多形性红斑、类风湿关节炎等相鉴别。实验室检查亦需与梅毒、立克次体病等其他感染相鉴别。

职业性莱姆病的诊断按照《职业性莱姆病的诊断》(GBZ 324—2019)和《职业性传染病的诊断》(GBZ 227—2017)执行。

五、防治原则

(一) 治疗原则

成人患者用多西环素或阿莫西林治疗有效。9 岁以下儿童患者可用阿莫西林治疗。莱姆关节炎通常可以治愈。有神经系统异常者(单纯性面神经麻痹患者可能除外)可给予头孢曲松钠或青霉素治疗。

(二) 预防原则

1. 宣传教育　使公众了解莱姆病及其传播方式和个人防护方法。

2. 尽可能避免进入有蜱滋生的区域　为了减少蜱的叮咬,要穿着覆盖手臂和腿部的浅色衣服,以便更容易发现黏在衣服上的蜱;将长裤的裤脚塞进袜子,在皮肤上涂抹驱蜱剂。

3. 蜱职业接触人员身体检查及蜱的去除方法　及如果在蜱滋生的区域进行工作或活动,每天要对身体进行全面检查,不能忽视头发的检查,并及时除去身上的蜱,要注意蜱可能非常小。在除去蜱时,为避免将蜱的口器留在皮内,将镊子贴紧皮肤并夹住蜱轻轻地、稳稳地将其拔出。取出蜱时要戴手套,或用布或卫生纸将手包好。去除后要用肥皂和清水清洗蜱附着的部位。

4. 疫苗　目前尚未有人用疫苗进行预防。

第五节　艾滋病病毒与艾滋病

艾滋病即获得性免疫缺陷综合征(AIDS),是由人类免疫缺陷病毒(HIV)引起的一种慢性、进行性、致死性染病。病毒特异性地侵犯 CD4$^+$T 淋巴细胞,造成细胞免疫受损,最终导致机体免疫系统崩溃。临床上表现为急性期、无症状期和 AIDS 期,最后并发各种严重机会性感染和艾滋病相关肿瘤,病死率极高。2013 年,国家卫生计生委等 4 部门在关于印发《职业病分类和目录》的通知中,医疗卫生人员及人民警察职业人群所患的艾滋病已被列入职业性传染病。

一、病原学

HIV 是单链 RNA 病毒,属逆转录病毒科慢病毒属。根据 HIV 基因,分为 HIV-1 和 HIV-2 两型,两者主要感染 CD4$^+$T 淋巴细胞,均能引起 AIDS;HIV-1

是引起 AIDS 的主要毒株。

(一) HIV 形态

呈圆形或椭圆形,外层为类脂包膜,表面有突出于病毒包膜之外的外膜蛋白 gp120,另一端与贯穿病毒包膜的运转蛋白 gp41 相连接,gp120 低分子构型上有与 CD4 分子结合的部位,gp41 起协同 HIV 进入宿主细胞的作用。核呈圆柱状,位于中央,含有两条单股 RNA 链、逆转录酶和结构蛋白等。

(二) HIV 的抵抗力

HIV 对外界抵抗力较弱,对热敏感,56℃持续 30min 能灭活。25% 以上的酒精即能杀灭病毒,70% 的效果最好;5%~8% 的甲醛及有机氯溶液等均能灭活病毒,但对 0.1% 福尔马林、紫外线和 γ 射线不敏感。HIV 侵入人体数周至 6 个月产生抗 -HIV,此抗体不是中和抗体,而是表示已被 HIV 感染,抗 -HIV 阳性的血清有传染性。

二、流行病学

我国艾滋病疫情已覆盖全国所有省、自治区、直辖市。我国的艾滋病流行有四大特点:①艾滋病疫情上升幅度进一步减缓,艾滋病综合防治效果开始显现;②性传播持续成为主要传播途径,同性传播上升速度明显;③全国艾滋病疫情总体呈低流行态势,但部分地区仍疫情严重;④全国受艾滋病影响的人群增多,流行模式多样化。

(一) 传染源

患者和无症状 HIV 感染者是本病的传染源。患者的传染性最强,无症状 HIV 感染者在流行病学上意义更大。病毒主要存在于血液、精液、子宫和阴道分泌物中。

(二) 传播途径

1. 性接触传播　是本病主要传播途径,欧美等发达国家以同性传染为主,约占 AIDS 的 70%;非洲以异性传染为主。男女发病比例在欧美地区以男性多见,非洲地区男女发病率相似。

2. 血液传播　该途径含义较广,方式很多。注射途径传播,主要指静脉毒瘾者之共用针头;消毒隔离措施不严,使用非一次性注射器;输注含 HIV 或 HIV 污染的血或血制品;不规范的单采血浆等。

3. 母婴传播　感染本病的孕妇可以通过胎盘、产程中及产后血性分泌物等传播婴儿。

4. 其他途径　病毒携带者的器官移植、人工授精，还有经破损的皮肤、刮脸刀片口腔操作等，但感染率较低。医护人员意外地被 HIV 污染的针头或其他物品刺伤亦感染。

由于 HIV 在离体的情况下抵抗力很弱，很快就会失去活性和感染力，日常生活和工作接触是不会传播的，握手、拥抱、共用办公用具、共用马桶圈、卧具、浴池等也不会传播。接吻、共同进餐、咳嗽或打喷嚏也不可能传播。

蚊虫叮咬不会传播 AIDS，蚊子不是 HIV 的适宜宿主，HIV 在蚊子体内既不增殖，也不发育，且数小时或两三天内即消失。蚊子的食管和涎管不是同一条管腔，吸入的血液和吐出的唾液都是单向的，不会出现类似皮下注射的结果。

(三) 高危人群

同性恋和性乱交者、静脉毒瘾者、血友病患者、接受可疑血及血制品或器官移植者、13 岁以下儿童其双亲或双亲之一是 HIV 感染者等受感染的危险比较大，属高危人群，发病年龄主要为 40 岁以下的青壮年。

(四) 职业接触感染

医疗卫生人员和人民警察在从事 HIV 感染者或艾滋病患者的防治和管理等活动中，有可能造成 HIV 意外感染，意外接触 24h 内检测 HIV 抗体为阴性，随访期内 HIV 抗体阳转的接触者，为职业接触感染。对于意外接触者在接触前、后 6 个月内发生过易感染艾滋病病毒的行为，或者有线索显示接触者感染的病毒不是来自本次职业接触感染的，应当根据需要进行分子流行病学检测，并根据检测结果判定感染者感染的病毒是否来自本次职业接触。

三、临床表现

潜伏期为 2 周至 6 个月。HIV-1 侵入机体后 2~10 年可以发展为 AIDS，HIV-2 所需的时间更长。

(一) AIDS 的分期

HIV 感染人体后分为 3 期。

1 期(急性期)：感染 HIV 后，大多数患者临床症状轻微，可出现发热、咽痛、头痛、厌食、全身不适及关节肌肉痛等症状。可伴有红斑样皮疹、腹泻、淋巴结肿大和血小板减少，CD4/CD8 比例倒置。

2 期(无症状期)：本期可从急性期进入此期，或无明显的急性期症状而直接进入此期。临床上没有任何症状。但血中能检出 HIV RNA 及抗 -HIV，外周血单个核细胞可检出 HIV DNA。原来的持续性全身淋巴结肿大综合征期现归入无症状期。其特点为除腹股沟淋巴结以外，全身两处或两处以上淋巴结肿大。

3 期（AIDS 期）：本期为感染 HIV 后的最终阶段。患者 $CD4^+T$ 淋巴细胞计数明显下降，多低于 $350/mm^3$，HIV 血浆病毒载量明显升高。主要表现有：

(1)艾滋病相关综合征：发热、乏力、全身不适、盗汗、厌食、体重下降、慢性腹泻、全身淋巴结肿大，肝脾大等。

(2)机会性感染：常见的是卡氏肺孢子菌、巨细胞病毒、结核杆菌、EB 病毒、鸟分枝杆菌、弓形虫、隐球菌及念珠菌等感染。

(3)神经系统症状：头晕、头痛、恶心、呕吐，也可表现为反复发作的癫痫、进行性痴呆及瘫痪等。

(4)因免疫缺陷而继发肿瘤：最常见为卡波西肉瘤、非霍奇金淋巴瘤等。

(二) AIDS 常见的机会性感染和临床表现

AIDS 的主要临床表现是由机会性感染所引起。

1. 呼吸系统　最常见的机会性感染是耶氏肺孢子菌肺炎。是由耶氏肺孢子菌引起的间质性浆细胞性炎症，肺泡内充满泡沫状液体及大量卡氏肺孢子菌，肺间质内有大量淋巴细胞和浆细胞浸润，临床表现为发热、咳嗽、咳少量白色泡沫样痰，呼吸困难，通气功能障碍，症状进行性加重。肺结核也较常见。此外，巨细胞病毒、军团菌、弓形血、隐球菌、鸟分枝杆菌及念珠菌等均常引起肺部感染。

2. 消化系统　念珠菌、巨细胞病毒和疱疹病毒等侵犯口咽部及食管引起溃疡或炎症，表现为吞咽痛、吞咽困难及胸骨后烧灼感等，内镜检查可确诊。疱疹病毒、隐孢子虫、鸟分枝杆菌可侵犯胃肠道引起腹泻，为水泻或脂肪泻。巨细胞病毒感染引起溃疡性结肠炎可出现黏液便或脓血便，以及腹泻等。

3. 神经系统　隐球菌脑膜炎、巨细胞病毒性脑炎、脑弓形虫病、类圆线虫性脑炎。HIV 还可直接引起进行性亚急性脑炎、AIDS 痴呆综合征等。

4. 泌尿系统　主要是肾脏损伤，机会性感染是引起肾脏损伤的主要原因之一。巨细胞病毒、EB 病毒可引起免疫复合物肾炎，为局灶性或弥漫性系膜增殖性肾小球肾炎、急性肾小管坏死、肾小管萎缩及局灶性间质性肾炎等。

5. 血液系统　主要表现为粒细胞及血小板减少、贫血以及非霍奇金淋巴瘤等。

6. 皮肤黏膜　口腔毛状白斑表现为舌两侧缘有粗厚的白色突起，是 EBV

(EV病毒)等病毒感染所致,抗真菌治疗无效。其他常见的有念珠菌等真菌感染,表现为局部黏膜潮红,剧烈触痛,舌苔白,用抗真菌药治可迅速好转,反复发作。同性恋患者可发生肛周传染性软疣、肛周单纯疱疹病毒感染和疱疹性直肠炎。脂溢性皮炎样病变常发生在生殖器、头皮及面部等处。

7. 心血管系统　以心肌炎最多见,由病毒、细菌、真菌及心肌的其他机会性病原体感染所致。细菌性心内膜炎可为 AIDS 机会性感染的一种表现,心包炎在 AIDS 患者中常由隐球菌引起。

8. 卡波西肉瘤　来源于血管内皮细胞或淋巴管内皮细胞,因此可在各系统发生。如肺、肝、肾和眼卡波西肉瘤等,多见于皮肤和面部。

9. 其他　AIDS 患者眼部可受累,常见的有巨细胞病毒性视网膜炎、弓形虫视网膜脉络膜炎等。AIDS 性肌病一般起病缓慢,近端肌无力,肌酶异常等。

(三) 临床表现分类

根据临床表现,分为"成人及 15 岁(含 15 岁)以上青少年"和"15 岁以下儿童"两大组,前者又分为 A、B、C 三组,后者又分为 D、E、F 三组。艾滋病的临床表现分类详见《艾滋病和艾滋病病毒感染诊断》(WS 293—2019)。

(四) 实验室检查

主要包括 HIV 抗体、病毒载量、CD4$^+$T 淋巴细胞、HIV 基因型耐药等检测。HIV 抗体检测是 HIV 感染诊断的"金标准";病毒载量和 CD4$^+$T 淋巴细胞检测可判断疾病进展、临床用药、疗效和预后;病毒载量测定也是 HIV 感染早期诊断的重要指标。基因型耐药检测可指导抗病毒治疗方案的选择和更换。

四、诊断

(一) 诊断

HIV/AIDS 的诊断原则是以实验室检测为依据,结合临床表现和参考流行病学资料综合进行。HIV 抗体和病原学检测是确诊 HIV 感染的依据;流行病学史是诊断急性期和婴幼儿 HIV 感染的重要参考;CD4$^+$T 淋巴细胞检测和临床表现是 HIV 感染分期诊断的主要依据;AIDS 的指征性疾病是 AIDS 诊断的重要依据。详见《艾滋病和艾滋病病毒感染诊断》(WS 293—2019)。

(二) 鉴别诊断

本病临床表现复杂多样,易与许多疾病相混淆。与传染性单核细胞增多症及结核、结缔组织病、先天性免疫缺陷病、特发性 CD4$^+$T 细胞减少症(即类艾滋病)、霍奇金病、假性艾滋病综合征等鉴别。

(三) 职业性艾滋病

职业性艾滋病只限于医疗卫生人员及人民警察职业人群,其诊断按照国家卫生行业标准《艾滋病和艾滋病病毒感染诊断》(WS 293—2019)和《职业性传染病诊断标准》(GBZ 227—2017)执行。依照诊断标准,职业性艾滋病规定要进行职业感染确认和实验室要求以及 HIV 感染的判定。

1. 职业性艾滋病的职业感染确认和实验室要求　职业接触艾滋病病毒应提供"艾滋病病毒职业暴露个案登记表"和"职业暴露感染艾滋病病毒调查结论";艾滋病病毒、抗体和核酸序列同源性等实验室项目检测需在经省级卫生计生行政部门验收合格的艾滋病检测确证和监测筛查实验室进行;从 HIV 侵入机体到血清 HIV 抗体转为阳性的时间定为窗口期,在该期内检测不出 HIV 抗体;发生职业接触之后 6 个月定为随访期,在该期内医疗卫生机构应当分别在接触 24h 内及之后的第 4 周、第 8 周、第 12 周和第 6 个月抽血复查,对于接触者存在基础疾患或免疫功能低下,产生抗体延迟等特殊情况的,随访期可延长至 1 年。

2. HIV 感染的判定　应具有 HIV 抗体确证试验阳性或血液中分离出 HIV 毒株;或者具有急性 HIV 感染综合征或流行病学史且不同时间的两次 HIV 核酸检测结果均为阳性。从 HIV 感染到出现艾滋病症状需经过平均 7~8 年的潜伏期,HIV 感染需要给予及时治疗和定期检测。

五、防治原则

(一) 治疗原则

HIV 感染和艾滋病处理原则参照 GBZ/T 213—2018 和《中国艾滋病诊疗指南》(2018 版)。目前艾滋病治疗最为关键的是抗病毒治疗(曾称"高效联合抗逆转录病毒疗法"和"鸡尾酒疗法")。针对机会性感染和肿瘤采取相应治疗。

(二) 预防原则

1. 控制传染源　患者及 HIV 携带者血、排泄物和分泌物应进行消毒,AIDS 进展期患者应注意隔离。

2. 切断传播途径

(1)规范行为:杜绝不洁注射,严禁吸毒,不共用针头、注射器,如被 HIV 感染者用过的针头或器械刺伤,应在 2h 内服用艾滋病防护(AZT),时药间 4 周。

(2)加强血制品管理:血液抗 HIV 阳性者应禁止献血、血浆、器官、组织和精液。

(3)健康教育:加强与 HIV 及 AIDS 有关的性知识、性行为的健康教育。

(4)切断母婴传播:女性 HIV 感染者应尽量避免妊娠,防止母婴传播,HIV 感染的哺乳期妇女应人工喂养。

3. 保护易感人群　在进行手术及有创检查前,应检测 HIV 抗体。加强对吸毒、卖淫、嫖娼等高危人群的 HIV 感染监测。接触患者的血液或体液时,应戴手套和穿隔离衣。

(凤志慧)

第六章
职业性致癌因素与职业性肿瘤

第一节 概　　述

职业性肿瘤，又称"职业癌"，是在工作环境中接触致癌因素，经过较长的潜隐期而罹患的某种特定肿瘤。在一定条件下能使正常细胞转化为肿瘤细胞，且能发展为可检出肿瘤的与职业有关的致病因素，称为职业性致癌因素。

WHO 下属的国际癌症研究机构（IARC）自 1972 年开始陆续发布《对人类的致癌风险评估专著》，对环境因素致癌性作出最具权威性的评价。截至 2016 年 6 月，IARC 已公布的 116 卷评价专著共定性分类 990 种因素，其中与工农业生产有关的人类确认化学致癌物或生产过程有 40 余种。

由于恶性肿瘤患者生命质量差、易于丧失劳动能力、临床预后不佳，所以职业肿瘤被认为是最严重的一类职业病。职业性肿瘤与非职业性肿瘤在发病部位、病理组织学类型、发展过程和临床症状等方面没有多大差异，但是诊断为职业性肿瘤影响较大，且可依法获得职业病补偿。因此，世界各国依据本国状况规定的职业性肿瘤名单不尽相同。我国 2013 年修订颁布的《职业病分类和目录》中规定的职业性肿瘤有 11 种，包括：石棉所致肺癌、间皮瘤；联苯胺所致膀胱癌；苯所致白血病；氯甲醚、双氯甲醚所致肺癌；砷及其化合物所致肺癌、皮肤癌；氯乙烯所致肝血管肉瘤；焦炉逸散物所致肺癌；六价铬化合物所致肺癌；毛沸石所致肺癌、胸膜间皮瘤；煤焦油、煤焦油沥青、石油沥青所致皮肤癌；β- 萘胺所致膀胱癌等。另外，还包括职业性放射性疾病中的放射性肿瘤（含矿工高氡暴露所致肺癌）。本章将主要介绍职业性致癌因素的作用特征与分类、常见的职业性肿瘤与其预防原则。

第二节 职业性致癌因素作用特征

职业性肿瘤病因明确,都有职业性致癌因素的接触史。职业性致癌因素包括化学因素、物理因素和生物因素,其中最多见的是化学性因素。若控制或消除了职业性致癌因素,相应职业性肿瘤的发病率就会明显下降或不发生。

一、致癌潜隐期

一般将机体自接触职业病危害因素至出现确认的健康损害效应(最早临床表现)所需的时间称为潜伏期,亦可将从接触致癌物到出现确认的职业性肿瘤的间隔时间称为潜隐期。不同的致癌因素引起的职业性肿瘤有不同的潜隐期。例如,接触苯所致白血病最短时间仅 4~6 个月,石棉诱发间皮瘤最长可达40 年以上。大多数职业性肿瘤的潜隐期约为 12~25 年。尽管如此,由于职业性致癌因素接触强度一般都较高,所以职业性肿瘤的发病年龄比非职业性同类肿瘤提前,这也是确定职业性肿瘤的重要依据之一。例如,芳香胺引起的泌尿系统癌症发病年龄以 40~50 岁多见,较非职业性同类癌症早 10~15 年;我国湖南某砷矿职工中肺癌发病年龄比所在省居民肺癌发病年龄小 10~20 岁。

二、致癌阈值

大多数毒物的毒性作用存在阈值或阈剂量,即超过这个剂量时才可引起健康损害,阈剂量是制订安全接触剂量的主要依据。一些国家规定了"尽可能低"的职业致癌物接触的"技术参考值"。我国《工作场所有害因素职业接触限值第 1 部分:化学有害因素》(GBZ 2.1—2019)规定了具有致癌作用的化学物质,致癌性标识按 IARC 分级,作为参考性资料。标准中采纳了 IARC 的致癌性分级标识 G1、G2A 和 G2B,在备注栏内标注,作为职业病危害预防控制的参考。对于标有致癌性标识以及有可能损伤基因的化学物质,应采取最先进的技术措施与个人防护,以减少接触机会,尽可能保持最低的接触水平。新修订的标准中阈值问题还没有解决。

三、剂量-反应关系

虽然致癌物阈值问题有争论,但大量动物实验和流行病学调查研究证明,多数致癌物都明显存在剂量-反应关系,即暴露于同一致癌物总剂量较大的人群比接触剂量小的人群肿瘤发病率和死亡率都高。例如,接触二甲基氨基偶氮苯(奶油黄)30mg/d,34d 诱发肝癌,接触总量为 1 020mg;若 1mg/d,700d 发生肝癌,接触总量为 700mg。但也有例外,如石棉有小剂量的接触史即可致癌。

四、致癌部位

职业性肿瘤有比较固定的好发部位或范围,多在致癌因素作用最强烈、最经常接触的部位发生。由于肺和皮肤是职业致癌物进入机体的主要途径和直接作用的器官,故职业性肿瘤多见于呼吸系统和皮肤,并可能累及同一系统的邻近器官,如致肺癌的职业致癌物可引发气管、咽喉、鼻腔或鼻窦的肿瘤;亦可发生在远膈部位,如皮肤接触芳香胺,导致膀胱癌;同一致癌物也可能引起不同部位的肿瘤,如砷可诱发肺癌和皮肤癌。此外,还有少数致癌物引起大范围的肿瘤,如电离辐射可引起白血病、肺癌、皮肤癌、骨肉瘤等。

五、致癌病理类型

职业性致癌因素种类不同,各自导致的职业性肿瘤具有不同的特定病理类型。例如,铀矿工肺癌大部分为未分化小细胞癌、铬暴露多致肺鳞癌、家具木工和皮革制革工的鼻窦癌大部分为腺癌。接触的职业性致癌因素强度不同,亦可导致不同的特定病理类型。一般认为,接触强致癌物以及高浓度接触致癌物引发的肿瘤多为未分化小细胞癌,反之则多为腺癌。但是上述病理学特点不是绝对的,如苯所致白血病的类型不一,且无一定规律。所以,病理类型仅供与非职业性肿瘤作鉴别时参考。

六、致癌条件

职业性肿瘤的特征之一是病因明确,都有明确的致癌因素接触史,但人体接触职业性致癌因素后不一定都发生职业性肿瘤。职业性肿瘤要在一定条件下才能发生,主要与职业性致癌因素的理化特性、强度和作用方式等有关。例如,金属镍微粒有致癌性,而块状金属镍无致癌性;苯胺的同分异构体中的 β 位异构体为强致癌物,而 α 位异构体则为弱致癌物;不溶性的铬盐及镍盐,只有经肺吸入才能致癌,而将它们涂抹皮肤或经口摄入均无致癌作用。职业性肿瘤是否发生还与接触者的健康状况、个体易感性、行为与生活方式等有关。如接触石棉且吸烟者,其肺癌发病率可以增加 40~90 倍。

第三节　职业性致癌因素的分类

评估职业、环境和生活方式暴露及物质的致癌性风险,是确定和控制致癌性危害的首要前提。IARC 召集具有相关科学专业知识的科学家组建了"工作组",系统回顾和评估出版物中大量证据的质量和强度,并开展危害评估以确认特定因素对人体造成癌症风险的可能性,其结论已被世界各国政府、机构及公众广泛参考使用。根据流行病学、动物及体外试验证据,IARC 将单一因素、混合物或暴露环境对人类的致癌性分成 4 类,1 类(G1):确定对人类有致癌性;2A 类(G2A):很可能对人类有致癌性;2B 类(G2B):可能对人类有致癌性;3 类(G3):对人类致癌性不能分类;4 类(G4):可能对人类没有致癌性。

经 IARC 综合评估后定性为 1 类,即确定对人类有致癌性的单一因素、混合物或暴露环境共 118 种;2A 类(很可能对人类有致癌性)80 种,2B 类(可能对人类有致癌性)289 种;3 类(对人类致癌性不能分类)502 种;4 类(可能对人类没有致癌性)1 种。根据 IARC 截至 2016 年 6 月公布的对人类的 1 类致癌物信息整理表 6-1,表中包括致癌物的职业接触机会、人群与动物证据及其致癌部位等信息。

表 6-1　IARC 确认属于 1 类的职业性致癌因素与其致癌部位

致癌物质或混合物名称	职业接触机会	人群证据[c]	动物证据[c]	致癌部位
电离辐射(X 射线和 γ 射线、中子、磷 -32、α 粒子和 β 粒子的同位素、钚 -239、碘 -131、镭 -224、镭 -226、镭 -228、氡气 -222 和钍 -232 及其衰变产物)	放射学工作者、技术人员、核能工作者、镭刻度盘涂漆者、地下矿工、钚作业者;核事故后的清理者;航空人员	充足	充足	骨[d]、白血病[d]、肺[d]、肝[d]、胆管[d]、甲状腺[d]、乳腺[d]、软组织[d]、肾[d]、膀胱[d]、其他[d]
太阳辐射(紫外线)	户外工作者	充足	充足	黑色素瘤[d]、皮肤[d]
石棉	采矿、制造业副产品、绝缘材料、造船厂工人、金属板工人、石棉水泥工业	充足	充足	肺[d]、间皮瘤[d]、喉[b]、胃肠道[b]
毛沸石	废物处理、污水、农业废物、大气污染控制系统、水泥聚集物、建筑材料	充足	充足	间皮瘤[d]

续表

致癌物质或混合物名称	职业接触机会	人群证据[c]	动物证据[c]	致癌部位
二氧化硅,晶质	岩石加工业、陶瓷、玻璃和其他相关工业、铸造和冶金业、碾磨、建筑业、农业	充足	充足	肺[d]
含石棉状纤维的滑石粉	生产业(陶瓷、纸、油漆、和化妆品等)	充足	不足	肺[d]、间皮瘤[d]
木尘	伐木和锯木工人、造纸工业、木材加工业(如家具工业、建筑业)、塑料和油毡的填充材料	充足	不足	鼻腔和鼻窦[d]
砷和砷的化合物	有色金属冶炼、含砷杀虫剂(生产、包装和使用)、羊毛纤维的生产、含砷矿物开采	充足	有限	皮肤[d]、肺[d]、肝(血管肉瘤)[b]
铍	铍的提炼和加工、航空工业、电子和核工业、宝石匠	充足	充足	肺[d]
镉和镉化合物	镉熔炼、生产工人(电池、镉铜合金)、染料和色素生产、电镀	充足	充足	肺[d]
铬化合物(六价铬)	铬生产、染料和色素、电镀和镀板、铬铁合金生产、不锈钢焊接、木材防腐剂、皮革制造、水处理、墨水、摄影、石板印刷、钻井泥浆、合成香料、焰火、防腐剂	充足	充足	肺[d]、鼻窦[b]
部分镍化合物(镍精炼工业)	镍的提炼和精炼、焊接	充足	充足	肺[d]、鼻腔和鼻窦[d]
苯	苯生产、制鞋工业中的溶剂、工业(化学、医药和橡胶)、印刷工业(影印厂和装订所)、汽油添加剂	充足	有限	白血病[d]
煤焦油和沥青	精制化学药品和煤焦油产品的生产、焦炭生产、煤气制备、铝生产、铸造、铺路和建造(盖顶工和铺地匠)	充足	充足	皮肤[d]、肺[b]、膀胱[b]

续表

致癌物质或 混合物名称	职业接触机会	人群 证据[c]	动物 证据[c]	致癌部位
轻度或未经处理的矿物油	矿物油生产、使用润滑油工人、机械师、工程师、印刷工业、化妆品和医药制剂的生产	充足	不足	皮肤[d]、膀胱[b]、肺[b]、鼻窦[b]
页岩油或页岩润滑油	采矿和加工、用作燃料或化工厂原料、纺织工业中使用润滑油	充足	充足	皮肤[d]
烟灰	烟囱清洁工人、采暖服务人员、泥瓦匠及助手、建筑爆破工、隔离工、消防人员、冶金作业人员、涉及有机物燃烧的工作	充足	不足	皮肤[d]、肺[d]、食[b]
氯乙烯	氯乙烯生产、聚氯乙烯和聚合体的生产、1974年前的制冷剂、萃取剂、气溶胶推进燃料	充足	充足	肝(血管肉瘤)[d]、肝(肝细胞)[b]
氯甲甲醚,双氯甲醚	塑料和橡胶生产、化学中间产物、烷化剂、实验室试剂、离子交换树脂和聚合体	充足	充足	肺(燕麦形细胞)[d]
4-氨基联苯	4-氨基联苯生产、染料和色素生产	充足	充足	膀胱[d]
联苯胺	联苯胺生产、染料和色素生产	充足	充足	膀胱[d]
2-萘胺	2-萘胺生产、染料和色素生产	充足	充足	膀胱[d]
环氧乙烷	环氧乙烷生产、化学工业、灭菌剂	有限	充足	白血病[d]
TCDD(四氯二苯并二噁英)	TCDD生产、除草剂(氯酚类和氯苯氧基类)、垃圾焚烧、印刷电路板生产、纸浆和纸的漂白	有限	充足	所有结合部位[d]、肺[b]、非霍奇金淋巴瘤[b]、恶性毒瘤[b]
黄曲霉毒素	饲料生产工业、水稻和玉米加工	充足	充足	肝[d]

续表

致癌物质或混合物名称	职业接触机会	人群证据[c]	动物证据[c]	致癌部位
被动吸烟	酒吧和餐馆工作人员、机关工作人员	充足	充足	肺[d]、胰腺[d]
芥子气	芥子气生产、实验室使用、军事人员	充足	有限	喉[d]、肺[b]、咽[b]
含硫酸的强无机烟雾	浸酸法操作、钢铁工业、石化工业、酸性磷酸盐肥料的生产	充足	无	鼻咽、喉[d]、肺[b]
苯并[a]芘(存在于煤焦油中)	接触煤焦油燃烧气体的工作、被动吸烟、烟囱清洁工人、接触柴油内燃机废气的工人(如井下矿工等)	充足	充足	肺[d]、皮肤、膀胱[d]
1,3-丁二烯	橡胶工业、轮胎制造、树脂工业、塑料工业、添加剂生产(用于表面活性剂、润滑油)、被动吸烟	充足	充足	白血病[d]、乳腺[d]、卵巢[d]
甲醛	工业树脂生产使用(刨花板、涂料)、装潢材料生产(纤维板、三夹板、隔音板等)、解剖工作者、殡葬业人员	充足	充足	鼻咽[d]、脑[d]、白血病[d]
邻甲苯胺	化学品生产(染料、颜料和橡胶)、使用其染色组织的实验室和医院工作人员	充足	充足	膀胱[d]、软组织[d]、骨[d]
大气污染	室外工作者(环卫工人、交通警察等)	充足	充足	肺[d]、膀胱[d]
柴油内燃机废气	井下矿工、暴露机动车尾气的工作人员(环卫工人、交通警察等)	充足	充足	肺[d]、膀胱[d]
碱性嫩黄	碱性嫩黄、染料、2-萘胺工业生产	充足	充足	膀胱[d]、前列腺[d]、胃[d]、咽颊[d]
品红	品红Ⅰ、Ⅱ、Ⅲ及碱性红9染料制造	充足	充足	膀胱[d]、肝[b]
室内燃烧煤	偏远地区燃煤烹饪者	充足	充足	肺[d]

注:a. 这种物质被发现的职业或工业的详尽列表并非是必需的;也并非所有在这种职业或工业的工人都处于暴露状态;术语"生产"用来指这种物质是人造的且工人可能暴露于生产过程。b. 判断证据是提示性的。c. 被 IARC 工作组判定的。d. 判断与该部位有关的证据充足。

第四节　常见的职业性肿瘤

2014 年 10 月颁布的《职业性肿瘤的诊断》(GBZ 94—2014)规定了职业性肿瘤的诊断原则及各特定职业肿瘤的诊断细则。职业肿瘤的诊断原则包括:①肿瘤的临床诊断明确。要求必须是原发性肿瘤、肿瘤的发生部位与所暴露致癌物的特定靶器官一致、且经细胞病理或组织病理检查或经腔内镜取材病理等确诊;②职业暴露史明确。要排除其他可能的非职业性暴露途径为致癌主因,有明确的致癌物职业暴露史;③潜隐期符合要求。要符合工作场所致癌物的累计暴露年限要求,且需符合职业性肿瘤发生、发展的潜隐期要求。

一、职业性呼吸系统肿瘤

在职业性肿瘤中,呼吸道肿瘤占了极高比例。表 6-1 显示目前已知对人类呼吸道有致癌作用的物质。吸烟已被证明是肺癌发生的最危险因素,对职业性呼吸道肿瘤亦有明显影响。我国现行的《职业病分类和目录》中,可引起职业性呼吸系统肿瘤的职业性有害因素包括石棉、氯甲醚、二氯甲醚、砷及其化合物、焦炉逸散物、六价铬化合物及毛沸石。

(一) 石棉所致肺癌、间皮瘤

1934 年首次报道石棉致肺癌,1955 年被确认。大量的调查研究证明肺癌是威胁石棉工人健康的主要疾病。从接触石棉至发病的潜伏期约为 20 年,并呈明显的接触水平 - 反应关系。石棉致癌作用的强弱与石棉种类及纤维形态有关。此外,石棉还可致胸、腹膜间皮瘤,70% 以上的间皮瘤发生与长期接触石棉有关。

肺癌且合并石棉肺患者,应诊断为石棉所致职业性肺癌。肺癌但不合并石棉肺患者,在诊断时应同时满足以下三个条件:①原发性肺癌诊断明确;②有明确的石棉粉尘职业暴露史,石棉粉尘的累计暴露年限 1 年以上(含 1 年);③潜隐期 15 年以上(含 15 年)。

胸膜间皮瘤合并石棉肺者,应诊断为石棉所致职业性胸膜间皮瘤。胸膜间皮瘤但不合并石棉肺患者,在诊断时应同时满足以下三个条件:①胸膜间皮瘤诊断明确;②有明确的石棉粉尘职业暴露史,石棉粉尘的累计暴露年限 1 年以上(含 1 年);③潜隐期 15 年以上(含 15 年)。

(二) 氯甲醚所致肺癌

1. **双氯甲醚和氯甲甲醚** 均为无色液体,具高度挥发性。氯甲甲醚遇水或其气体与水蒸气相遇,水解后还能合成双氯甲醚。在实际生产中,两者难以严格区分,统称为氯甲醚类,多用于生产离子交换树脂,对于呼吸道黏膜均有强烈刺激作用。所引起的肺癌恶性程度高。

2. **氯甲醚所致肺癌诊断细则** ①原发性肺癌诊断明确;②有明确的氯甲醚(二氯甲醚或工业品—氯甲醚)职业暴露史,生产和使用氯甲醚(二氯甲醚或工业品—氯甲醚)累计暴露年限 1 年以上(含 1 年);③潜隐期 4 年以上(含 4 年)。

(三) 砷及其化合物所致肺癌

砷是人类早已认识和使用的类金属元素。砷致人肺癌的证据主要来自大量国内外接触三氧化二砷及三氧化五砷人群肺癌发病资料,接触砷及其化合物的职业人群肺癌的发生率显著升高。IARC 认为,虽然至今还未建立起无机砷致癌的动物实验模型,但是大量流行病学调查结果已充分证明,无机砷化合物是人类皮肤癌和肺癌的致癌物。

砷所致肺癌诊断细则:①原发性肺癌诊断明确;②有明确的砷职业暴露史,无机砷累计暴露年限 3 年以上(含 3 年);③潜隐期 6 年以上(含 6 年)。

(四) 焦炉逸散物所致肺癌

烟煤在高温缺氧的焦炉炭化室内干馏过程中产生的气体、蒸气和烟尘统称为焦炉逸散物。煤焦油挥发物是焦炉逸散物的重要成分,含有多种致癌的多环芳烃类化合物。大量的动物实验和流行病学研究表明,长期接触以多环芳烃为代表的焦炉逸散物是焦炉肺癌公认的致癌因素。

焦炉工肺癌诊断细则:①原发性肺癌临床诊断明确;②有明确的焦炉逸散物职业暴露史,焦炉逸散物累计暴露年限 1 年以上(含 1 年);③潜隐期 10 年以上(含 10 年)。

(五) 六价铬化合物所致肺癌

铬用途广泛,用于印染、皮革加工、木材防腐保存、有机合成及某些催化剂的制造等。铬的毒性取决于氧化状态及溶解度,三价铬是一种生命必需微量元素,而溶解度小的六价铬可经呼吸道进入肺中导致肺癌。大量的国内外流行病学研究表明,铬酸盐工人肺癌高发。IARC 将六价铬确定为人类致癌物。

铬酸盐制造工肺癌诊断细则:①原发性肺癌临床诊断明确;②有明确的六价铬化合物职业暴露史,六价铬化合物累计暴露年限 1 年以上(含 1 年);③潜隐期 4 年以上(含 4 年)。

（六）毛沸石所致肺癌、胸膜间皮瘤

毛沸石是一种较为罕见的天然纤维状硅酸盐矿物质，属于沸石类。它一般以毛状易碎纤维存在于因气候变化或地下水的作用而风化的火山灰岩石空隙中，故得名毛沸石。毛沸石的许多性质与石棉相似，被 IARC 列为 1 类确认致癌物，目前动物实验也证实毛沸石可致大鼠和小鼠胸膜间皮瘤。毛沸石所致肺癌、胸膜间皮瘤是毛沸石开发加工行业中的常见职业病，我国于 2013 年将毛沸石所致肺癌、胸膜间皮瘤列入修订的《职业病分类与目录》。

二、职业性皮肤癌

职业性皮肤癌是人类最早发现的职业性肿瘤，经常发生在致癌物的暴露部位和接触局部，约占人类皮肤癌的 10%。表 6-1 显示能引起皮肤癌的主要化学物。煤焦油类物质所致接触工人的皮肤癌最多见。扫烟囱工人的阴囊皮肤癌是最早发现的皮肤癌，是阴囊皮肤直接接触煤焦油类物质所引起。

（一）砷及其化合物所致皮肤癌

长期职业性砷及其化合物暴露，可致手和脚掌有角化过度或蜕皮，典型的表现是手掌的尺侧缘、手指的根部有许多小的、角样或谷粒状角化隆起，俗称"砒疗"或"砷疗"，可融合成疣状物或坏死，继发感染形成经久不愈溃疡，可转变为皮肤原位癌。

砷及其化合物所致皮肤癌诊断细则：慢性砷中毒病史者所患皮肤癌应诊断为砷所致职业性皮肤癌。无慢性砷中毒病史所患皮肤癌在诊断时应同时满足：①原发性皮肤癌诊断明确；②有明确的砷职业暴露史，无机砷累计暴露年限 5 年以上（含 5 年）；③潜隐期 5 年以上（含 5 年）。

（二）煤焦油、煤焦油沥青、石油沥青所致皮肤癌

煤焦油类物质中主要含致癌力最强的苯并[a]芘及少量致癌性较弱的其他多环芳烃。接触人群为经常使用煤焦油、煤焦油沥青、石油沥青的工人，好发部位为暴露部位和接触局部。临床表现为接触部位产生煤焦油黑变病、痤疮和乳头状瘤，损害好发于手臂、面颈等暴露部及阴囊等处，病变数目不等。长期接触（10 年以上）煤焦油、页岩油及高沸点石油馏出物及沥青可引起表皮增生，形成角化性疣赘及肿瘤样损害。上皮癌多见于 40 岁以上的工人。

三、职业性膀胱癌

职业性膀胱癌在职业性肿瘤中占有重要地位，膀胱癌死亡病例的 20% 有

可疑致癌物的接触史。主要致膀胱癌的物质为芳香胺类。接触芳香胺类高危职业见表6-1。接触β-萘胺者膀胱癌发生率比正常人高61倍,接触联苯胺者高19倍,α-萘胺者高16倍。

(一)联苯胺所致膀胱癌

联苯胺的化学性质与苯胺类似,可以与亚硝酸发生重氮化反应生成重氮盐,此盐与芳香胺或酚偶联可得到多种联苯胺染料,工业上多用其硫酸盐。联苯胺及其盐类可经呼吸道、胃肠道、皮肤进入人体。IARC将联苯胺列为确定的人类致癌物。目前世界上大多数国家已禁止了联苯胺系染料的生产和使用。

联苯胺所致膀胱癌诊断细则:①原发性膀胱癌诊断明确;②有明确的联苯胺职业暴露史,生产或使用联苯胺累计暴露年限1年以上(含1年);③潜隐期10年以上(含10年)。另外,联苯胺暴露人员所患肾盂、输尿管移行上皮细胞癌可参照以上标准进行诊断。

(二)β-萘胺所致膀胱癌

β-萘胺是一种重要的染料中间体,可用于制造偶氮染料、酞菁染料、活性染料(活性艳橙K-7R、活性金黄X-G、活性金黄KM-G、活性黄KM-RN、大红色基B)及J酸等,也用作有机分析试剂和荧光指示剂,还可作为有机合成的原料。接触人群为生产β-萘胺的化工行业,以β-萘胺为原料的染料、橡胶添加剂、颜料等生产行业。经呼吸道、胃肠道或皮肤进入人体后,β-萘胺小部分以原型由尿排出,绝大部分转变为有致癌作用的羟基衍生物及醌亚胺类衍生物。长期接触β-萘胺的可发生膀胱肿瘤,诱发期平均15~20年,小部分接触者可在调离工作后几年才发病。多为恶性膀胱癌,起病缓慢。确定诊断膀胱肿瘤后,应立即进行手术治疗。

四、职业性白血病

苯引起白血病多见于长期、高浓度接触作业者。据文献报道接触苯后白血病发病最短者为4个月,长者可达23年,个别作业者停止接触多年仍可发生苯中毒所致造血异常。在疾病发展的不同阶段可表现为再生障碍性贫血、骨髓增生异常综合征以及白血病。

苯所致白血病诊断细则:职业性慢性苯中毒患者或有职业性慢性苯中毒病史患白血病,应诊断为苯所致职业性白血病。无慢性苯中毒病史者患白血病,在诊断时应同时满足以下三个条件:①白血病诊断明确;②有明确的过量苯职业暴露史,苯作业累计暴露年限6个月以上(含6个月);③潜隐期2年以上(含 2 年)。

五、氯乙烯所致肝血管肉瘤

肝血管肉瘤又称"肝血管内皮瘤",是一种极其罕见又很难诊断的高度恶性肝肿瘤,在一般人群中只占原发性肝肿瘤的 2%,多为先天性,常见于婴儿,偶见于老年人。职业性的肝血管肉瘤主要与接触氯乙烯有关,多见于接触高浓度氯乙烯的清釜工,潜伏期为 10~35 年不等。

氯乙烯所致肝血管肉瘤诊断细则:①原发性肝血管肉瘤诊断明确;②有明确的氯乙烯单体职业暴露史,氯乙烯单体累计暴露年限 1 年以上(含 1 年);③潜隐期 1 年以上(含 1 年)。

六、职业性放射性肿瘤

关于职业性放射性肿瘤,见第四章第五节电离辐射的放射病部分内容。

第五节 职业性肿瘤的预防原则

职业性肿瘤的预防原则,主要是尽量减少与致癌因素的接触。与非职业性肿瘤相比,职业性肿瘤的致癌因素比较清楚明确,能够有针对性地开展三级预防工作。职业性肿瘤预防原则主要包括以下四个方面。

一、加强对职业性致癌因素的控制和管理

对已知的职业性致癌因素采取有效的控制、管理和使用措施是降低职业肿瘤发病的重要手段。

1. 改革工艺流程,加强卫生技术措施 包括加强原料选用,降低其中致癌物含量,做好"第一级预防"。如石棉生产中,限制主要引起间皮瘤的青石棉的用量。在芳香胺生产中为了绕过有明显致癌性的 β- 萘胺这一流程,可先将萘酚磺化,然后再胺化,还可使游离的联苯胺或 β- 萘胺先经重氮化作用,变成非致癌活性物质,这样,可使作业工人基本上不接触致癌物。对于不能立即改变工艺流程或目前也无法代替的致癌物,工业部门需采取严格综合措施,控制工人接触水平。

2. 对致癌物采取严格管理措施 有些国家把致癌物分为两大类:一类为可避免接触的,如 β- 萘胺、亚硝胺等,应停止生产与使用;另一类在目前仍需

使用的工业化学物,如氯乙烯、羰基镍,则可根据现有资料,提出暂行技术标准严格控制接触水平。

3. 根据致癌物级别,制定安全使用措施 在制定安全使用措施时,根据致癌物级别,如"对动物和人均有致癌性",还是仅仅对动物有致癌性,予以区别对待。对新化学物质,应做致癌性筛试,提示有强致癌性者,应停止生产和使用。

二、加强健康教育,提高自我防护能力原则

除与预防其他职业中毒采取相同的措施外,还需强调的是:

1. 正确处理致癌物 处理致癌物时,应严防污染厂外环境。

2. 职业健康教育 工作服应集中清洗和去除污染,禁止将工作服穿回家。许多致癌物与吸烟有协同作用,应在接触人群中开展戒烟教育。增进职业健康促进教育,对于与工人行为方式密切相关的制约因素,如操作规范、个人防护用品使用、卫生习惯以及接受健康筛检态度等,应侧重于职业健康促进教育的"第二级预防",达到自我保护、早期检测、早期发现和早期处理的目的。

3. 职业人群的生活行为方式与高危人群的关注

(1) 良好的生活方式:接触致癌物质的职业人群应该力戒烟酒。

(2) 保护孕妇和胎儿:实验证明,给予妊娠动物致癌物质,可引起子代动物肿瘤。流行病学调查材料也表明,致癌物能通过胎盘引起先天性畸形和后代儿童期肿瘤,以及致癌物通过乳汁影响婴幼儿健康。因此应禁止怀孕和哺乳期妇女从事有关致癌物质的工作,以保障下一代健康。

(3) 对肿瘤高危人群进行医学监护:目前有效的医学监护还很少。与职业因素无关的宫颈癌进行医学监护有明显防治效果,尿沉渣脱落细胞涂片检查对早期诊断职业性膀胱癌也有意义。但对其他职业癌,包括与接触石棉有关的支气管癌,未能证明其死亡率能通过筛检或早期检出而下降。

三、建立致癌危险性预测制度

致癌危险性预测,对加强预防为主、有效管理致癌因素,并为制定法规提供依据,均具有重要意义。危险性预测,与流行病学调查和动物实验密切相关。

在进行流行病学监护时,必须注意前面提到的流行病学调查的局限性。因此,在作出流行病学结论前必须充分考虑和仔细分析上述各种可能情况。并做好统计分析,按职业接触因素统计分析肿瘤死亡率、肿瘤发生部位和性

质,以便及早发现职业性肿瘤。

用动物实验作致癌性鉴定时,也要注意其局限性。一些快速筛检致癌性的和有重要应用价值的体外试验方法,可作为进行动物实验前的预筛。在流行病学监护和动物实验的密切配合下,危险度评定可提供重要的定性和定量信息。

四、健全医学监护制度和监测制度

(一) 就业前体检

对于将要从事接触致癌物质作业的职工,应作就业前体检,不合格的要按有关规定处理。某些重要器官(如肝、肾、肺)以及 DNA 有严重功能缺陷或损害的人,不适宜从事有致癌危险的工作。例如着色性干皮病是一种少见的遗传性皮肤病,由于患者体内缺少 DNA 内切酶,使紫外线易于对 DNA 损伤,引起癌症;这种人不但在日常阳光中的紫外线照射下,很易发生皮肤癌,甚至接触煤焦油、煤馏油也有类似情况。因此,这种人不适于从事户外工作以及接触煤矿焦油、煤馏油的工作。

(二) 定期体检

应根据有关工作的性质和情况,定期进行体检(包括专科检查),及时发现癌前病变或其他早期肿瘤表现。由于肿瘤诊断技术的不断提高,一些肿瘤可在早期,甚至原位癌阶段获得诊断,以便提高治愈率。

(三) 加强职业性肿瘤的监测

目前我国还没有建立起一个完整的职业性肿瘤的监测网络,也没有形成有效的职业性肿瘤的预测机制。开展职业性肿瘤的监测需要建立健全职业性肿瘤报告、致癌物监测、职业性肿瘤医学监护和劳动者个人健康档案等体系,这是开展职业性肿瘤的监测和流行病学调查积累资料的重要保障。

1. 职业性肿瘤报告体系　职业性肿瘤是职业病的一个大类,属于常规的职业病报告系统。但是在肿瘤的诊断过程中,医生往往容易忽视职业因素,这首先是因为职业性肿瘤与非职业性肿瘤较难鉴别;其次是接触致癌物所致职业性肿瘤一般要有 15~20 年的潜伏期。当劳动者患上肿瘤后,医生和患者往往都不会去考虑职业因素。因此,加强医生和劳动者对致癌物的认识,促使医生在肿瘤的诊断过程中充分考虑职业因素,做好职业性肿瘤的鉴别诊断,是完善职业性肿瘤报告体系的一个重要内容。同时,卫生部门应当加强职业性肿瘤报告的管理,强化医疗卫生机构和医务人员的职业性肿瘤法定报告人意识,使职业性肿瘤的发病状况能如实得到反映。

2. 致癌物监测体系 职业性肿瘤在临床诊断时要参考既往致癌物接触状况,因此,收集工业企业与致癌物相关的原材料、产品、工艺过程的信息资料,并开展作业场所致癌物定期规范的监测,保存监测资料,对职业性肿瘤的鉴别诊断有着重要的意义。卫生部门在建立本地区职业病危害因素监测网络时,应当予以致癌物监测重要的地位。

3. 职业性肿瘤医学监护体系 对接触职业性致癌物的人群进行医学监护,有助于职业性肿瘤的早期发现和鉴别诊断。上海曾对7家染料化工厂接触联苯胺的工人进行了长达18年的职业性膀胱癌的医学监护,监护方法采用尿脱落细胞巴氏分级法,结果发现膀胱癌诊断前医学监护列为复查对象的占50%。

4. 劳动者个人健康档案体系 目前,在职业活动中劳动者的流动性比较大,因此,建立劳动者的个人健康档案,能够使医生在肿瘤的诊断过程中,充分了解和掌握劳动者在不同的职业活动时期接触职业性致癌物的状况,包括接触职业性致癌物的种类、时间接触水平,从而有助于职业性肿瘤的早期发现和鉴别诊断。

(凤志慧)

第七章
职业性皮肤病

职业性皮肤病是《职业病分类和目录》(国卫疾控发〔2013〕48号)中第二类职业病,包括接触性皮炎、光接触性皮炎、电光性皮炎、黑变病、痤疮、溃疡、化学性皮肤灼伤、白斑8种职业性皮肤病以及根据《职业性皮肤病的诊断 总则》(GBZ 18—2013)可以诊断的其他职业性皮肤病。

职业性皮肤病是指劳动中以化学、物理、生物等职业性有害因素为主要原因引起的皮肤及其附属器的疾病。职业性皮肤病的发病原因比较复杂,常常是多种因素综合作用的结果,但职业因素起主要作用。

职业性皮肤病常见的临床类型如下。

1. 职业性皮炎

(1)接触性皮炎:直接或间接接触刺激物和/或变应原引起的刺激性和/或变应性接触性皮炎。

(2)光接触性皮炎:接触光敏物并受到日光或人工紫外线光源照射引起的光毒性或光变应性接触性皮炎。

(3)电光性皮炎:接触人工紫外线光源(电焊等)引起的急性皮炎。

(4)放射性皮炎:电离辐射引起的急、慢性皮炎和皮肤黏膜溃疡。

(5)药疹样皮炎:接触三氯乙烯等化学物后引起的皮肤、黏膜炎性反应,严重时伴发热和内脏病变。

2. 职业性皮肤色素变化

(1)职业性黑变病:长期接触煤焦油及矿物油,橡胶成品及其添加剂,某些颜(染)料及其中间体等引起的慢性皮肤色素沉着。

(2)职业性白斑:长期接触苯基酚或烷基酚类化合物引起的皮肤色素脱失斑。

3. 职业性痤疮 接触煤焦油、页岩油、天然石油及其高沸点分馏产品与沥青等引起的油痤疮;接触某些卤代芳烃、多氯酚及聚氯乙烯热解物等引起的氯痤疮。

4. 职业性皮肤溃疡　接触六价铬、可溶性铍盐等化合物引起的"鸟眼型溃疡"。

5. 化学性皮肤灼伤　是由化学物直接对皮肤刺激、腐蚀作用及化学反应热引起的急性皮肤损害。

一、职业性接触性皮炎

职业性接触性皮炎是指在劳动或作业环境中直接或间接接触具有刺激和/或致敏作用的职业性有害因素引起的急、慢性皮肤炎症性改变。根据发病机制的不同通常将其分为刺激性接触性皮炎和变应性接触性皮炎,临床上难以分型或两种作用同时存在时可诊断为职业性接触性皮炎。职业性接触性皮炎约占职业性皮肤病的 90%~95%。

1. 疾病特征

(1) 职业性刺激性接触性皮炎的疾病特征:①有明确的刺激作用为主的致病物职业接触史;②自接触至发病所需时间和反应程度与刺激物的性质、浓度、温度、接触方式及接触时间有密切关系,接触高浓度强刺激物常立即出现皮损;③在同样条件下,接触者常有多人发病;④皮损局限于接触部位,界限清楚;⑤病程具自限性,去除病因后易治愈,再接触可再发。

(2) 职业性变应性接触性皮炎的疾病特征:①有明确的变态反应为主的致病物职业接触史;②初次接触不发病,一般情况下自接触到致敏约需 5~14d 或更长,致敏后再接触常在 24h 内发病。皮肤反应程度与致敏物的致敏强度和个体素质有关;③在同样条件下,接触者仅少数人发病;④皮损初发于接触部位,界限清楚或不清楚,可向周围及远隔部位扩散,严重时泛发全身;⑤病程可能迁延,再接触即能引起复发;⑥以致敏物做皮肤斑贴试验常呈阳性结果。

2. 诊断

(1) 诊断依据:根据《职业性接触性皮炎的诊断》(GBZ 20—2019)进行诊断。

(2) 诊断原则:根据明确的职业接触史、皮损发病部位、临床表现及动态观察结果,参考作业环境调查和同工种发病情况,需要时结合皮肤斑贴试验进行综合分析,排除非职业性因素引起的接触性皮炎,方可诊断。

职业性接触性皮炎目前尚缺乏特异的辅助检查指标,诊断主要依据临床资料。职业史明确,职业接触与皮损发生、发展之间有密切的因果关系,并能排除非职业因素引起的接触性皮炎和其他疾病时,应予诊断。

（3）鉴别诊断：职业性接触性皮炎应注意与各种非职业因素引起的接触性皮炎、湿疹、脂溢性皮炎及职业性光接触性皮炎等皮肤病相鉴别。

3. 常见的致病物质

（1）以刺激作用为主的致病物：包括以下八类（表7-1）。

表7-1　以刺激作用为主的职业性接触性皮炎致病物

种类	举例
无机性原发性刺激物	酸类如硫酸、硝酸、盐酸、氢氟酸、氯磺酸、次氯酸、铬酸等。碱类如氢氧化钾、氢氧化钠、氢氧化铵、碳酸钠等。某些金属及其盐类如锑和锑盐、砷和砷盐、重铬酸盐、氯化锌、氯化镓、氟化铍等
有机性原发性刺激物	有机性酸类如醋酸、甲酸、水杨酸、苯酚等。有机碱类如乙二胺、丙胺、丁胺等。有机溶剂类如松节油、二硫化碳等
石油及其产品	沥青、焦油、各种润滑油等
有机卤素化合物	多氯联苯、氯酚类、氯萘等具有特殊的刺激作用的化合物
动物	松毛虫、桑毛虫、隐翅虫、蜂、螨虫、蜱虫、水蛭、水母等
植物	无花果、鹅不食草、薰衣草、薄荷、常春藤、臭椿、红花（藏红花）等
农药	杀虫剂（敌敌畏、敌百虫、水胺硫磷、甲胺磷、杀虫双、苯并呋喃酮等），杀螨剂，杀菌剂及除草剂（百草枯）等
其他	玻璃纤维、石棉、肥皂、合成清洁剂、助焊剂、脱毛剂、消毒液、染发剂等

（2）以变态反应为主的致病物：包括以下十类（表7-2）。

表7-2　以变态反应为主的职业性接触性皮炎致病物

种类	举例
染（颜）料及其中间体	酱紫、立索尔大红、基本红、分散蓝106、分散蓝124、萘胺黄、荧光染料、现代美容产品中染料、对苯二胺、间苯二胺、间苯胺黄、二硝基氯苯、对氨基酚、氨基偶氮苯、联苯胺等
橡胶、橡胶制品及其加工过程中的促进剂和防老剂	乳胶、乳胶制品（乳胶手套等）、天然橡胶、橡胶制品（包括橡胶手套、护目镜、把手等）秋兰姆类促进剂（包括二硫化双亚戊基秋兰姆、一硫化四甲基秋兰姆、二硫化四甲基秋兰姆、二硫化四乙基秋兰姆等）、卡巴混合物类促进剂（包括1,3-二苯脒、二乙基二硫代氨基甲酸锌、二丁基二硫代氨基甲酸锌等）巯基混合物类促进剂（N-环己基苯并噻唑次磺酰胺、二硫化二苯并噻唑、2-巯基苯并噻唑、吗啉巯苯并噻唑等）、六亚甲基四胺（乌洛托品、促进剂H）、苯基甲萘胺（防老剂A）、苯基-β-萘基胺（防老剂D）、N-苯基-N-环乙烷基-对苯二胺（防老剂4010）、N-异丙基-N-苯基-对苯二胺（防老剂4010NA）、N,N,-二苯基-对苯二胺（防老剂PPD）等

续表

种类	举例
天然树脂和合成树脂	桉树油、大漆、苯酚树脂、甲醛树脂、三聚氰胺甲醛树脂、酚醛树脂、对叔丁基酚醛树脂、脲醛树脂、环氧树脂、双酚 F 型环氧树脂、苯胺环氧树脂、聚酯树脂等
金属及其盐类	镍、钴、铬、金、汞、钛等及其盐类
香料	肉桂醛、肉桂醇、氢化香茅醛、羟基香茅醇、戊基香茅醇、香兰素、葵子麝香、香叶醇、丁子香椿、异丁子香椿、樱草素等
药物	青霉素、盐酸氯丙嗪、磺胺噻唑等
清洁剂	肥皂添加剂、合成清洁剂、咪唑烷基脲(洁美 115)等
植物	檀木、乌木、柚木、桦树、漆树等
显影剂类	密妥尔(硫酸对甲基苯酚)、三聚甲醛、TSS(二乙基对苯二胺硫酸盐)等
其他	三氯乙烯、丙烯酸类聚合物、酮类聚合物、异氰化合物、硫酸二甲酯等

注:某些致病物既具刺激作用又具致敏作用应引起注意。

4. 预防措施

(1)技术措施:①用无刺激物或弱刺激物代替强刺激物;②对于无法代替的刺激物,操作过程中尽量采取自动化操作以避免皮肤暴露。

(2)改善劳动条件:保持清洁的生产环境,减少作业场所刺激原和变应原对皮肤的刺激机会。

(3)健康监护:严格上岗前职业健康检查,须详细询问工人的过敏史,若为强致敏物质作业,应在上岗前即对工人进行斑贴试验,阳性者,应视为有职业禁忌证。

(4)个人防护:搞好个人和环境卫生,及时清除皮肤上存留的致病物。对于必须人工操作的刺激物,工作人员在工作过程中必须采取相应的防护措施,如戴防护手套、穿防护服等。

5. 皮肤斑贴试验 皮肤斑贴试验是目前检测变应性接触性皮炎致敏物的重要方法之一,不适用于职业性刺激性接触性皮炎。斑试结果参见《职业性皮肤病的诊断 总则》(GBZ 18—2013)评定。

6. 处理原则 ①及时清除皮肤上存留的致病物;②暂时避免接触致病物

及其他促使病情加剧的因素;③按一般接触性皮炎的治疗原则对症治疗;④劳动能力鉴定按 GB/T 16180—2014 处理;⑤反复发病、长期不见好转、影响工作的职业性变应性接触性皮炎患者可调换工种,脱离有致敏物的环境。

二、职业性光接触性皮炎

职业性光接触性皮炎是指在职业活动中接触光敏感性物质并受到日光(紫外线)照射而引起的皮肤炎症性病变。根据发病机制不同通常将其分为职业性光毒性接触性皮炎和职业性光变应性接触性皮炎两型。

1. 疾病特征

(1)职业性光毒性接触性皮炎:①接触光敏物并受日光(紫外线)照射后发病;②皮损多发生于面部、颈部、手指、手背、手腕、前臂等暴露部位,界限明显;③同工种、同样条件下多数人发病;④脱离接触光敏物质或者避免日光(紫外线)照射后炎症消退较快,局部长留有不同程度的色素沉着;⑤光毒性接触性皮炎由光毒反应所致。

(2)职业性光变应性接触性皮炎:①初次接触致敏物质经 5~14d 或更久被致敏,再次接触后常在 24h 内发病;②皮损初发于接触部位,皮损为水肿性红斑,上有小丘疹或水疱,边界不清,后可扩展至全身;③同工种、同样条件下仅有少数人发病;④脱离接触后,病程一般历时两周左右,痊愈后皮肤无明显色素沉着;⑤皮肤光斑贴试验结果常为阳性;⑥光变态性接触性皮炎由变态反应所致。

2. 诊断

(1)诊断依据:参照《职业性光接触性皮炎诊断标准》(GBZ 21—2006)进行诊断。

(2)诊断原则:根据明确的职业接触史、发病前日光(紫外线)照射史与临床表现,参照现场职业卫生学调查的同工种发病情况,需要是可结合皮肤光斑贴试验进行综合分析,并排除其他非职业性因素引起的类似皮肤病,方可诊断。

(3)鉴别诊断:诊断时注意与职业性接触性皮炎及各种非职业性光敏性皮肤病相鉴别。职业性光毒性接触性皮炎与光变应性接触性皮炎的鉴别见表 7-3。

表 7-3　职业性光毒性接触性皮炎与光变应性接触性皮炎的鉴别

鉴别项目	光毒性接触性皮炎	光变应性接触性皮炎
代表物	煤焦沥青、煤焦油	氯丙嗪
潜伏期	数小时	5~14d 致敏,再接触 24h 内
发病人数	同样条件下多数人发病	同样条件下仅少数人发病
皮损部位	局限于接触部位	始发于接触部位,可扩展至全身
局部症状	烧灼感	瘙痒感
皮损	局限性红斑、水肿、水疱,界限清楚	水肿、红斑基础上密集小丘疹、小水疱,或有渗出,界限不清楚
色素沉着	明显	不明显或无

3. 常见的毒性物质　①职业性光毒性接触性皮炎致病物质,常见的为煤焦沥青和煤焦油;其次为吖啶、蒽、菲、补骨脂素类、苯绕蒽酮、蒽醌基染料、氯吩噻嗪、卤化水杨酰苯胺、氨苯磺胺、异丙嗪、呋喃香豆素等;②职业性光变应性接触性皮炎为氯丙嗪等。

4. 预防措施　职业性光变应性接触性皮炎预防的关键是隔离或减少致病因素的接触,采取综合性的预防措施。改善劳动条件;加强个人防护,如工人工作时应着全套防护服,对于外露的皮肤、脸部和颈部应涂抹防护膏。工作完毕应用温水淋浴。

5. 处理原则　①及时清除皮肤上存留的致病物;②暂时避免接触光敏性物质及日光照射;③根据病情按急性皮炎治疗原则对症治疗;④严重的光毒性皮炎在治疗期间可根据病情需要给予适当休息。治愈后,改善劳动条件和加强个人防护或避免在日光下操作,可从事原工作;⑤严重的光变应性皮炎,反复发作者,除给予必要的休息、治疗外,可考虑调换工种,避免接触光敏物质。

三、职业性电光性皮炎

职业性电光性皮炎是指在劳动中接触人工紫外线光源引起的皮肤急性炎症,常发生于电焊工及其辅助人员。在无适当的防护措施或防护不严的情况下可以发病。人工紫外线光源如电焊器、碳精灯、水银石英灯等。

1. 疾病特征　①电焊作业及其他操作人工紫外线光源的工作人员,工作缺乏适当的防护措施或防护不严是该病发生的先决条件;②发病时间为照射后数小时内发病;③皮损表现为急性皮炎;④皮损部位发生在面、手背和前臂等暴露部位。

2. 诊断

(1)诊断依据:电焊工及其他操作人工紫外线光源的工作人员或者上述工种的辅助工作人员,参照《职业性电光性皮炎诊断标准》(GBZ 19—2002)进行诊断。

(2)诊断原则:根据职业接触史、发病部位、临床表现、有无防护措施及作业环境调查等综合分析,排除非职业因素引起的类似皮炎及职业性接触性皮炎,方可诊断。

(3)鉴别诊断:诊断时注意与非职业因素引起的类似疾病[如晒斑、光敏性皮炎、陪拉格(烟草酸缺乏症)]相鉴别。

3. 接触机会　焊接产生的电弧光主要包括紫外线、可见光和红外线。

4. 预防措施　①提高焊接技术,改进焊接工艺和材料:使焊接操作实现机械化、自动化、合理设计焊接容器的结构;②加强个人防护:作业人员必须使用相应的防护眼镜、面罩、口罩、手套,穿防护服,绝缘鞋;③强化宣传教育,提高自我防范意识。

5. 处理原则　①按一般急性皮炎治疗原则,根据病情对症治疗。②轻者暂时避免接触数天,适当安排其他工作;重者酌情给予适当休息。治愈后,在加强防护条件下可以从事原工作。

四、职业性黑变病

职业性黑变病是指劳动或作业环境中存在的职业性有害因素引起的慢性皮肤色素沉着性疾病。

1. 疾病特征　①作业环境存在职业病危害因素(如煤焦油、石油及其分馏产品,橡胶添加剂,某些颜料、染料及其中间体等);②以暴露部位(面部、前臂、颈部及四肢)为主的皮肤色素沉着为主要表现,色素沉着颜色呈深浅不一的黑色、褐黑色、紫黑色;③色素沉着以面颈部等暴露部位为主;④色素沉着前期常有不同程度的红斑和瘙痒,色素沉着较明显时红斑和瘙痒症状减轻;皮损形态呈网状或者斑点状;⑤可伴有轻度乏力、头昏、食欲不振等全身症状;⑥恢复接触仍可复发;⑦多见于中年人。

2. 诊断

(1)诊断依据:各种外因引起的职业性黑变病参照《职业性黑变病诊断标准》(GBZ 22—2002)进行诊断,不适应于非职业性黑变病和其他色素沉着。

(2)诊断原则：根据职业接触史,在接触期间内发病,特殊的临床表现,病程经过,动态观察;参考作业环境调查等,综合分析,排除非职业性黑变病、其他色素沉着性皮肤病和继发性色素沉着症,方可诊断。

(3)鉴别诊断：诊断职业性黑变病应排除非职业性黑变病和继发性色素沉着症,并应注意与黄褐斑、扁平苔癣、色素性荨麻疹、多发性斑状色素沉着症、阿狄森氏病(Addison,一种肾上腺皮质功能减退症)、血色素病相鉴别。

3. 致病物质　常见的致病因素主要是煤焦油、石油及其分馏产品,橡胶添加剂,某些颜料、染料及其中间体等。在我国应用最广泛的是焦油和石油沥青,沥青的成分复杂,其含有的挥发物是致病的主要因素。

4. 预防措施　①改善劳动条件,尽量减少沥青、煤焦油类产品的接触机会,安装通风、吸尘设备,降低车间中烟尘、粉尘浓度;②加强个人防护,穿戴工作服、工作帽、口罩及手套,在暴露部位的皮肤上涂擦防护剂;③紫外线可刺激皮肤中的黑色素,应尽量减少日光照射;④维生素 C 有抑制黑色素细胞生成的作用,因此,应多食用富含维生素 C 的水果和蔬菜。

5. 处理原则　①避免继续接触致病物,对症治疗;②职业性黑变病停止接触后一般消退较慢,恢复接触仍可复发,故确诊后应调换工种,避免继续接触致病物,必要时可调离发病环境。一般不影响劳动能力。

五、职业性痤疮

职业性痤疮是指在生产劳动中接触矿物油类或某些卤代烃类所引起的皮肤毛囊、皮脂腺系统的慢性炎症损害。根据其致病因素不同可分为油痤疮和氯痤疮两种类型。职业性痤疮是常见的职业性皮肤病之一,其发病率仅次于职业性接触性皮炎。

1. 疾病特征

(1)油痤疮：①有明确的较长时间的煤焦油、页岩油、天然石油及其高沸点分馏产品与沥青等职业病危害因素接触史;②接触部位发生毛囊损害;③好发部位:眼睑、耳郭、四肢伸侧,特别是与油类浸渍的衣服摩擦部位(不限于面颈、胸、背、肩等寻常痤疮好发部位);④皮损一般无自觉症状。

(2)氯痤疮：①有明确的较长时间的卤代芳烃、多氯酚及聚氯乙烯热解物等职业病危害因素接触史;②接触部位发生成片的毛囊性皮损,表现以黑头粉刺为主;③好发部位:初发部位于眼外下方及颧部(密集的针尖大的小黑点),日久则于耳郭周围、腹部、臀部及阴囊登出(较大的黑头粉刺);④皮损一般无自觉症状;⑤任何年龄、任何接触部位均可发病;⑥潜伏期约为1~4个月,脱离接触皮损可好转及痊愈,恢复接触可复发。

2. 诊断

(1)诊断依据:职业性痤疮参照《职业性痤疮诊断标准》(GBZ 55—2002)进行诊断。

(2)诊断原则:发病前有明确的较长时间的接触致病物质的职业接触史,特有的临床表现及发病部位,同工种多数人发病,脱离接触致病物质一定时间后病情可好转或痊愈,再接触又复发;参考工龄、发病年龄、作业环境调查及流行病学调查资料,结合对病情动态观察,进行综合分析,排除寻常痤疮及非职业性外源性痤疮,方可诊断。

职业性痤疮是多种因素共同引起的疾病,其临床表现不尽相同,为便于掌握该病可归纳为油痤疮和氯痤疮两大类,诊断时应统一诊断为职业性痤疮,必要时可用括号注明致病物。

(3)鉴别诊断:应与寻常痤疮相鉴别。

3. 致病物质 职业性致痤疮物质主要有两大类:①油痤疮致病物质主要是石油和煤焦油分馏产品,前者包括原油、各种柴油、润滑油,以及切削油、乳化油、变压油等;后者包括煤焦油、焦油沥青及杂酚油等。②氯痤疮致病物质主要是卤代烃类化合物,包括多氯苯、多氯(溴)萘、多氯(溴)联苯、多氯氧芴、二噁英类化合物、多氯酚、四氯氧化偶氮苯、聚氯乙烯热解物等,其中二噁英类化合物是目前已知最强的致氯痤疮物质。单纯的氯和溴不引起痤疮。此外,演员因使用油彩化妆引起的化妆品痤疮,药厂工人因生产某些激素引起的药源性痤疮亦属于职业性痤疮范围。

4. 预防措施 ①改善生产环境与劳动条件,加强通风,尽量使生产过程密闭化、管道化,以减少有害气体及粉尘向外逸散。②健康监护:从事接触石油、焦油类化学物及卤代芳烃化合物的工人,上岗前应作皮肤科检查,凡是有明显皮脂溢出或患有明显的脂溢性皮炎、寻常性痤疮、疖等皮肤病的工人,不宜从事接触焦油、沥青、高沸点馏分的矿物油、多氯苯、多氯萘、多氯酚及某些溴代芳烃化合物的工作。对从事上述化合物生产的操作工人,应建立定期体检制度,特别注意有无痤疮样皮疹发生,并应鉴别是否与职业有关。③长期接触矿物油类的工作人员应加强个人防护,穿戴不透油的工作服,暴露部位涂抹皮肤防护剂,工作服保持清洁,工作后及时洗浴,避免致病物经常刺激皮肤。

5. 处理原则 ①参照寻常痤疮的治疗原则处理;②注意及时清除皮肤上存留的致病物质;③合并多发性毛囊炎、多发性囊肿及聚合型痤疮治疗无效者,可考虑调换工作,避免接触致病物质。职业性痤疮一般不影响劳动能力。

六、职业性皮肤溃疡

职业性皮肤溃疡是指生产劳动中皮肤直接接触某些铬、铍、砷等化合物所致的形态较特异、典型的呈鸟眼状溃疡、病程较长的慢性皮肤溃疡。职业性皮肤溃疡俗称"鸟眼状"溃疡。

1. 疾病特征 ①多见于铬、铍的冶炼作业及其化合物生产和使用(如鞣革、镀铬)等行业;②好发部位为手指、手背、前臂及小腿等直接接触部位;③发病前常有皮肤损伤史(如皮炎、虫咬、抓破或者皮肤外伤等);④皮损典型改变呈"鸟眼状"溃疡(溃疡多呈圆形,直径2~5mm,表面上有少量分泌物,或覆以灰黑色痂,周边为宽2~4mm的质地坚硬的暗红色堤岸状隆起,使整个皮损呈鸟眼状);⑤发病机制是致病物质在高浓度时是剧烈的氧化剂,具有明显的局部刺激作用和腐蚀作用。

2. 诊断

(1)诊断依据:职业性接触铬、铍、砷等化合物所致的特异性皮肤溃疡,根据《职业性皮肤溃疡诊断标准》(GBZ 62—2002)进行诊断,不适宜于职业性化学性皮肤灼伤、烧伤、冻伤等所致的其他继发于血运障碍所致的皮肤溃疡的诊断。

(2)诊断原则:诊断原则为根据明确的职业接触史、特殊皮肤表现,结合作业环境劳动卫生调查资料,排除其他类似的皮肤损害,方可诊断。

(3)鉴别诊断:应与化学皮肤灼伤、臁疮(深脓疱疮)引起的溃疡相鉴别。

(4)病因诊断:诊断本病时应做病因诊断,在病名后用括号注明致病物,如职业性皮肤溃疡(重铬酸钾引起)。

3. 致病物质与接触机会 致病物质主要为六价铬化合物、铍化合物以及砷等化合物。最常见的致病物有铬酐、铬酸、铬酸盐、重铬酸盐等六价化合物,其次是氟化铍、氯化铍、硫酸铍等可溶性铍化合物。另外镍、镉等可引起特殊的溃疡。

铬被广泛应用于纺织、制革、摄影以及电镀等行业。铍主要用于机器制造、冶炼、航空等工业。

4. 预防措施 ①加强生产设备的管理、清洁和维修,杜绝跑、冒、滴、漏现象,以防止污染作业环境。电镀槽旁应有足够控制风速的槽边抽风装置,以减少铬蒸气对皮肤、黏膜的刺激。铍生产尽可能采取湿式作业,避免高温加工,尽量减少直接接触;②加强个人防护,根据生产条件和工作性质,配备工作服、不透水手套等防护用品。建立定期体检制度,及时处理破损皮肤。暴露部位有严重皮肤病者(如湿疹、银屑病等患者)不宜从事接触铬、铍、砷等化合物的工作。若破损皮肤接触了致病物,应立即用肥皂水洗净,再用10%亚硫酸钠溶液清洗,清水流水彻底冲洗,清洁并保护创面,防止溃疡形成。亚硫酸钠有还原作用,能使Cr^{6+}还原为Cr^{3+},失去刺激作用。使用5%硫代硫酸钠溶液也可收到同样的效果。铍溃疡可于清洁创面后用类固醇皮质激素类软膏和对症处理。

5. 处理原则　及时清除皮肤上残留的致病物;清洗创面,对症处理。职业性皮肤溃疡一般不影响劳动能力。

七、化学性皮肤灼伤

化学性皮肤灼伤是常温或高温的化学物直接对皮肤刺激、腐蚀作用及化学反应热引起的急性皮肤损害,可伴有眼灼伤和呼吸道损伤。某些化学物可经皮肤、黏膜吸收中毒。

1. 疾病特征　①有常温或高温化学物接触到皮肤的接触史;②呈急性皮肤损伤临床表现;③化学物性质、接触剂量、接触浓度、接触时间、接触方式、劳动保护、个人卫生、季节以及冲洗时间等因素影响本病发生发展过程;④某些化学性皮肤灼伤可伴有机体其他部位(眼、食管、呼吸道)和实质脏器损伤;某些化学物(如黄磷、酚、热的氯化钡、氰化物、丙烯腈、四氯化碳、苯胺等)还可以经皮肤、黏膜吸收,合并该化学物中毒;某些毒物(如氰化物、四氯化碳、苯胺或热的氯化钡等)灼伤可合并中毒或迟发性中毒,应予以特别关注。

化学性皮肤灼伤应注意灼伤面积、程度和部位。灼伤面积按照新九分法计算。估计灼伤程度及决定切痂手术前,务必注意Ⅲ度碱灼伤创面及Ⅱ度酸灼伤痂皮的形态特点。Ⅲ度碱灼伤创面呈湿润油腻状,甚至皮纹和毛发也可存在;Ⅱ度酸灼伤痂皮其外观、色泽、硬度均类似Ⅲ度"焦痂"。

2. 诊断

(1)诊断依据:参照《职业性化学性皮肤灼伤诊断标准》(GBZ 51—2009)进行诊断。

(2)诊断原则:根据职业活动中皮肤接触某化学物后所产生的急性皮肤损

害,如红斑、水疱、焦痂,即可诊断为职业性该化学物灼伤。

(3)鉴别诊断:火焰伤、水烫伤和冻伤。

3. 致病物质 常见的化学物质有硫酸、盐酸、冰醋酸、氨气、石碱、氯磺酸、苯酸、磷、三氯化磷、对硝基氯苯、甲醇、亚磷酸、硫化碱、硝酸、二甲基氯硅烷等。

4. 预防措施 必须穿戴工作服、眼镜、面罩、手套、安全帽等防护用品。搬动和添加清洗药剂时,要注意勿泄漏和飞溅。

5. 处理原则 ①迅速移离现场,脱去被化学物污染的衣服、手套、鞋袜等,并立即用大量流动清水彻底冲洗。冲洗时间一般要求 20~30min。碱性物质灼伤后冲洗时间应延长。应特别注意眼及其他特殊部位如头面、手、会阴的冲洗。灼伤创面经水冲洗处理后,必要时可进行合理中和治疗:②化学灼伤创面应彻底清创,剪去水疱,清除坏死组织,深度创面应立即或早期进行切(削)痂植皮或延迟植皮;③化学灼伤与热烧伤的常规处理相同;④同时有眼、呼吸道损伤或化学物中毒时请专科诊治。⑤功能部位的灼伤,造成五官、运动系统或脏器严重功能障碍者,酌情安排工作或休息;非功能部位的灼伤,治愈后无后遗症,可回原岗位工作。

八、白斑

职业性白斑是指由某些职业性有害因素引起的皮肤色素脱失斑。

1. 疾病特征 ①有明确的苯基酚类或烷基酚类等化合物的职业接触史;②接触史 1 年以上后者更长时间后发病;③皮损多数好发于手、腕部及前臂等直接接触部位,亦可发生于颈部、前胸、后背、腰腹等非暴露部位,少数患者皮损可泛发全身;④皮损特征多数呈大小不一、不规则、点片状的色素脱失斑,境界比较清楚;⑤无自觉症状;⑥同工种、同样条件下可有类似病例发生。

2. 诊断

(1)诊断依据:参照《职业性白斑的诊断》(GBZ 236—2011)进行诊断。

(2)诊断原则:根据明确的职业接触史、破损发病部位、临床表现、病程经过,参考现场职业卫生学调查和同工种发病情况,综合分析,并排除因职业因素引起的炎症后继发性皮肤色素脱失斑、非职业性因素引起的色素脱失斑及先天性色素脱失性疾病时,方可诊断。

(3)鉴别诊断:本病临床表现和皮肤病理变化与白癜风类似,应与鉴别。此外本病还应与花斑癣、特发性点状色素减少症、炎症后继续性色素脱失斑等疾病相鉴别。

3. 致病物质与接触机会　橡胶制品工人、工作中经常戴橡胶手套或其他橡皮带的人员业性白斑,由于对其中的抗气化剂——苯醌过敏,可以在接触部位出现色素减退性斑片,而预先并无炎症发生。此种色素减退性斑片很像白癜风,唯形状不规则,边缘不甚清楚。

有人对焦化厂工人职业性白斑进行研究,发现其与生产作业环境中酚浓度超标有直接关系。另外,经常接触生石灰的工人,由于工作中微小的创伤,也会在外伤部位出现色素减退斑,主要位于手背,有时也可见于前臂和面部,与真性白癜风不同,也有人将其称为继发性白癜风。

4. 预防措施　①改善生产环境与劳动条件:安装良好的通风设备,加强个人防护,避免直接接触致病物是预防本病的重要措施;②患者的安排处理:本病一经确诊,应调换工作,彻底脱离接触物,必要时应调离发病环境。

5. 处理原则　①避免接触苯基酚类或烷基酚类等化合物;②根据病情按照白癜风治疗原则对症处理。如需劳动能力鉴定者,按照 GB/T 16180—2014 处理。

附表　《职业健康监护技术规范》(GBZ 188—2014)中与皮肤相关的职业病和职业禁忌证 *

职业病危害因素名称	编号	职业病			职业禁忌证	
		在岗期间	离岗时	应急健康检查	上岗前	在岗期间
氯气 二氧化硫 氮氧化物 氨 一甲胺 硫酸二甲酯	5.30 5.31 5.32 5.33 5.36 5.52			职业性化学性皮肤灼伤 (GBZ 51)		
磷及其无机化合物	5.11			职业性黄磷皮肤灼伤 (GBZ 51)		
甲醛	5.35	甲醛致职业性皮肤病 (GBZ 18)		职业性化学性皮肤灼伤 (GBZ 51)		
酸雾或酸酐	5.56	职业性接触性皮炎 (GBZ 20)	职业性接触性皮炎 (GBZ 18)	职业性化学性皮肤灼伤 (GBZ 51)		

续表

职业病危害因素名称	编号	职业病			职业禁忌证	
		在岗期间	离岗时	应急健康检查	上岗前	在岗期间
汽油	5.23	汽油致职业性皮肤病（GBZ 18）	汽油致职业性皮肤病（GBZ 18）		严重慢性皮肤疾患	严重慢性皮肤疾患
焦炉逸散物	5.58	焦炉逸散物所致职业性皮肤病（GBZ 18）	焦炉逸散物所致职业性皮肤病（GBZ 18）			
联苯胺	5.29	职业性接触性皮炎（GBZ 20）	职业性接触性皮炎（GBZ 20）			
铍及其无机化合物	5.5	职业性铍接触性皮炎（GBZ 20）铍溃疡（GBZ 62）	职业性铍接触性皮炎（GBZ 20）铍溃疡（GBZ 62）		慢性皮肤溃疡	慢性皮肤溃疡
铬及其无机化合物	5.7	①职业性铬溃疡（GBZ 62）②职业性铬所致皮炎（GBZ 20）	职业性铬溃疡（GBZ 62）②职业性铬所致皮炎（GBZ 20）		慢性皮肤溃疡	
三氯乙烯	5.40	职业性三氯乙烯药疹样皮炎（GBZ 185）		职业性三氯乙烯药疹样皮炎（GBZ 185）	过敏性皮肤病	
酚	5.47			职业性酚皮肤灼伤（GBZ 51）	严重的皮肤疾病	严重的皮肤疾病
砷	5.9				严重慢性皮肤疾病	严重慢性皮肤疾病
有机磷杀虫剂	5.53				严重的皮肤疾病	严重的皮肤疾病
氨基甲酸酯类杀虫剂	5.54				严重的皮肤疾病	严重的皮肤疾病

续表

职业病危害因素名称	编号	职业病			职业禁忌证	
		在岗期间	离岗时	应急健康检查	上岗前	在岗期间
拟除虫聚酯类	5.55				严重的皮肤疾病	严重的皮肤疾病
紫外辐射(紫外线)	7.5	职业性电光性皮炎(GBZ 19)		职业性急性电光性皮炎(GBZ 19)	①面、手背和前臂等暴露部位严重的皮肤病②白化病	
炭疽芽孢杆菌(简称"炭疽杆菌")	8.2				①泛发慢性湿疹②泛发慢性皮炎	①泛发慢性湿疹②泛发慢性皮炎

*说明:现行的《职业病分类和目录》第二大类共有9类职业性皮肤病。《职业健康监护技术规范》(GBZ188—2014)中所涉及的进行职业健康监护的职业性皮肤病分别是职业性接触性皮炎、职业性电光性皮炎、职业性皮肤溃疡和职业性化学性皮肤灼伤。能引起职业性光接触性皮炎、职业性黑变病、职业性痤疮、职业性白斑的职业病危害因素目前尚未开展职业健康监护。

开展职业健康监护的职业性皮肤病及其职业病危害因素种类有:①职业性接触性皮炎(5.56酸雾或酸酐、5.29联苯胺、5.5铍及其无机化合物、5.7铬及其无机化合物,共4种职业病危害因素);②职业性电光性皮炎[7.5紫外辐射(紫外线),1种职业病危害因素];③职业性皮肤溃疡(5.5铍及其无机化合物、5.7铬及其无机化合物,共2种职业病危害因素);④职业性化学性皮肤灼伤(5.11磷及其无机化合物、5.30氯气、5.31二氧化硫、5.32氮氧化物、5.33氨、5.35甲醛、5.36一甲胺、5.47酚、5.52硫酸二甲酯、5.56酸雾或酸酐,共10种职业病危害因素,应急健康检查);⑤按照《职业性皮肤病的诊断总则》诊断的职业性皮肤病(5.23汽油、5.35甲醛、5.58焦炉逸散物,共3种职业病危害因素)。

因职业禁忌证开展职业健康监护的职业病危害因素有:5.23汽油、5.5铍及其无机化合物、5.7铬及其无机化合物、5.40三氯乙烯、5.47酚、5.9砷、5.53有机磷杀虫剂、5.54氨基甲酸酯类杀虫剂、5.55拟除虫聚酯类、7.5紫外辐射(紫外线),共10种。

(王志萍)

第八章
职业性眼病

《职业病分类和目录》(国卫疾控发〔2013〕48号)中第三类职业病为职业性眼病,包括化学性眼部灼伤、电光性眼炎、白内障(含放射性白内障、三硝基甲苯白内障)3种。职业性激光所致眼(角膜、晶状体、视网膜)损伤在《职业病分类和目录》中属于第六类的物理因素所致的职业病范畴。

一、化学性眼部灼伤

化学性眼部灼伤是在工作中眼部直接接触酸性、碱性或其他化学物的气体、液体或固体所致眼组织的腐蚀破坏性损伤,是常见的职业性眼损害。

1. 疾病特征　①有明确的眼部直接接触化学物质的职业史。②有眼睑、结膜、角膜、等眼组织损害的临床表现。③化学性眼部灼伤的损害程度比身体其他部位更严重,表现为轻、中、重不同程度的损伤;严重眼球灼伤可见眼球萎缩、失明;严重的眼睑灼伤常遗留瘢痕性睑外翻。

高浓度酸碱物质进入结膜囊,极易破坏眼组织。特别是碱性物质具有双相溶解性,能迅速穿透眼组织渗入深部。即使表面的碱性物质被冲洗干净,渗入的碱性物质仍可继续扩散破坏内眼组织。故碱性化学性眼灼伤时,眼部组织损伤可继续发展,可导致角膜穿孔或其他损伤而致失明。酸性化学性眼灼伤主要是引起凝固性坏死,眼组织表面形成焦痂,可减缓酸性毒物向深部组织扩散。

2. 诊断

(1)诊断依据:按照《职业性化学性眼灼伤的诊断》(GBZ 54—2017)进行诊断。

(2)诊断原则:根据明确的眼部直接接触化学物质的职业史,眼睑、结膜、角膜等组织损害的临床表现,参考作业环境调查,综合分析,排除其他有类似表现的疾病,方可诊断。

3. 致病物质　能引起化学性眼部灼伤的化学物有10余类、25 000余种,主要为酸、碱类毒物,其中碱性的损害更大。化学烟雾所致者约占化学性眼灼伤的一半以上。

①酸性化合物：盐酸、氯磺酸、硫酸、硝酸、铬酸、氢氟酸、乙酸(酐)、三氯乙酸、羟乙酸、巯基乙酸、乳酸、草酸、琥珀酸(酐)、马来酸(酐)、柠檬酸、己酸、2-乙基乙酸、三甲基己二酸、山梨酸、大黄酸。

②碱性化合物：碳酸钠、碳酸钾、铝酸钠、硝酸钠、钾盐镁矾、干燥硫酸钙、碱性熔渣、碳酸钙、草酸钙、氰氨化钙、氯化钙、碳酸铵、氢氧化铵、氨水。

③金属腐蚀剂：硝酸银、硫酸铜或硝酸铜、乙酸铅、氯化汞(升汞)、氯化亚汞(甘汞)、硫酸镁、五氧化二钒、锌、铍、肽、锑、铬、铁及锇的化合物。

④非金属无机刺激及腐蚀剂：无机砷化物、三氧化二砷、三氯化砷、砷化三氰(胂)、二硫化硒、磷、五氧化二磷、二氧化硫、硫酸二甲酯、二甲基亚砜、硅。

⑤氧化剂：氯气、光气、溴、碘、高锰酸钾、过氧化氢、氟化钠、氢氰酸。

⑥刺激性及腐蚀性碳氢化物：酚、来苏儿、甲氧甲酚、二甲苯酚、薄荷醇、木馏油、三硝基酚、对苯二酚、间苯二酚、硝基甲烷、硝基丙烷、硝基萘、氨基乙醇、苯乙醇、异丙醇胺、乙基乙醇胺、苯胺染料(紫罗兰维多尼亚蓝、孔雀绿、亚甲蓝)、对苯二胺、溴甲烷、三氯硝基甲烷。

⑦起疱剂：芥子气、氯乙基胺、亚硝基胺、路易氏气。

⑧催泪剂：氯乙烯苯、溴苯甲腈。

⑨表面活性剂：氯化苄烷胺、局部麻醉剂、鞣酸、除虫菊、海葱、巴豆油、依米丁、围涎树碱、秋水仙、蓖麻蛋白、红豆毒素、柯亚素、丙烯基芥子油。

⑩有机溶剂：汽油、苯精、煤油、沥青、苯、二甲苯、乙苯、苯乙烯、萘、α 和 β 萘酚、三氯甲烷、氯乙烷、二氯乙烷、二氯丙烷、甲醇、乙醇、丁醇、甲醛、乙醛、丙烯醛、丁醛、丁烯醛、丙酮醛、糠醛、丙酮、丁酮、环己酮、二氯乙醚、二恶烷、甲酸甲酯、甲酸乙酯、甲酸丁酯、乙酸甲酯、乙酸乙酯、乙酸丙酯、乙酸戊酯、乙酸苄酯、碘乙酸盐、二氯乙酸盐、异丁烯酸甲酯。

⑪其他：速灭威、二月桂酸二丁基锡、N,N'-二环乙基二亚胺、己二胺、洗净剂、除草剂、新洁尔灭、去锈灵、环氧树脂、龙胆紫、甲基硫代磷酰氯、甲胺磷、二异丙胺基氯乙烷、四氯化钛、三氯氧磷、异丙嗪、苯二甲酸二甲酯、正香草酸、辛酰胱氨酸、氟硅酸钠、环戊酮、聚硅氧烷、网状硅胶、溴氰菊酯。

4. 预防措施　注意更新陈旧设备,对设备进行良好的保养和维修;加强安全防护,穿防护服、戴防护眼镜;设置喷淋洗眼器等设施和急救药物;加强安全教育,严格遵守操作规程,增强安全防护意识、普及自救、互救知识,提高自我保护和自救、互救能力。

5. 处理原则　紧急处理：①化学物质直接接触眼部后，首先就地立即用自来水或其他清洁水冲洗眼部，患者睁开眼睛充分冲洗；冲洗后检查结膜囊，尤其是穹隆部，如有固体化学物者，必须立即用棉棒彻底清除，然后再次冲洗；一次冲洗时间至少15min；②眼部冲洗及彻底清除化学固体物质后，迅速送眼科医疗机构进行治疗。如需进行劳动能力鉴定，按 GB/T 16180—2014 处理。

二、电光性眼炎

职业性电光性眼炎是指电焊作业人员及所有从事接触紫外线照射的作业人员，如果防护不当所导致的急性角膜结膜炎。

1. 疾病特征　①有紫外线职业接触史；②自觉症状明显：眼部异物感、灼热感加重，并出现剧痛，畏光，流泪，眼睑痉挛；③体征：角膜上皮脱落，荧光素染色阳性，放大镜或裂隙灯显微镜下观察呈细点状染色或有相互融合的片状染色；并可见到上下眼睑及相邻的颜面部皮肤潮红。结膜充血或伴有球结膜水肿。

2. 诊断

(1)诊断依据：按照《职业性急性电光性眼炎(紫外线角膜结膜炎)诊断标准》(GBZ 9—2002)进行诊断。

(2)诊断原则：根据眼部受的紫外线照射的职业史和以双眼结膜、角膜上皮损害为主的临床表现，参考作业环境调查，综合分析，排除其他原因引起的结膜角膜上皮的损害，方可诊断。

3. 致病因素与暴露机会　电焊弧所产生的紫外线是导致眼紫外线损伤最多、最直接的原因。工作于高山、冰川、雪地、沙漠、海面等炫目的环境，因眼长期接受大量反射的紫外线，可致类似电光性眼炎的症状，即太阳光眼炎，又称"雪盲"。根据调查，我国患电光性眼炎的最常见工种为电焊工及电焊辅助工。

4. 预防措施　加强个人防护用品的应用，电焊工防护镜不仅能完全防止紫外线透射，还要能防止红外线透射。

三、职业性白内障

按病因不同，职业性白内障可分为4类：中毒性白内障、电离性白内障、非电离辐射性白内障和电击性白内障。

1. 中毒性白内障　是由职业性毒物的局部或全身作用导致的眼晶状体变性浑浊。最常见的致病因素为三硝基甲苯，除此以外，接触萘、铊、二硝基酚等也可致眼晶状体损伤。

(1)疾病特征:①明确的职业性三硝基甲苯密切接触史;②双眼晶状体混浊改变为主的临床表现;③裂隙灯显微镜检查法和/或晶状体摄影照相可客观显示晶状体改变;④双眼对称改变;⑤诊断分期主要依据周边部晶状体混浊分布范围所占晶状体半径的大小和中央部即相当于瞳孔区晶状体前皮质或前成人核环形混浊情况。

(2)诊断

1)诊断依据:依据《职业性三硝基甲苯白内障诊断标准》(GBZ 45—2010)进行诊断。

2)诊断原则:根据密切的三硝基甲苯职业接触史,出现以双眼晶状体浑浊改变为主的临床表现,结合必要的动态观察,参考作业环境职业卫生调查,综合分析,排除其他病因所致的类似晶状体改变后,方可诊断。

3)鉴别诊断:应与其他原因所导致的晶状体混浊或白内障,如某些药物引起的晶状体混浊、先天性白内障、年龄相关性白内障以及代谢性白内障等相鉴别。

4)临床诊断表述规范:临床诊断出具职业病诊断证明书时,应按下列要素进行表述:职业性 + 致病因素(化学毒物或物理因素或其他)+ 疾病名称 + 分期。其规范表述应为:职业性三硝基甲苯白内障壹期(或贰期或叁期)。

(3)中毒性白内障的预防原则:常见的导致中毒性白内障的职业病危害因素是三硝基甲苯,可按照化学有害因素导致职业性化学中毒三级预防原则进行。

2. 电离性白内障 主要指放射性白内障,由 X 射线、γ 射线、中子及高能 β 射线等电离辐射所致的眼晶状体浑浊,多见于放疗、核物理工作者,核弹及放射事故受害者。不同的辐射线,其阈剂量不同。

(1)疾病特征:①有明确的 X 射线、γ 射线、中子及高能 β 射线等电离辐射职业接触史和晶状体受外照射史;②一般经过一年至数十年潜伏期发病,潜伏期长短相差很大,短者 6 个月,长者可达 35 年;③典型临床表现是晶状体后极部后囊下呈灰白色点状浑浊,排列成环行,由于光反射并有彩虹点;④需要需要检眼镜(检查屈光和眼底)和裂隙灯(检查晶状体)检查以明确病变。

(2)诊断

1)诊断依据:按照《职业性放射性白内障的诊断》(GBZ 95—2014)进行诊断。

2)诊断原则:有职业接触史;眼晶状体受到急、慢性(职业性、个人剂量档案记载其年剂量率和累计剂量)外照射,剂量超过 1Gy(含 1Gy),经过一定时间的潜伏期(一年至数十年不等),在晶状体的后极后囊下皮质内出现浑浊并逐渐发展为具有放射性白内障的形态特点;排除其他非放射性因素所致的白内障,并结合个人职业健康档案进行综合分析,方可诊断为放射性白内障。

3)鉴别诊断:排除其他非放射性因素所致的白内障:起始于后囊下型的老年性白内障、并发性白内障(高度近视、葡萄膜炎、视网膜色素变性等)、与全身代谢有关的白内障(糖尿病、手足搐搦、长期服用类固醇等)、挫伤性白内障、中毒性或其他物理因素所致的白内障、先天性白内障。

电离性白内障的预防原则　常见的导致电离性白内障的职业病危害因素是 X 射线、γ 射线、中子及高能 β 射线等电离辐射,可按照物理因素电离辐射的放射防护原则进行。

3. 非电离辐射性白内障　主要有微波白内障、红外线白内障和紫外线白内障三型。

(1)分型:①微波白内障指劳动者暴露于电磁波中 300MHz~300GHz 频率范围或波长 1mm~1m 波长,受到超过职业接触限值的高强度微波辐射,特别是在短时间暴露强度等于或大于 5MW/cm^2 所致的眼晶状体损伤;②红外线白内障指高热物体产生的红外线(如熔融的玻璃和钢、铁等)对眼晶状体和视网膜黄斑部的损伤;③紫外线白内障指波长大于 290nm 的长波紫外线,被晶状体吸收后导致蛋白变性、凝固而浑浊。紫外线辐射致眼组织损伤的病理效应分为随机效应和非随机效应。非随机效应与辐射线直接相关,主要为速发的电光性眼炎,迟发效应为白内障。

(2)疾病特征:①有明确的职业接触史;②辐射因素的辐射强度:微波辐射强度应等于或大于 5MW/cm^2;红外线、紫外线辐射所致眼损伤的辐射强度目前尚无确切数据;电击性损伤应记录遭受电击时的电压强度、持续时间以及电击部位;③双眼晶状体混浊改变为主要临床表现。

(3)诊断

1)诊断依据:非电离辐射性白内障(包括微波白内障、红外线白内障和紫外线白内障)参照《职业性白内障诊断标准》(GBZ 35—2010)执行。

2)诊断原则:有明确的化学、物理等职业性有害因素接触史,以双眼晶状体混浊改变为主要临床表现,参考作业环境职业卫生调查和工作场所有害化学物质浓度测定及辐射强度的测量资料,综合分析,排除其他非职业因素所致类似晶状体改变,方可诊断。

3)鉴别诊断:排除非职业因素所致类似眼晶状体损伤改变。

非电离辐射性白内障的预防措施可参照非电离辐射三级预防措施进行。

4. 电击性白内障　主要指检修带电电路、电器,或因电器绝缘性能降低所致漏电等电流接触体表后发生的电击而造成的晶状体浑浊。电击性损伤应记录遭受电击时的电压强度、持续时间以及电击部位。

电击性白内障参照《职业性白内障诊断标准》(GBZ 35—2010)执行。

电击性白内障的预防措施:电击性白内障是电击伤的一种常见并发症。因此检修带电电路、电器或因电器绝缘性能降低所致漏电等要工作中防止电流接触体表后而发生电击损伤。

附表　《职业健康监护技术规范》(GBZ 188—2014)中与眼睛相关的职业病和职业禁忌证

职业病危害因素名称(编号)	职业病		职业禁忌证	
	在岗期间/离岗时	应急健康检查	上岗前	在岗期间
氯气(5.30)、二氧化硫(5.31)、氮氧化物(5.32)、氨(5.33)、一甲胺(5.36)、硫酸二甲酯(5.52)、甲醛(5.35)、光气(5.34)、氨基甲酸酯类杀虫剂(5.54)、拟除虫聚酯类(5.55)、酸雾或酸酐(5.56)		职业性化学性眼灼伤(GBZ 54)		
三硝基甲苯(5.28)	职业性三硝基甲苯致白内障(GBZ 45)		白内障	
紫外线(7.5)	职业性白内障(GBZ 35)	职业性急性电光性眼炎(紫外线角膜结膜炎)(GBZ 9)	①活动性角膜疾病;②白内障	活动性角膜疾病
微波(7.6)	职业性白内障(GBZ 35)		白内障	
铊及其无机化合物(5.16)二硫化碳(5.20)甲醇(5.22)			视神经病或视网膜病	

（王志萍）

第九章
职业性耳鼻喉口腔疾病

《职业病分类和目录》中第四类职业病是职业性耳鼻喉口腔疾病,包括噪声聋、铬鼻病、牙酸蚀病和爆震聋。

一、职业性噪声聋

职业性噪声聋是人们在职业环境中,由于长期接触噪声而发生的一种渐进性的感音性听觉损伤,是我国的法定职业病。

1. 疾病特征　①有明确的连续 3 年以上职业性噪声作业史;②纯音测听为感音神经性聋;③双耳高频(3 000Hz、4 000Hz、6 000Hz)平均听阈 ≥ 40dB是诊断职业性噪声聋的前提条件;④语言频率听力损失小于等于高频听力损失;⑤纯音检查结果呈现出各频率听阈偏差应 ≤ 10dB(三次纯音听力检查,两次检查间隔时间至少 3d)。

2. 诊断

(1)诊断依据:按照国家职业卫生标准《职业性噪声聋的诊断》(GBZ 49—2014)进行。

(2)诊断原则:根据连续 3 年以上职业性噪声作业史,出现渐近性听力下降、耳鸣等症状,纯音测听为感音神经性聋,结合职业健康监护资料和现场职业卫生学调查,进行综合分析,排除其他原因所致听觉损害,方可诊断。

(3)鉴别诊断:伪聋、夸大性听力损失、药物(链霉素、庆大霉素、卡那霉素等)中毒性聋、外伤性聋、传染病(流行性脑脊髓膜炎、腮腺炎、麻疹等)性聋、家族性聋、梅尼埃病、突发性聋、各种中耳疾患及听神经瘤、听神经病等其他致聋原因导致的耳聋。

二、职业性铬鼻病

职业接触铬酸、铬酐、铬酸盐及重铬酸盐等六价铬化合物引起的鼻部损害称为职业性铬鼻病。

1. 疾病特征　①有较长时间接触铬酐、铬酸、铬酸盐及重铬酸盐等六价铬化合物的职业接触史;②接触史一般不低于3个月;③有鼻中隔不同程度损伤的典型临床表现;④病变早期出现黏膜糜烂改变,严重时可出现鼻中隔软骨穿孔。

2. 诊断

(1)诊断依据:按照国家职业卫生标准《职业性铬鼻病的诊断》(GBZ 12—2014)进行诊断,该标准适用于职业性接触铬酐、铬酸、铬酸盐及重铬酸盐等六价铬化合物引起的铬鼻病的诊断与处理。

(2)诊断原则:根据较长时间的六价铬化合物职业接触史和鼻中隔或鼻甲损害的相关临床表现,结合现场职业卫生学调查,排除其他原因所致鼻部病变,方可诊断。

(3)鉴别诊断:鼻中隔穿孔也可由氟盐、食盐、五氧化二钒等引起;或因梅毒、结核、外伤等原因发生。

3. 致病因素　高浓度铬化合物。

三、职业性牙酸蚀病

职业性牙酸蚀病是较长时间接触酸雾、酸酐或其他酸性物质所引起的以前牙为主的牙体组织脱钙缺损,对冷、热、酸、甜等刺激敏感,常伴有牙龈炎、牙龈出血、牙痛、牙松动感等,严重者牙冠大部分缺损,髓腔暴露继发牙髓病变。职业性牙酸蚀病是各种酸作业者常见的口腔职业病。

1. 疾病特征　①职业活动中较长时间接触各种酸雾、酸酐及其他酸性物质;②以前牙硬组织损害为主要表现(早期病变多在唇侧切端1/3,酸雾最容易接触的部位是下切牙唇面,损害程度往往最为严重);③疾病早期表现为唇侧牙切端牙釉质缺损,严重者牙冠缺损剩余残根;④口腔症状与牙体缺损程度有关。

2. 诊断

(1)诊断依据:依据国家职业卫生标准《职业性牙酸蚀病的诊断》(GBZ 61—2015)进行诊断,该标准只适用于在制造和应用各种酸的过程中较长时间接触酸雾、酸酐及其他酸性物质引起的牙酸蚀病的诊断及处理。

(2)诊断原则:根据接触酸雾、酸酐或其他酸性物质的职业史,以前牙硬组织损害为主的临床表现,结合现场职业卫生学调查结果,进行综合分析,排除其他牙齿硬组织疾病后,方可诊断。

(3)鉴别诊断:酸性食物、饮料、药物和某些疾病等非职业性因素也可引起牙酸蚀、磨耗、磨损、外伤、牙釉质发育不全和氟牙症,造成牙齿硬组织损害,应根据职业史、病史和临床特征进行鉴别。

(4)牙酸蚀病诊断结论的书写规范:(示例)职业性牙酸蚀病(壹度)。

3. 致病因素与接触机会 盐酸、硫酸、硝酸、制造盐酸接触氯化氢和盐酸雾;制造硫酸接触 SO_2、SO_3 和硫酸雾;制造硝酸接触 NO_2 和硝酸雾;酸酐进入口腔,遇水则形成酸。

4. 预防措施 改善劳动条件,消除或降低车间空气中的酸雾浓度,是预防牙酸蚀病的根本措施;加强密闭通风排毒,降低车间空气中酸雾浓度;加强个人防护,坚持戴防酸口罩,下班时漱口;经常使用含氟、防酸牙膏,并讲究正确的刷牙方法,用碱性液体(如 5% 碳酸氢钠溶液)漱口,具有一定保护作用;养成不用口呼吸、不说话时闭口的良好个人卫生习惯;定期作口腔保健检查,发现问题及时治疗。

四、爆震聋

爆震聋是暴露于瞬间发生的短暂而强烈的冲击波或强脉冲噪声所造成的中耳、内耳或中耳及内耳混合性急性损伤所导致的听力损失或丧失。引起爆震聋的冲击波为最大超压峰值不小于 6.9kPa(170.7dB)的空气压缩波。

1. 疾病特征 ①确切的职业性爆震接触史(爆破作业近距离暴露史或在工作场所中受到易燃易爆化学品、压力容器等发生爆炸瞬时产生的冲击波及强脉冲噪声的累及);②以纯音气导听阈重复性测试结果为依据评定听力(各频率阈值偏差应 ≤ 10dB);③纯音气导听力检查结果受年龄、性别的影响;④以500Hz、1 000Hz、2 000Hz、3 000Hz 平均听阈值进行诊断分级;⑤对纯音听力测试结果真实性有怀疑时,可进行听性脑干反应测试、40Hz 听觉相关电位测试、声导抗、镫骨肌声反射阈测试、耳声发射测试等检查可排除伪聋和夸大性听力损失的可能。

2. 诊断

(1)诊断依据:参照《职业性噪声聋的诊断》(GBZ 49—2018),本标准适用于爆破作业近距离暴露或工作场所中易燃易爆化学品、压力容器等发生爆炸导致的爆震聋的诊断及处理。

(2)诊断原则:根据确切的职业性爆震接触史,有自觉的听力障碍及耳鸣、耳痛等症状,耳科检查可见鼓膜充血、出血或穿孔,有时可见听小骨脱位等,纯音测听为传导性聋、感音神经性聋或混合性聋,结合客观测听资料,现场职业卫生学调查,并排除其他原因所致听觉损害,方可诊断。

(3)鉴别诊断:应排除的其他致聋原因,主要包括:药物(链霉素、庆大霉素、卡那霉素等)中毒性聋,外伤性聋,传染病(流脑、腮腺炎、麻疹等)性聋,家族性聋,梅尼埃病,突发性聋,中枢性聋,听神经病以及各种中耳疾患等。

附表 《职业健康监护技术规范》(GBZ 188—2014)中与
鼻和口腔相关的职业病和职业禁忌证

职业病危害因素名称	编号	职业病			职业禁忌	
		在岗期间	离岗时	应急健康检查	上岗前	在岗期间
磷及其无机化合物	5.11				牙本质病变(不包括龋齿)	牙本质病变(不包括龋齿)
酸雾或酸酐	5.56	职业性牙酸蚀病(GBZ 61)	职业性牙酸蚀病(GBZ 61)		牙酸蚀病	
铬及其无机化合物	5.7	职业性铬鼻病(GBZ 12)	职业性铬鼻病(GBZ 12)		萎缩性鼻炎	

(王志萍)

第十章
其他职业病

本章所指的其他职业病是指在《职业病分类和目录》中的第十类职业病，包括金属烟热，滑囊炎（限于井下人员），股静脉血栓综合征、股动脉闭塞症或淋巴管闭塞症（限于刮研作业人员）。

一、金属烟热

金属烟热是吸入金属加热过程释放出的大量新生成的金属氧化物粒子引起的急性职业病。

1. 疾病特征　①有明确的新生的金属氧化物烟接触史，如金属冶炼、铸造、喷金、焊接等作业史；②接触后潜伏期 4~8h 骤起发病；③临床特点为典型性骤起体温升高和血液白细胞数增多；④伴有明显的头晕、疲倦、乏力、胸闷、气急、肌肉疼、关节痛等自觉症状。

2. 诊断

（1）诊断依据：锌冶炼、锌合金铸造、锌白的制造，镀锌、喷锌、锌焊等锌作业工的金属烟热诊断，依据《金属烟热诊断标准》（GBZ 48—2002）进行诊断；也适用于铜、银、铁、镉、铅、砷等矿物质在冶炼和铸造过程中产生的金属氧化物烟所致的金属烟热诊断。

（2）诊断原则：根据金属氧化物演的职业接触史，典型骤起的临床症状，特殊的体温变化及血白细胞数增多，参考作业环境，综合分析，排除类似疾病，方可诊断。

（3）鉴别诊断：金属烟热应与疟疾、感冒、急性镉中毒、变应性肺炎等疾病相鉴别。

3. 致病因素及暴露机会

（1）金属加热作业人员：金属熔炼、铸造、锻造、喷金等作业都需要加高温。铸铜时其中的锌由于熔点和沸点低首先释放出来，并在空气中形成氧化锌烟，成为金属烟热患者常见的原因,铜尘、锰尘等细小金屑粒子也可引起发病。

(2)金属焊接作业人员:金屑焊接和气割的高温可使镀锌金属或镀锡金属释放出氧化锌烟或氧化锅烟。焊接或气割合金也可释放出金属烟。

能引起金属烟热的金属是锌、铜、镁,特别是氧化锌。铬、锑、砷、锅、钴、铁、铅、锰、汞、镍、硒、银、铰、锐、锡等也可引起,但较少见。

4. 预防措施 冶炼、铸造作业应尽量采用密闭化生产、加强通风以防止金属烟尘和有害气体选出,并回收加以利用。在通风不良的场所进行焊接、切割时,应加强通风,操作者应戴送风面罩或防尘面罩,并缩短工作时间。

二、滑囊炎(限于井下人员)

煤矿井下工人滑囊炎是指煤矿井下工人在特殊的劳动条件下,致使滑囊急性外伤或长期摩擦、受压等机械因素所引起的无菌性滑囊炎炎症改变。

1. 疾病特征 ①矿井下作业工人在工作中有跪、爬行、侧卧、肩扛等关节长期摩擦或压迫的职业史;②典型的临床表现是关节周围出现部位固定、表面光滑、有波动感、界限清楚、压之疼痛的囊性肿物;③临床上可见急性、亚急性或者慢性滑囊炎患者;④滑囊穿刺有助于疾病分期:急性期穿刺液为血性分泌液;亚急性期穿刺液为淡黄色透明黏液;慢性期穿刺液为少量黄色透明黏液。

2. 诊断

(1)诊断依据:根据《煤矿井下工人滑囊炎诊断标准》(GBZ 82—2002)进行诊断。该标准只适用于煤矿井下工人职业活动中所致的(无菌性)滑囊炎的诊断。金属和化学矿山开采、隧道开凿等工人的创伤性滑囊炎也可参照本标准进行诊断。

(2)诊断原则:根据煤矿井下工人滑囊有急性外伤和长期摩擦或压迫的职业史、典型的临床表现、结合现场劳动卫生学调查,综合分析,并排除其他类似表现的疾病,方可诊断。

(3)鉴别诊断:应与关节炎、腱鞘囊肿、滑囊囊肿、Baker囊肿、纤维瘤、脂肪垫以及化脓性滑囊炎、类风湿性滑囊炎和结核性滑囊炎等疾病相鉴别。

3. 致病因素 煤矿井下工人滑囊炎是指煤矿井下工人有跪、爬行、侧卧、肩扛等关节长期摩擦或压迫的作业。

4. 预防措施 ①尽量避免在不良的作业体位下长期工作,如跪、爬行、侧卧、肩扛等活动;②加强上岗前、在岗期间、离岗时的职业健康检查;③加强劳动保护,养成劳作后用温水洗手的习惯。休息是解决任何关节疼痛的首要方法。

三、股静脉血栓综合征、股动脉闭塞症或淋巴管闭塞症(限于刮研作业人员)

股静脉血栓综合征、股动脉闭塞症或淋巴管闭塞症均为周围血管疾病。周围血管疾病是一种危害性极强的高发病种,若长期不愈,病情将呈进行性发展,重者导致截肢致残,严重者不仅影响患者的生活质量,而且可使肢体处于病废状态,甚至危及生命。

1. 疾病特征 ①长期从事刮研作业的职业史;②具有周围血管病共同的临床表现;③辅助检查方法中,踝肱指数是最基本的无损伤血管检查方法,可以初步估计动脉阻塞和管腔狭窄程度,为诊断下肢动脉缺血性疾病的客观依据;彩色多普勒检查是下肢静脉疾病首选的辅助检查手段;MRI是淋巴水肿重要的辅助检查手段。

2. 诊断

(1)诊断依据:《职业性股静脉血栓综合征、股动脉闭塞症或淋巴管闭塞症的诊断》(GBZ 291—2017)诊断标准只限于刮研作业人员所患的职业性股静脉血栓综合征、股动脉闭塞症或淋巴管闭塞症的诊断及处理。

(2)诊断原则:根据长期从事刮研作业的职业史,依据作业侧下肢出现股静脉血栓综合征、股动脉闭塞症或者淋巴管闭塞症相应临床表现及辅助检查结果,结合职业卫生学调查资料,综合分析,排除其他原因所致的类似疾病,方可诊断。

1)股静脉血栓综合征:依据有明确的作业侧下肢出现股静脉血栓史,或血管超声检查提示有血栓残留、股动脉闭塞症或者淋巴管闭塞症相应临床表现及辅助检查结果,结合职业卫生学调查资料,综合分析,排除其他原因所致的类似疾病,方可诊断。

2)股动脉闭塞症:依据作业侧下肢出现急性缺血表现,如疼痛、苍白、无脉、麻痹、感觉异常等临床表现,结合彩色多普勒检查作业侧股动脉狭窄或闭塞,参考作业侧肢体踝肱指数进行诊断。

3)淋巴管闭塞症:依据作业侧下肢出现进行性肿胀、皮肤增厚、过度角化、溃疡等临床表现,结合MRI检查具有淋巴水肿的特征性改变,可参考淋巴水肿分期进行诊断。

刮研作业者在操作时刮刀可以抵在左侧或者右侧腹股沟处，或者双侧轮流作业，因此三种疾病有可能单独存在或者同时存在。

(3) 三种疾病诊断名称书写格式：

1) 职业性刮研作业所致（双侧、左或者右侧）股静脉血栓综合征；

2) 职业性刮研作业所致（双侧、左或者右侧）股动脉闭塞症；

3) 职业性刮研作业所致（双侧、左或者右侧）下肢淋巴管闭塞症。

3．致病因素　股静脉血栓综合征、股动脉闭塞症或淋巴管闭塞症主要是刮研作业所致。刮研作业作为一个重要的工种，在机床生产、精密加工和维修中具有不可替代的位置。

刮研作业是指作业人员使用高硬度带柄刮刀、测量工具，以手工操作方式修整工件表面形状、粗糙度等，边研点边测量边刮研，使工件达到工艺上规定的尺寸、几何形状、表面粗糙度等要求的一项精加工工序。长期的腹股沟刮刀顶压可导致血液、淋巴液循环障碍，出现下肢淤血，压力增高，组织缺氧，造成股静脉血栓综合征、股动脉闭塞症及淋巴循环障碍。

4．预防措施　刮研作业所致的周围血管疾病强调早期预防，早期诊断，早期合理有效的治疗，对预后及致残率的降低起着至关重要的作用。

《职业健康监护技术规范》(GBZ 188—2014)中，镉及其无机化合物（编号 5.6）和氧化锌（编号 5.8）应急健康检查的职业病是金属烟热。

（王志萍）

第十一章
劳动过程的生理、心理及工效学

人在生产劳动过程中会接触到不同的生产环境和条件,机体一般可通过自身的调节,很好地适应并完成工作,且不会对健康造成危害,但如果劳动负荷过高、劳动时间过长及环境条件太差,机体不能适应或耐受时,就会对机体产生危害。在职业卫生领域,为达到保护和促进健康及提高工作效率的目的先后形成了职业生理学、职业心理学和职业工效学三门既独立又相互关联的学科。本章将从劳动过程的生理变化与适应、职业心理以及职业工效学等三个方面进行阐述。

第一节　劳动过程的生理变化与适应

一、体力劳动过程的生理变化与适应

(一) 体力劳动的能量代谢

人体从事劳动过程中需要消耗能量,称为劳动能量代谢,是基础代谢之外供给劳动所需的能量。以其骨骼肌活动为主的体力劳动消耗的能量较大,约占机体能量代谢的 50%。

1. 肌肉活动的能量代谢　机体供给肌肉收缩与舒张活动的能量,主要来源于 ATP-CP 系列(三磷酸腺苷 - 磷酸肌酸系列)、需氧系列及乳酸系列。它们在不同的劳动类型中提供肌肉活动所需的能量。三种系列的一般特性见表 11-1。

表 11-1　肌肉活动能量代谢系统的一般特性

项目	ATP-CP 系列	乳酸系列	需氧系列
氧	无氧	无氧	需氧
速度	非常迅速	迅速	较慢

项目	ATP-CP 系列	乳酸系列	需氧系列
能源	CP,贮量有限	糖原,产生的乳酸有致疲劳性	糖原、脂肪及蛋白质,不产生致疲劳性副产物
产生 ATP	很少	有限	几乎不受限制
劳动类型	任何劳动,包括短暂的极重劳动	短期重及很重的劳动	长期轻及中等劳动

2. 作业时氧消耗的动态

(1)有关氧消耗的基本概念

氧需(oxygen demand):劳动 1min 所需要的氧量。

氧上限(maximum oxygen uptake):血液在 1min 内能供应的最大氧量。

氧债(oxygen debt):氧需和实际供氧不足的量。

(2)作业时氧消耗影响因素及其动态:劳动时人体所需要的氧量取决于劳动强度,强度愈大,需氧量也愈多。氧需能否得到满足主要取决于循环系统的功能,其次为呼吸器官的功能。

作业开始 2~3min 内,机体所需的能量是在缺氧条件下产生的,因此"借"了氧债。其后,呼吸和循环系统的活动逐渐加强,若从事较轻的劳动,摄氧量可以满足氧需,即进入稳定状态,这样的作业一般可维持较长的时间;若从事较重的劳动,尤其是氧需超过最大摄氧量时,机体摄氧量不能达到稳定状态,氧债持续增加,作业就不能持久。作业停止后的一段时间内,机体需要继续消耗氧以偿还氧债。

3. 作业的能消耗量与劳动强度分级 作业时的能消耗量是全身各器官系统活动能消耗量的总和。以体力劳动为主的作业传统上用能消耗量或心率来划分劳动强度的大小,一般分为三级。

(1)中等强度作业:作业时氧需不超过氧上限,即在稳定状态下进行的作业。我国现在的农业劳动多属此类。

(2)大强度作业:指氧需超过了氧上限,即在氧债大量蓄积的条件下进行的作业,一般只能持续进行数分钟至十余分钟,如重件手工锻打、爬坡搬运重物等。

(3)极大强度作业:完全在无氧条件下进行的作业,此时的氧债几乎等于氧需,如短跑和游泳比赛。这种剧烈活动只能持续很短时间,一般不超过 2min。

我国已颁布"体力劳动强度分级标准"(GBZ 2.2—2007)。它是根据对262 个工种工人的劳动工时、能量代谢和疲劳感等指标之间的关系进行调查分析后,提出按劳动强度指数来划分体力劳动强度(表 11-2)。

表 11-2　体力劳动强度分级

体力劳动强度级别	劳动强度指数 /n
I	n ≤ 15
II	15< n ≤ 20
III	20< n ≤ 25
IV	n > 25

4. 不同作业类型及其能量消耗　根据肌肉收缩状况、参与劳动肌肉量的多少以及是否做功等,可将作业分为几种类型。

(1)静力作业:主要依靠肌肉等长性收缩来维持体位,使躯体和四肢关节保持不动所进行的作业。静力作业的特征是能消耗水平不高,但却很容易疲劳。静力作业能够维持的时间取决于肌肉收缩力占最大随意收缩力的百分比,以最大肌张力收缩进行的作业只能维持数秒钟。在作业停止后数分钟内,氧消耗反而先升高后再逐渐下降到原水平。

(2)动力或动态作业:是在保持肌张力不变,即等张性收缩的情况下,经肌肉交替收缩和舒张,使关节活动来进行的作业。肌肉在动力作业时可以交替地收缩与舒张,血液灌流充分,不容易疲劳。动力作业又可分为重动力作业和反复性作业。参与重动力作业的是大肌群,因此能量消耗高是它的特点之一。参与反复性作业的是一组或多组小肌群。频繁收缩和舒张活动的小肌群能耗不高却容易疲劳甚至受损伤。

(二) 体力劳动时机体的调节与适应

在劳动过程中,机体通过神经 - 体液的调节来实现能量供应和各器官系统之间的协调和变化,以适应生产劳动的需要。

1. 神经系统　长期在同一劳动环境中从事某一作业活动时,通过复合条件反射逐渐形成该项作业的动力定型,使从事该作业时各器官系统相互配合得更为协调、反应更加迅速、能耗较少,作业更轻松自如。动力定型的建立应依照循序渐进、注意节律性和反复的生理规律。体力劳动的性质和强度,在一定程度上也能改变大脑皮质和感官器官的功能,进而可以影响动力定型的建立与形成。

2. 心血管系统　心血管系统作业开始前后会发生适应性变动,主要表现在心率、血压的变化、血液再分配及其成分变化。

(1)心率:在作业开始前1min常稍增加,作业开始30~40s内迅速增加,经4~5min达到与劳动强度相应的稳定水平。作业停止后,心率可在几秒至十五秒后即迅速减少,然后再缓慢降至原水平。对一般人来说,心率的增加不超过40次/min,则能胜任该项工作。恢复期的长短随劳动强度、工间暂歇、环境条件和健康状况而异,此可作为心血管系统能否适应该作业的标志。

(2)血压:作业时收缩压即上升,舒张压不变或稍上升,致使脉压变大。当脉压逐渐增大或维持不变时,体力劳动可继续有效地进行;但若持续进行紧张劳动,脉压可因收缩压下降或舒张压上升,或两者的联合而下降;当脉压小于其最大值的一半时,则表示疲劳和糖原贮备接近耗竭。作业停止后血压迅速下降,一般能在5min内恢复正常。

(3)血液再分配:体力劳动时,通过神经反射使内脏、皮肤等处的小动脉收缩,同时体力劳动产生的代谢产物乳酸和CO_2却使供应肌肉的小动脉扩张,致使流入骨骼肌和心肌的血液量大增,一般脑则维持不变或稍增多,而内脏、肾、皮肤、骨等都有所减少。

(4)血液成分:体力劳动时血液成分变化主要是血糖和血乳酸含量的变化。劳动期间血糖浓度一般很少变动。若劳动强度过大,持续时间过长,则可出现血糖降低,当降至正常含量一半时,即表示糖原贮备耗竭而不能继续劳动。血乳酸含量变动很大,它取决于无氧代谢乳酸的产量及其清除速率。

3. 呼吸系统　作业时,呼吸次数随体力劳动强度而增加。肺通气量可以作为劳动强度的判定和劳动者劳动能力鉴定的指标之一。有锻炼者通过增加肺活量来适应,无锻炼者通过增加呼吸次数来维持。

4. 排泄系统　体力劳动及其后一段时间尿量均大为减少,达50%~90%。主要由于腹腔的血管收缩、汗液分泌增加及血浆中水分减少等。尿液成分变动较大,乳酸含量升高。

5. 体温　体力劳动及其后一段时间体温有所上升,以利于全身各器官系统活动的进行,但不应超过安静时的1℃,即中心体温38℃(体温生理应激上限值);否则人体不能适应,劳动不能持久进行。

二、脑力劳动过程中的生理变化和适应

(一)脑力劳动的生理特点

与以体力劳动为主的作业相对而言,一般认为凡以脑力活动为主的作业

即为脑力劳动。脑力劳动时,劳动对象主要是信息而非物质和能量,所以脑力劳动也叫信息性劳动。脑力劳动明显的特点在于通过感觉器官感受信息,经中枢神经系统加工处理,然后通过多种形式转化和输出信息。

脑的氧代谢较其他器官高,安静时约为等量肌肉需氧量的15~20倍,占成年人体总耗氧量的10%。葡萄糖是脑细胞活动的最重要能源,平时90%的能量都靠分解葡萄糖来提供。脑细胞中贮存的糖原甚微,主要靠血液送来的葡萄糖通过氧化磷酸化过程来提供能量。因此,脑组织对缺氧、缺血非常敏感。

脑力劳动常使心率减慢,但特别紧张时,可使心跳加快,血压上升、呼吸稍加快、脑部充血而四肢和腹腔血液则减少;脑电图、心电图上可有所变动,但不能用来衡量劳动的性质及其强度。脑力劳动时,血糖一般变化不大或稍增多;对尿量及成分也影响不大,仅在极度紧张的脑力劳动时,尿中磷酸盐的含量才有所增加;对排汗的量与质以及体温均无明显的影响。

(二)脑力劳动的职业卫生要求

1. 一般职业卫生要求　脑力劳动系统包括:劳动者、劳动工具、工作任务、工作环境和工作组织制度等条件和要素,对脑力劳动的职业卫生要求可以从上述几方面来考虑。例如,对工作场所的噪声、采光与照明、室内气温、工作桌椅及空间等的要求。

2. 特殊要求　脑力劳动的主要任务是处理加工信息,其职业卫生有一些特殊要求,如对信息以及相关显示器的要求。要求提供的信息应该明确,量要适中,信号的区分度要高,否则会加重脑力劳动的负荷。还要注意信息的和谐性和冗余度的问题。信息和谐性是指信息显示、控制性活动或系统的应答要与操作者所预期的保持一致,否则会导致信息冲突。例如,旋钮的顺时针旋转应表示系统发生反应或反应增强。信息冗余度是表示信号所携带的实际信息量低于它可能携带的最大信息量的程度。多余的信息使操作者能够交叉地检查和确认信息,保证信息交流的可靠性。另一方面,显示的信息过多可使人分心并增加脑力劳动的负荷。所以应根据作业需求,保持适量的冗余信息。

第二节　职业心理学

职业心理学是从人与职业的心理与社会环境关系角度研究人在职业过程中心理活动的特点和规律的学科。主要任务是研究如何用心理学的原理和方法分析人在劳动过程中的心理状态,影响心理状态的各种主观和客观因素,以达到减少职业紧张和疲劳,提升工作满意度,促进促进健康、提升职业生命质量的目的。

一、职业紧张

(一) 概述

职业紧张(occupational stress)是指在某种职业条件下,客观需求与个人适应能力之间的失衡所带来的生理和心理的压力,是个体对内外因素(或需求)刺激的一种反应,当需求和反应失衡时,就会产生明显的(能感觉到的)后果(如功能变化)。职业紧张是长期存在的,适度的紧张对劳动者的工作和生活是有利的,但长期过度的紧张可损伤劳动者身心健康。

根据紧张发生的时间特点不同,通常可以将其分为三类。

1. 急性紧张反应 是对突然的、单一的、容易识别的原因引发的一种快速反应。比如一个人在工作场所的冲突、引入一种新的工作程序等情况下,通常会发生急性紧张反应。主要表现为人的应激感增加,出现口干、腹泻、心悸等生理反应,或者是短时的认识障碍。通常会在较短的时间内恢复。

2. 创伤后紧张反应 是在工作场所遭遇到可能危及生命的紧张事件后,出现的一种持续时间较长的紧张反应。常见于执行战斗任务的士兵、消防员、警察等。可以持续或长或短的时间,通常表现出迟发性或延迟性特点。普遍表现为严重的沮丧、焦虑、抑郁、自杀念头,一些人还会出现惊恐、病态人格、药物滥用行为和旷野恐怖症等表现。

3. 慢性紧张反应 是对在一段较长时间内不断增加的压力(紧张源)所表现出的一种累积性的反应。这种紧张反应的发生和发展是逐渐的和缓慢的。通常出现各种持续性的生理和心理症状,如高血压、睡眠障碍、冠心病、脑卒中、注意力降低、抑郁等,长期的慢性紧张还会造成身心疾病。

职业紧张引起的更为特征性的问题是精疲力竭症与过劳死,也会造成伤亡事故的增加。

(二) 职业紧张模式

探讨和理解在劳动过程中职业紧张是如何产生的即职业紧张模式是应对职业紧张首要面对的问题。理想的职业紧张模式应能从理论和因果关系上阐明产生紧张的源头、易感者和影响或制约应激反应因素间的相互作用、过程及紧张效应后果。目前比较有代表性的职业紧张模式主要有:NIOSH 模式、生态

学模式和付出 - 回报失衡模型。

（三）劳动过程中的职业紧张因素

1. **个体特征**　个体特征主要包括 A 型性格、性别、年龄、学历、支配感等。

（1）A 型特征（或 A 型行为）：具 A 型行为者有如下特点：①时间紧迫感；②竞争性；③敌对性。

（2）性别特征：由于身体素质以及工作职责和家庭职责的冲突，一般说来职业紧张因素对女性的影响大于男性。

（3）年龄：由于体力随着年龄的增加而下降，加之工人抵抗和应付紧张因素的能力以及各方面的社会支持也随着年龄的增加而下降，因此，同样的工作老年人比年轻人易产生紧张。

（4）学历：高学历人群因工作强度大、竞争激烈、知识储备更新、个人发展空间等造成职业紧张；低学历人群因担心工作福利差、完不成任务、被解雇、生活压力大等而倍感紧张。面对同样的工作任务，文化程度较高者拥有更多的应对资源从而可以缓解紧张因素对个体的影响。

（5）支配感：处于被支配或低支配状况下，或无决策权者，则倾向于发生职业紧张。"高要求、低支配"作业，易出现"高紧张效应"，导致心理紧张和生理疾病风险增加。

2. **职业因素**　劳动过程中引起紧张的职业因素主要有角色特征、工作特征、人际关系、组织关系、人力资源管理等几个方面。

（1）角色特征：角色特征表现在任务模糊、任务超重、任务不足、任务冲突、个体价值等方面。

（2）工作特征：①工作进度，包括机器的进度和人的进度，进度越快越紧张；②工作重复，重复愈多，愈单一，愈易紧张；③轮班，不合理的轮班制度可影响人的生物钟，导致紧张；④工作属性，工作种类，所需知识和技巧不足，均可导致情感和行为反应异常。

（3）人际关系：同事间或上下级间关系较差，会降低相互信任和支持，影响情感和工作兴趣，这是造成紧张的重要原因。

（4）组织关系：一般认为在低层组织结构中个体更有满意感，地位最低的职工如普通工人、秘书和低级管理员、技术员等有更为强烈的紧张感。文化素质主要表现在竞争力上，如职工晋升、技能定级、提升和进修机会等均可造成心理紧张。

（5）人力资源管理：职业卫生管理体系中包括培训、业务发展、人员计划、工资待遇和工作调离等亦是重要的紧张源。

(四) 职业紧张反应的表现

长期过度紧张对个体不利,甚至是有害的,紧张反应主要表现在心理的、生理的和行为的变化及精疲力竭症几个方面。

1. 心理反应　主要表现在情感和认知方面。例如工作满意度下降、抑郁、焦虑、易疲倦、感情淡漠、注意力不集中、记忆力下降、易怒、社会退缩,使他们个体应对能力下降。

2. 生理反应　主要是躯体不适,血压升高,心率加快,血凝加速,皮肤电反应增强,血和尿中儿茶酚胺和 17- 羟类固醇增多,尿酸增加。对免疫功能可能有抑制作用。

3. 行为表现　个体表现:逃避工作、怠工、酗酒、频繁就医、滥用药物、食欲不振、敌对行为;组织表现:旷工、缺勤、事故倾向、生产能力下降、工作效率低下等。

4. 精疲力竭　研究认为精疲力竭的发生是职业紧张的直接后果,是个体不能应对职业紧张的最重要的表现之一。Maslach 提出的精疲力竭症主要内容包括情绪耗竭、人格解体及职业效能下降的三维模式。

二、心身疾病

心身疾病是指一组与心理和社会因素密切相关,但以躯体症状表现为主的疾病。心身疾病的范围甚为广泛,可以累及人体的各个器官和系统。心身疾病目前包括了由情绪因素所引起的,以躯体症状为主要表现,受自主神经所支配的系统或器官的多种疾病。常见的心身疾病主要有支气管哮喘、消化性溃疡、原发性高血压、癌症及甲状腺功能亢进等。

三、职业心理健康促进

(一) 法律保障

从立法上明确生产技术、劳动组织、工作时间和福利待遇等制度都应有利于促进生产,减少或避免个体产生心理、生理负面影响,从制度上保证个体获得职业安全与卫生的依据、自主决策权利、得到承认和尊重并以主人翁态度参加生产计划、民主管理等。

(二) 创造健康的组织

健康组织的目的并不是减少紧张因素而是鼓励员工积极参与组织变革管

理、岗位重新设计、诚信与回馈的要求。创建健康的组织应采取人 - 岗位匹配或岗位设置适宜作业人员的需求和专业技能、完善的绩效管理和奖励体系、提供员工参与管理的机会以及为员工家庭和生活需求提供支持等措施。

（三）增强个体应对能力

应对反应是个体对职业紧张源刺激的反应活动。研究得较多的应对能力因素是社会支持,主要表现在:①情感支持;②社会的整体性,使人们感到自己是社会的一员;③切实的、明确的帮助;④社会信息,可获得有关任务的信息,从而获得指导和帮助;⑤相互尊重,体现在技术和能力方面得到承认和尊重。

（四）培训和教育

为增强个体和职业环境的适应能力,应先充分了解个体特征,针对不同情况进行职业指导和就业技术培训,尤其是心理健康适应能力知识的培训,鼓励个体主动适应或调节职业环境,创造条件以改善人与工作环境的协调性,提高工人的心理调节能力。

（五）健康促进

开展健康教育和健康促进活动,增强个体应对职业紧张的能力。

第三节　职业工效学

职业工效学（occupational ergonomics）是人类工效学应用的重要分支,以解剖学、心理学、生理学、人体测量学、工程学、社会学等多学科的理论知识为基础,以职业人群为中心,研究人 - 机器 - 设备环境之间的相互关系,旨在实现人在工作中的健康、安全、舒适,同时保持最佳工作效率。

一、作业过程的生物力学

生物力学是将力学与生物学的原理和方法有机地结合起来,研究生命过程中不断发生的力学现象及其规律的科学,作业过程的生物力学是研究人在生产劳动中肌肉骨骼力学的内容,主要研究工作过程中人和机器设备（包括工具）间力学的关系,目的在于提高工作效率,并减少肌肉骨骼损伤的发生。

（一）肌肉骨骼的力学特性

1. 肌肉　劳动时肌肉做工的效率与负荷大小有关。研究证明,当肌肉负荷为最大收缩力的 50% 左右时,肌肉做功效率最高。

2. 骨及软骨　骨是身体重要组成部分,主要功能是支持、运动和保护。

软骨具有较好的弹性和韧性。长骨的软骨具有吸收冲击能量和承受负荷的作业,关节软骨具有特殊的润滑功能,对运动十分有利。

(二) 姿势和合理用力

1. 姿势　劳动中最常见的姿势是站姿和坐姿两种,其他还有跪姿、卧姿等。无论是哪种姿势,往往都存在一些不利于健康因素,如站姿下肢负重大,血液回流差。坐姿状态下腹肌松弛,脊柱"S"形生理弯曲的下部由前凸变为后凸,使身体相应部位受力发生改变,长时间工作可以引起损伤。人体都要承受由于保持某种姿势所产生的负荷,称作姿势负荷。

为了方便操作和减少姿势负荷及外加负荷的影响,在采用工作姿势时需注意:①尽可能使操作者的身体保持自然的状态;②避免头部、躯干、四肢长时间处于倾斜状态或强迫体位;③使操作者不必改变姿势即可清楚地观察到需要观察的区域;④操作者的手和前臂避免长时间位于高出肘部的地方;⑤如果操作者的手和脚需要长时间处于正常高度以上时,应提供合适的支撑物。

2. 合理用力　为了完成生产或其他工作任务,劳动者在劳动过程中常常需要克服外界的重力、阻力等。根据生物力学基本原理,合理运用体力,可以减少能量消耗,减轻疲劳程度和慢性肌肉骨骼损伤的发病率,提高工作效率。

(1)动力单元:包括关节在内的某些解剖结构结合在一起可以完成以关节为轴的运动,称为动力单元。动力单元由肌肉、骨骼、神经、血管等组成。一个动力单元可以完成简单的动作,两个以上的动力单元组合在一起称为动力链,可以在较大范围内完成复杂的动作。

(2)重心:搬运重物或手持工具时需要克服物体的重力,这种作用力也称为工作负荷。在物体重量固定的情况下,人体承受的负荷与物体重心到支点的垂直距离直接相关。生产劳动中尽可能使物体的重心靠近人体,可以使力矩变小,减轻劳动负荷,减少用力。

(3)用力:生产中用力要对称,这样可以保持身体平衡和稳定,减少肌肉静态收缩,减轻姿势负荷,降低能耗。从事不同工作要根据工作特点及工效学原理,采用合理用力方式。

二、人体测量及应用

人体测量学是人类学的一个分支学科,是用测量和观察的方法来描述人类的体质特征状况。通过对人体的整体测量和局部测量,探讨人体的类型、特征、变异和发展规律。人体测量获得的各种人体尺寸信息可用于研究设计和调整工具,从而最大限度地保护工人身体健康,提高生产效率,发挥机器的性能。

在工效学实际应用中,人体测量的类型通常分为静态测量和动态测量两种。

1. 静态测量 是被测者在静止状态下进行的测量,测量体位通常取站立或坐姿。这种方法测量的是人体各部分的固定尺寸,静态测量最基本的尺寸有 119 项。有时根据实际需要还要对某些特定人群进行测量,获得相关人群的人体尺寸资料。

2. 动态测量 是被测者在规定的运动状态下进行的测量。这种方法测量的是人体或某一部分空间运动尺寸,即活动范围。许多生产劳动是在运动过程中完成的,各种操作的准确性、可靠程度、做功效率以及对人体的影响等均与人体或某些体段的动态尺寸有密切关系。

三、机器和工作环境

(一) 人机系统

生产劳动过程中,人和机器(包括设备和工具)组成一个统一的整体,共同完成生产任务,称作人机系统。人机之间信息是通过人和机器之间的界面传递的,人机界面主要包括显示器和控制器,机器的信息通过显示器向人传递,人的信息(包括指令)通过控制器向机器传递。从工效学角度研究人机界面,就是要使显示器和控制器适合于人的解剖、生理和心理特点。

(二) 显示器

人机系统中,用来向人表达机械性能和状态的部分称为显示器,包括各种仪表、指示灯、信号发生器等,其中使用最为广泛的有视觉显示器和听觉显示器两类:

1. 视觉显示器 视觉显示器要求在保证精度的情况下,尽可能使显示方式简单明了,容易判读;一个显示器传递的信息不宜过多;数字显示器要易于判读和换算,符合阅读习惯;显示器的指针不应遮住数字或刻度,指针粗细要适当。

2. 听觉显示器 在生产劳动中常用于指示或报警。设计听觉显示器要求选用人耳最敏感的频率范围,需要传输很远的信号使用低频声音;紧急报警宜采用间断的声音信号或改变频率和强度,以便引起人们的注意;信号持续时间适当。

(三) 控制器

控制器是操作者用以改变机械运动状态的装置或部件,常见的有开关、按钮、旋钮、驾驶盘、操纵杆和闸把,控制器可按操纵部位分为手控制器、脚控制器、膝控制器等,其中手控制器应用最为广泛。

1. 手控制器

(1)按压式控制器:指各种各样的按钮、按键等,同一个区域如果有多个按钮,需要用颜色、形状或指示灯加以区别,功能相反的按钮(如开、关按钮),最好设计成大小不同的形状,排列位置隔开一定距离,以免出现紧急情况时操作失误,耽误时间。

(2)旋转式控制器:主要指各类手轮、旋钮、摇柄、十字把手等。适用于工作状态较多或连续变化的过程控制。在工程设计中,根据手的功能和尺寸特点,旋钮的直径、高度和旋转阻力等均有相应规定。

(3)移动式控制器:主要有操纵杆、手柄和手闸等。是需要一定力量强度的控制装置,通常只具有开和关的功能并设有明显标志。

(4)轮盘:用于力度较大或角度较大的旋转,如驾驶盘和气体或液体输送管道的开关轮盘等,其边缘一般设计成波纹状,便于抓握和用力。

2. 脚控制器　多为长方形,大小与脚掌相适应,表面有齿纹以便用力和防滑。脚控制器多用于精度要求不高或需要用力较大的场合。对于用力较大、速度快和准确性高的操作,宜用右脚。对于操作频繁,易疲劳,不是非常重要的操作,应考虑两脚交替进行。

(四) 工具

生产劳动过程中经常需要使用各种工具,如钳子、锤子、刀、钻、斧等,若长期使用设计不良的工具和设备,会给作业人员造成各种疾患、损伤,降低工作效率。良好设计需要注意外形、尺寸大小等,符合人体尺寸、解剖和生理特点。把柄手握处宜有合适的波纹以增加抓握的稳固;如使用过程中需利用工具的重力(如锤子),则工具的重心宜远离手部,否则,应尽可能使工具的重心靠近手部;使用工具时应使操作者的手和上肢保持自然状态,以减少人体相应部位的静态紧张;还需具有外形美观、坚实耐用、使用安全等。

(五) 作业环境

工作环境中能对人的身心健康和工作效率产生影响的因素可以概括为社会环境因素和自然环境因素。社会因素,包括社会分工、劳动报酬、职位升迁、人际关系等,这些因素涉及范围广,对劳动者的影响复杂。对于自然环境中的因素,职业工效学主要研究各种物理性和化学性因素对工作中健康、安全、舒适和效率的影响,以及如何创造良好的工作环境。如气温升高或降低不但对人体健康产生影响,还可以影响作业能力和工作效率,越来越多的生产和工作环境使用了空气调节装置,使作业场所气温常年保持在比较适宜的范围内。

(六) 劳动组织

劳动组织是指在劳动生产过程中,按照生产的过程或工艺流程安排使用劳动力,以达到提高劳动效率目标的形式、方法和措施的统称。合理的劳动组织应该充分考虑劳动者之间以及劳动者与劳动工具、劳动对象之间的关系,不断调整和改善劳动组织的形式。构建和完善合理劳动组织应该注意减少负重及用力、改善人机界面、对人员的选择与培训、合理组织和安排轮班工作、适当安排工间休息以及劳动定额要适当等原则。

四、工效学相关疾患

生产劳动过程中,由于姿势负荷、负荷过重或个别器官过度紧张等因素,可使机体某些器官或组织发生功能性或器质性变化,甚至形成职业性疾患,这些疾患与工效学因素联系密切,可以称之为工效学相关疾患。

(一) 强制体位及负荷过重有关疾患

强制体位及负荷过重可以造成身体某些特定部位损伤从而引发一系列疾患,其中最常见的是肌肉骨骼疾患。

1. 下背痛　是患病率最高的一种肌肉骨骼疾患,一般表现为腰部间歇性疼痛,间歇期数月至数年不等,不发作时无症状或症状轻微,严重发作时可丧失劳动力。职业性下背痛发病原因主要有:①抬举或用力搬移重物;②弯腰和扭转(姿势不当);③身体受震动;④气候因素(冷、潮湿、受风);⑤重体力劳动;⑥工作相关的心理社会因素(如紧张、寂寞、缺乏社会支持、工作满意度低)。

2. 颈、肩、腕损伤　主要见于坐姿工作,表现为疼痛、肌张力减弱、感觉过敏或麻木、活动受限等,严重者只要工作就可立即产生剧烈疼痛以至于不能坚持工作。腕部损伤可以引起腱鞘炎、腱鞘囊肿或腕管综合征,主要见于工作时腕部反复屈、伸的人员,由于腕小管内渗出增多,压力增高,正中神经受到影响,严重者还可引起手部肌肉的萎缩。这类疾病多发于键盘操作者、流水线工人、手工工人、音乐工作者等。

3. 下肢静脉曲张　劳动引起的下肢静脉曲张多见于长期站立或行走的工作,例如警察、纺织工等,如果站立的同时还需要负重,则发生这种疾患的机会就更大。出现下肢静脉曲张后感到下肢及脚部疲劳、坠胀或疼痛，严重者可出现水肿、溃疡、化脓性血栓静脉炎等。

(二) 个别器官紧张

一些特殊的职业主要涉及个别器官的高强度使用，如果不注意合理休息调整，会造成这些器官的过度使用，比较典型的是眼和声带紧张造成的病患。

1. 视觉器官紧张所致疾患　现代化生产中有许多工种需要视觉器官长时间处于紧张调节状态，如计算机录入、细小零件装配工、科研和医务工作者等。长期视觉紧张可以出现眼干、眼痛、视物模糊、复视等一系列症状，并可出现眼睛流泪、充血、眼睑浮肿、视力下降等临床改变，严重者可发生黄斑性脉络视网膜炎，甚至视网膜剥离。

2. 发音器官过度紧张所致疾患　有些职业，如歌唱演员、教师、讲解员等，发音器官使用多，在使用过程中发音器官紧张度很高，可以引起发音器官的变化或疾病，如声音嘶哑、失调或失声，进而表现为发音器官炎症、声带出血、声带不全麻痹，甚至出现"歌唱家小结节"。

(三) 压迫及摩擦引起的疾患

1. 胼胝　身体与生产工具或其他物体经常接触，因为摩擦和压迫，使局部皮肤反复充血，表皮增生及角化，形成胼胝或胼胝化，最常见的部位是手部，其次是脚。这种病变一般不影响作业，但如数量多或面积大，会使活动受限，感觉灵敏度降低，影响正常功能。

2. 滑囊炎　尤其多见于快速、重复性操作，可以发生于各种不同的部位，如包装工的腕部，跪姿工作者的膝部等。职业性滑囊炎呈慢性或亚急性过程，一般症状较轻，表现为局部疼痛、肿胀，对功能影响不大。

3. 掌挛缩病　长期使用手控制器，如手柄、轮盘等，由于持续压迫和摩擦，可引起掌挛缩病，此病发生缓慢，一般要工作 20~30 年才发生。其发生过程先是由于手掌腱鞘因反复刺激而充血，形成炎性小结节，在此基础上，出现腱膜纤维性增生及皱襞化，进一步发展腱膜可与皮肤粘连，使手掌及指的掌面形成线状瘢痕，皮肤变厚，活动受限，严重者失去活动功能。

（杨曦伟）

第十二章
职业性有害因素的识别

第一节 职业性有害因素识别的定义、原则、内容和方法

职业性有害因素识别是根据人群证据和实验数据,通过科学方法辨别和认定职业活动中可能对职业人群健康、安全和作业能力造成不良影响的因素或条件。职业性有害因素识别是职业卫生工作的基础,预防和控制作业场所中职业性有害因素的前提是对职业活动中存在的或可能存在的职业性有害因素进行识别。职业性有害因素的识别包括两方面含义,一方面是对职业活动中的各种因素或条件是否具有危害性的识别,发现、确定未知、新的职业性有害因素;另一方面是对职业活动中是否存在职业性有害因素的识别,辨别、找出已知的、确认的职业性有害因素。

一、职业性有害因素识别的基本原理

识别和鉴定某一因素是否是职业性有害因素在于判定该因素是否在职业活动中对职业人群健康、安全和作业能力造成不良影响。职业性有害因素是因,健康损害是果。职业性有害因素引发、加重、加速职业危害的发生发展,两者之间存在因果联系,因而判定职业性有害因素的方法原理来自于流行病学研究的因果关系判断。

识别和筛选某一具体的职业环境中是否存在职业性有害因素并明晰其作用特点,其基本原理是利用事物内部或事物之间的规律性、相似性、相关性及系统性等基本特征,以系统观点为指导,利用事物运动和变化中的惯性,认识事物之间联系的必然性,发现事物性质、运动变化规律之间的相似性,明确事物发展过程中各因素之间存在的依存关系和因果关系,采用系统分析方法进行职业性有害因素的识别。事物的规律性是经验筛选职业性有害因素的基本前提,事物的相似性是进行类比推理的依据,事物变化的依存

关系是工程分析的理论基础。通常以由生产装置、物料、人员等集合组成的系统为识别对象，找出系统中各要素之间的空间结构、排列顺序、时间顺序、数量关系、环境因素、工艺参数、信息传递、操作工艺及组织形式等相关关系，借鉴历史、同类情况的数据、典型案例等，推测评价职业危害状况，从而科学、准确、全面地将一个具体职业环境的各种职业性有害因素识别和筛选出来。

二、职业性有害因素识别的基本方法

（一）未知职业性有害因素的识别和鉴定方法

判定某一因素是否为职业性有害因素的方法和依据有临床病例观察、实验研究和职业流行病学研究三个方面。

1. 临床病例观察　从职业人群的特定病例或一系列发病集丛中分析找出职业与疾病的联系，作为职业性有害因素识别和判定的起点和线索。最初接触和发现职业病的是临床医生，对职业相关疾病的细致观察和科学分析，是分析和探索职业性有害因素的传统方法。

2. 实验研究　从体内动物实验和体外测试（器官水平、细胞水平、分子水平）阳性结果中寻找线索，是识别和判定职业性有害因素的有效手段。但动物实验在模拟人接触职业性有害因素时，存在种属差异、剂量推导差异以及接触方式、环境差别等局限性，在利用其结果外推及人时应持谨慎态度。

3. 职业流行病学研究　以职业人群为研究对象，运用有关流行病学的理论和方法研究职业与健康的关系，探究职业性有害因素及其对健康影响在人群、时间及空间的分布，分析接触与职业性损害的联系，可提供识别和判定职业性有害因素最有力的证据。

（二）已知职业性有害因素的识别和筛选方法

生产过程中所包含的职业性有害因素繁多而庞杂，且每一种职业性有害因素依其本身危害性大小、在原辅料和成品中的含量以及所采用的生产设备和工艺过程等不同，对人体健康的危害程度也不同。因此，识别和筛选某一具体的职业环境中是否存在职业性有害因素并明晰其作用特点，应遵循全面识别、重点突出、主次分明、定性和定量相结合原则，从了解、掌握职业活动全过程着手，查明各种因素存在的形式和强度，广泛查阅、检索有关的资料和信息后综合分析，才能科学、准确、全面地识别筛选各种职业性有害因素。常用的定性方法有工程分析法、检查表法、经验法；定量方法有类比法、检验检测法等。在实际工作过程中,通常要根据实际情况综合运用。

1. 工程分析法 工程分析法是对生产工艺流程、生产设备布局、化学反应原理、所选原辅材料及其所含有毒杂质的名称、含量等进行分析,推测可能存在的职业危害因素的方法。在应用新技术、新工艺的建设项目,找不到类比对象与类比资料时,通常利用工程分析法来识别职业危害因素。

2. 检查表法 检查表法是一种基础、简单、应用广泛的识别方法。针对工厂、车间、工段或装置、设备以及生产环境和劳动过程中产生的职业危害因素,事先将要检查的内容以提问方式编制成表,随后进行系统检查,识别可能存在职业性有害因素的方法。对于不同行业、不同工艺的项目需要编制不同内容的检查表。

3. 经验法 经验法是依据识别人员实际工作经验和掌握的相关专业知识,借助自身职业卫生工作经验和判断能力对工作场所可能存在的职业性有害因素进行识别的方法。该方法主要适用于一些传统行业中采用成熟工艺的工作场所的识别。优点是简便易行。

4. 类比法 类比法是利用相同或相似作业条件工程的职业卫生调查结果,工作场所职业性有害因素检测、监测数据以及统计资料进行类推的识别方法。采用此法时,应重点关注识别对象与类比对象之间的相似性。主要考虑生产规模、生产工艺、生产设备、工程技术、安全卫生防护设施、环境特征的相似性。

5. 检验检测法 检验检测法是对工作场所可能存在的职业性有害因素进行现场采样,通过仪器设备进行测定分析的方法。有利于职业性有害因素的定量识别。

此外还可结合工作需要采用理论推算法、文献检索、专家论证等方法进行识别。

三、职业性有害因素识别的重点环节

职业环境中可能存在和产生的职业性有害因素主要来源于生产工艺过程、劳动过程和生产环境,最主要的是生产工艺过程中所产生的。因而,识别和筛选职业性有害因素的关键在于对原辅材料、产品副产品和中间产品、生产工艺、生产设备、劳动方式等可能存在和产生职业性有害因素的各个环节进行综合分析,辨识出职业性有害因素的种类、分布、产生的原因和危害程度。

（一）毒物和粉尘的识别

毒物和粉尘是作业环境中最主要的职业性有害因素,分布行业广泛,大多数生产过程都伴随各种有毒有害物质和/或粉尘的产生。

1. 毒物的识别　生产性毒物主要来源于生产过程中所涉及的各种原料、辅助原料、中间产品(中间体)、成品、副产品、夹杂物或废弃物;有时也可来自加热分解产物及反应产物。因而,毒物的识别关键环节在于生产物料的确认掌握和生产工艺过程的调查分析。

2. 粉尘的识别　生产性粉尘是在生产过程中形成的,且其理化特性不同,对人体的危害性质和程度也不同。因而,粉尘的识别关键环节是通过了解基本生产过程,分析存在或产生粉尘的主要环节,检测作业环境空气中粉尘浓度、分散度及二氧化硅含量等,准确地识别生产性粉尘。

（二）物理性有害因素的识别

作业场所中的物理性有害因素一般有明确的来源,通常与生产设备、辅助装置、公用设施的运行有关,当设备、装置、设施处于工作状态时,其产生的物理因素可能造成健康危害,且危害程度取决于每一种物理因素所具有的特定物理参数,其中主要是物理因素的强度。但是,作业场所空间中物理因素的强度多以发生源中心向四周播散,随距离的增加呈指数关系衰减。因而,物理性有害因素的识别关键环节是物理因素发生源的识别以及物理参数的分析。

1. 噪声和振动的识别　噪声的识别主要包括对声源、噪声强度、噪声频率分布、噪声暴露时间特性等的识别。识别噪声特性的方法,主要依赖于对噪声的检测以及对现场其他所有信息的综合分析。

振动的识别主要是识别生产过程中接触振动的作业和振动源。接触局部振动常见的作业是使用风动工具铆接和钻孔、清砂、锻压、凿岩、割锯、捣固以及表面加工研磨、抛光等作业;常见的全身振动作业是用汽车、火车、飞机、轮船、摩托车等运输工具从事交通运输工作。

2. 高温作业的识别　高温作业的识别的关键在对生产性热源以及作业场所微小气候辨识和检测。根据作业场所的气象条件特点,一般高温作业分为三种类型:①高温强辐射作业,常发生在冶金工业的炼焦、炼铁、炼钢、轧钢等车间;机械制造工业的铸造、锻造、热处理等车间;建筑材料行业的陶瓷、玻璃、搪瓷、砖瓦等使用工业炉窑的车间和作业场所;火力发电厂和轮船上的锅炉间等场所;②高温高湿作业,常发生在印染、缫丝、造纸等工业中对液体加热或蒸煮时。潮湿的深矿井内气温可达30℃以上，相对湿度也可达到95%以上，如通风不良就形成高温、高湿和低气流的不良气象条件，即湿热环境；③夏季露天作业，也是一类常见高温作业，如农业、建筑、搬运等露天劳动的高温和热辐射主要来源是太阳辐射及地表被加热后形成的二次热辐射源。

3. 非电离辐射与电离辐射的识别　非电离辐射中紫外线、可见光、红外线、射频辐射、激光都属于电磁辐射谱中的特定波段。紫外线波长范围是100~400nm，凡温度达1200℃以上的物体，都有紫外辐射；红外线波长范围是760nm~1mm，凡是温度在-273℃以上的物体，都有红外线辐射；射频辐射是电磁辐射谱中量子能量最小、波长最长的频段，波长范围是1mm~3km，因而，非电离辐射的识别关键环节在于详细了解生产设备运行时的电磁辐射状况，充分考虑作业工人的接触情况，通过对不同频率、不同波长电磁辐射的辐射强度测定进一步识别非电离辐射。

电离辐射的识别除了明确放射源以外，应进行个人暴露剂量测定、环境电离辐射检测、放射性同位素的分析测量等。

（三）未知职业性有害因素识别中的因果判断

通过职业流行病学研究、毒理学试验以及临床职业伤害的病例观察等获得职业活动中某一因素或环境条件与职业危害之间的关联性是判定该因素或条件是否是职业性有害因素的前提，而后，针对该因素或环境条件作为致病因子导致某种疾病或损害的因果关系进行总体判断。主要包括以下几个过程：①在随机抽样人群中观察到此怀疑职业性有害因素与职业损害的联系经统计学检验有意义；②排除职业性有害因素与某种职业损害之间的统计学联系是由于选择偏倚、信息偏倚和混杂偏倚所引起的可能性；③统计学联系仍然存在，依据 Bradford Hill 的标准对各种证据、数据进行逻辑推理、综合分析，判别职业性有害因素。

Bradford Hill 的标准主要包括：

1. 联系的时间顺序　职业性有害因素必须发现于职业损害之前。

2. 关联强度　通常用相对危险度（RR）来衡量，RR 增高并达到统计学显著意义时，RR 越大，则因果关系的可能性越大。

3. 剂量-反应关系　如果观察到随着怀疑的职业性有害因素暴露水平的增加，人群发生某职业损害的危险性增加，因果关联的强度增大，则称该因素与该职业损害之间存在剂量-反应关系。但应该注意到，有些因素的生物学效应存在剂量-反应关系，而有些则表现为"全有"或"全无"的形式。因此，

当不存在剂量 - 反应关系时,不能简单化地否认因果关系的存在。

4. 关联的合理性　一方面是生物学合理性,另一方面是类比合理性,两者的关联性可能较大。

5. 关联的一致性　用动物实验、流行病学方法、基础研究等所获得的怀疑的职业性有害因素与职业损害的关系结论一致;怀疑的职业性有害因素在时间、地区的分布与发生职业危害的分布符合或基本符合。

6. 关联的可重复性　怀疑的职业性因素与某职业损害的关系在不同时间、不同地点、由不同学者用不同的研究方法进行研究均可获得相同的结果。重复出现的次数越多,因果推断越有说服力。

7. 关联的特异性　怀疑的职业性有害因素具有特异的健康损害表现,其特异健康损害见于该职业接触该有害因素人群中。

8. 实验证据　如果有相应的实验证据,则更能加强因果关系的判断。一个可疑的职业性有害因素符合上述标准越多,则确认的可能性越大。

（张凤梅）

第二节　主要行业的职业性有害因素识别

由于不同行业的生产工艺流程特点不同,所接触的职业性有害因素各异,职业有害因素的关键控制点和控制措施也各不相同。只有掌握主要行业的职业卫生特点,才能正确识别出每个行业的职业性有害因素,继而进一步评价、预测和控制该行业的相关职业性有害因素,采取综合治理与重点控制相结合的措施有效地预防职业病发生。参考国民经济行业分类,结合我国职业病危害情况,重点对以下几个主要行业职业性有害因素识别做简要介绍。

一、采矿业

(一) 概述

采矿业指对固体(如煤和矿物)、液体(如原油)或气体(如天然气)等自然产生的矿物的采掘;包括地下或地上采掘、矿井的运行,以及一般在矿址或矿址附近从事的旨在加工原材料的所有辅助性工作,例如碾磨、选矿和处理,均属本类活动;还包括使原料得以销售所需的准备工作;不包括水的蓄集、净化和分配,以及地质勘查、建筑工程活动。具体来讲采矿业包括煤炭开采和洗选业、石油和天然气开采业、黑色金属矿采选业、黑色金属矿采选业、有色金属矿采选业、非金属矿采选业、开采专业及辅助性活动以及其他采矿业7大类。

在矿山开采过程中粉尘、毒物、异常物理因素等职业性有害因素普遍存在。一般采矿工段在钻孔、爆破、电铲、装车运输过程中均可产生大量的粉尘,同时可产生机械性噪声和振动;夏季时露天采场,工作场所存在高温和热辐射。选矿工段在粗破、筛分、中细碎到矿石经皮带运输过程中均可产生大量的粉尘和机械性噪声,主厂房内球磨机、磁选机、过滤机,循环水泵及矿浆泵等运行时产生机械性噪声,振动筛在筛分矿石的过程中产生振动;浮选时在矿中加入氢氧化钠、氧化钙作为调整剂、活化剂。除了接触上述严重的粉尘、噪声和振动可导致尘肺、噪声聋和手臂振动病外,不同矿石中的化学成分对劳动者的健康也可产生不一样的危害。在某些条件下矿山开采过程中亦可能产生多种有毒有害气体对人体产生毒作用而损害劳动者健康。另外还应注意矿山开采过程中不良工作体位、不合理的轮班制度等职业性有害因素对矿山作业人员健康也产生有害作用。

(二) 煤炭开采业主要职业性有害因素的识别

我国煤炭开采形式总体上可分为露天开采和井工开采,本节主要针对井工开采方式工艺流程进行简述,并对其涉及的主要职业性有害因素进行识别。在我国井工开采爆破采煤法是1949年后至20世纪60年代初为主的采煤工艺,20世纪70年代中期以后,我国煤炭开采工艺开始以综合机械化采煤工艺方式为主,逐渐形成了掘进机、采煤机、刮板输送机及液压支架四者有效配合即"三机一架"综合机械化核心开采模式。无论哪种工艺,煤炭开采的一般基本工序为掘进、采煤、运煤、采空区处理。除此之外,煤炭开采过程中还有包括通风、机电、排水等辅助设施系统。

1. 掘进 是指在岩石层挖掘通往煤层、运输和通风的巷道,以及在半煤层、煤层中挖掘采煤准备巷道等,主要的工序包括凿岩、爆破、装岩、运输和支护。该工序主要存在矽尘、水泥尘、煤尘、CO、CO_2、氮氧化物、噪声、振动等(表12-1)。

表 12-1 地下煤矿井工开采掘进工序主要职业性有害因素识别情况

岗位/设备	职业性有害因素
凿岩(岩石/煤层)	矽尘、煤尘、噪声、手传振动
爆破掘进	矽尘、煤尘、CO、CO_2、NO_x、CH_4、噪声

续表

岗位/设备	职业性有害因素
耙斗装岩机、转载机、输送机	噪声
混凝土搅拌、喷浆	水泥尘、矽尘、噪声
掘进巷道支护	矽尘、煤尘、水泥尘、噪声
综掘机	矽尘、煤尘、噪声
综掘工作面	矽尘、煤尘、CO、CO_2、CH_4
工作面	高温、电离辐射

2. 采煤 分为落煤、装煤、支护和顶板管理工序。落煤方法有爆破破煤、切削等。爆破破煤是以炸药为主要动力源来破碎煤岩,切削一般采用破煤机。一般采煤机可自行完成装煤工序,将煤层上破落下来的碎煤装入输送机运出工作面。该工序主要存在煤尘、CO、CO_2、氮氧化物、CH_4、噪声、高温等(表12-2)。

表12-2 地下煤矿井工开采采煤工序主要职业性有害因素识别情况

岗位/设备	职业性有害因素
爆破落煤	煤尘、CO、CO_2、NO_x、CH_4、噪声
采煤机、支护	煤尘、噪声
转载机、破碎机	煤尘、噪声
采煤工作面	煤尘、CO、CO_2、CH_4
工作面	高温、电离辐射

3. 运煤 主要利用刮板输送机进行运煤,把采掘的煤炭由运输巷道经提升机、绞车或皮带运输机等运送到地面。该工序主要存在煤尘、噪声等(表12-3)。

表12-3 地下煤矿井工开采运煤工序主要职业性有害因素识别情况

设备	职业性有害因素
运输巷、采区等带式输送机	煤尘、噪声
刮板输送机、煤仓给料机、装载带式输送机	煤尘、噪声

4. 其他辅助设施系统 主要包括通风、机电、排水、检维修以及化验室工作等。在通风机、湿式除尘风机等处会存在噪声;在检维修时有可能会使用电焊而接触到电焊烟尘、紫外线等;化验室在进行煤质分析和水质分析、调试等工作中可接触到各种酸和碱等有害化学物。

矿井下由于地温梯度异常造成的地热危害以及井下岩层、煤层水的渗出、降尘采取的湿式作业,同时通风不良容易造成的高温高湿作业。煤矿矿井作业工人劳动强度通常较大,如扒装、装车等;在煤层较薄处,矿工还需采用蹲位、跪位等不良操作体位,矿工可能遭受压迫、摩擦等不良工作条件的影响。

二、金属冶炼业

金属冶炼业是用焙烧、熔炼、电解以及使用化学药剂等方法把矿石中的金属提取出来;减少金属中所含的杂质或增加金属中某种成分,炼成所需要的金属。冶炼行业包括黑色金属冶炼和有色金属冶炼。在不同金属冶炼过程中可能产生的职业性有害因素各有不同,有高温、噪声等物理因素,粉尘、毒物等化学因素,同时还包括劳动过程和生产环境中的有害因素。本部分主要针对黑色金属冶炼涉及的主要职业性有害因素进行识别。

黑色金属包括铁、铬、锰等。通常所说的黑色金属冶炼业主要指钢铁冶炼行业。目前在钢铁冶炼生产过程中多采用火法冶炼。火法冶炼工艺主要包括烧结环节、炼铁环节以及炼钢环节等。火法冶炼各个生产环节的主要职业性有害因素见表 12-4。钢铁冶炼行业的主要职业危害因素有粉尘、噪声、一氧化碳、高温等,如不注意防护,会严重影响工人身体健康,引发尘肺病、噪声聋、一氧化碳中毒、高温中暑等。

表 12-4 火法冶炼各个生产环节的主要职业性有害因素

生产环节	工序工段	主要职业性有害因素
烧结环节	原料配备工序中的卸料、粉碎、筛分、除尘、混料、转运、机械维修工段	噪声、粉尘、电离辐射
	烧结工序的入料、加湿、烧结、出料、筛分、除尘、粉碎、转运、维修等工段	一氧化碳、粉尘、噪声、高温、电离辐射
	烧结矿粉碎工序的粉碎、除尘、转运工段	噪声、粉尘

续表

生产环节	工序工段	主要职业性有害因素
炼铁环节	高炉入料准备工序的入料、维修工段	噪声、粉尘、高温、电离辐射
	高炉冶炼工序入料、冶炼、维修工段	高温、噪声、电离辐射、紫外辐射、一氧化碳、粉尘
	出炉工序出铁、水冲渣、清渣沟、维修工段	高温、噪声、粉尘、电离辐射
	冶炼煤气循环工序的除尘、储存、维修工段	一氧化碳、粉尘、噪声
	冶炼供水的泵房、维修工段	噪声、高温
	除尘工序	噪声、粉尘
	煤粉喷吹工序的卸载、粉碎、筛分、喷吹、除尘维修工段	粉尘、噪声、电离辐射
	热风供给工序的锅炉、轮机、热风供给、维修工段	一氧化碳、粉尘、高温、噪声
炼钢环节	辅料准备工序的筛分、转运、维修工段	粉尘、噪声、电离辐射
	入炉前鱼雷罐转运、铁水预处理、维修工段	粉尘、噪声、高温、电离辐射
	顶底复吹转炉冶炼工序的冶炼、辅料添加、扒渣、维修工段	一氧化碳、氮氧化物、二氧化硫、硫化氢、粉尘、高温、噪声、电离辐射
	精炼工序的转炉、冶炼、辅料添加、扒渣、维修工段	一氧化碳、氮氧化物、二氧化硫、硫化氢、粉尘、高温、噪声
	连铸工序的连铸、维修工段	一氧化碳、氮氧化物、二氧化硫、硫化氢、粉尘、高温、噪声、电离辐射
	轧钢工序的加热炉、精整、轧钢、维修工段	一氧化碳、氮氧化物、二氧化硫、硫化氢、粉尘、高温、噪声、电离辐射
	成品库的整装	噪声、粉尘
	锅炉房、机修、空压机房等其他工段	粉尘、噪声、高温
其他	混有铅、镉等金属铁矿石冶炼	含有铅、镉及其氧化物
	合金钢生产过程	其他有害的金属化合物
	冶金炉(包括高炉、转炉、电炉、加热炉、混铁炉、精炼炉等)、铁水罐、钢水包、渣罐等的检修、维修过程	矽尘、高温、一氧化碳、噪声

续表

生产环节	工序工段	主要职业性有害因素
其他	电焊过程	电焊烟尘、锰及其无机化合物、高温、一氧化碳、氮氧化物、臭氧、紫外辐射
	气割过程	金属烟尘、高温、一氧化碳、氮氧化物、臭氧
	密闭、半密闭空间作业	氮气突发泄漏等引起的缺氧
	胶带黏接过程	苯、甲苯、二甲苯
	工效学因素、露天作业、低温作业环节	不良作业姿势、单调及重复性操作、视屏作业、工器具或设备使用不当、过重体力劳动如手工搬运、提举大的和/或笨重的物料等、长期加班加点工作、高温、低温等

三、化学原料及化学制品制造业

(一) 概述

化学原料及化学制品制造业简称"化工行业",具体可分为:基础化学原料制造、肥料制造、农药制造、涂料、油墨、颜料及类似产品制造、合成材料制造、专用化学产品制造、日用化学产品制造、炸药、火工及焰火产品制造等众多与民众生活息息相关的产业。

一般来说,化学化工行业暴露的职业性有害因素主要是各种毒物,它们可能来源于原料、产品、中间产品、副产品以及"三废"等,在对毒物进行识别时,既要找出正常生产过程中低浓度长时间暴露的毒物,又要善于识别在意外(冒顶、泄漏、爆炸等)状态下高浓度短时间暴露的毒物,同时在对工人健康危害评价时应注意毒物的联合作用。本文以基础化学原料和合成材料制造为重点阐述其职业性有害因素识别。

(二) 基础化学原料制造业主要职业性有害因素识别

基础化学原料制造业主要包括"三酸一碱",即硫酸、硝酸、盐酸和氢氧化钠的化学原料制造工业。

1. **硫酸** 生产硫酸目前广泛采用是接触法。接触法的三个阶段是造气、接触氧化和三氧化硫的吸收,主要分为破碎含硫矿石、焙烧、净化 SO_2、转化、溶解吸收,制成98%浓硫酸或含20%游离三氧化硫的发烟硫酸。生产中主要危害工人健康的是粉尘、SO_2、SO_3有害气体、硫酸溶液及高温等(表12-5)。

表12-5 接触法生产硫酸主要职业性有害因素识别情况

工序/设备	职业性有害因素
矿石粉碎、传送、过筛	矿石粉尘、噪声
焙烧炉的投料、出料口及除尘器周围	粉尘
焙烧、净化设备的缝隙及炉渣清除	SO_2、粉尘
焙烧炉	高温
转化、溶解吸收	SO_2、硫酸

2. 硝酸 大多采用合成氨为原料,经触媒氧化成一氧化氮,再与空气经加压或以98%硫酸氧化即可转化成二氧化氮,用水吸收而制得不同浓度的硝酸及发烟硝酸。生产过程全部在密闭容器和管道内进行。生产过程中主要的职业性有害因素为氨、氮氧化物、硝酸及高温等(表12-6)。

表12-6 生产硝酸主要职业性有害因素识别情况

工序/设备	职业性有害因素
液氨贮存、液氨气化、氨气缓冲罐	氨
氧化工序	氨
氧化炉、酸吸收工序	氮氧化物、高温
吸收塔、产品贮存区	硝酸
废热锅炉	高温

3. 氢氧化钠(烧碱)和盐酸 主要采用电解食盐法生产。在电解过程中,这两个产品同时产生,用饱和食盐溶液经直流电电解制得烧碱、氯气和氢气。在氯化氢工段采用电解产品氯气和氢气直接合成盐酸。主要生产设备包括盐水精制装置、电解槽、蒸发器、离心机、加热器等。主要的职业危害因素包括氯气、烧碱、纯碱、盐酸等。精盐水制备过程主要产生烧碱、纯碱、盐酸等;电解工段存在氯气和烧碱;在氯气收集、干燥、冷却、压缩和装瓶等过程中如发生泄漏主要产生高浓度氯气;稀烧碱在浓缩、固化过程中主要是烧碱;在HCl合成和吸收塔可能会受到氯气和盐酸危害。

（三）合成材料制造业

合成材料制造业是指通过人工方法,将低分子化合物加工聚合形成高聚物的工业。包括初级形态塑料及合成树脂、合成橡胶以及合成纤维单(聚合)体制造等。合成材料加工生产流程中容易释放多种化学毒物和物理有害因素,作业人员暴露的主要职业性有害因素包括:氮氧化物、一氧化碳、臭氧、锰及其无机化合物、电焊烟尘、氧化锌、其他粉尘、盐酸、硫酸、氢氟酸、铬酸、可溶性镍化物、氨、硝酸、磷酸、硼酸、氰化物、甲苯、二甲苯、三氯乙烯、环己酮、丙酮、乙酸丁酯、氢氧化钠、碳酸钠、噪声、高温、紫外线等。

四、石油加工业

石油加工业主要指从天然原油、人造原油中提炼液态或气态燃料以及石油制品的生产活动。涉及的主要职业性有害因素主要有非甲烷总烃、硫化氢、苯、甲苯、二甲苯、氨、甲醇、乙醇、丙酮、汽油、柴油、氮氧化物、一氧化碳、噪声、高温、工频电场等。

（1）化学因素:硫化氢主要发生于原油电脱盐、分馏过程中。苯系化合物主要为苯、甲苯、二甲苯等芳香烃化合物,以催化重整中产生最高,加氢精制、原油蒸馏、延迟裂化等产生汽油馏分的装置都可产生。氨主要存在于原油蒸馏、催化原料加氢、加氢裂化及氨制冷系统中。延迟焦化过程中加热炉会产生一氧化碳;液化气脱硫醇工段存在氢氧化钠。

（2）物理因素:石油化工噪声是该行业的主要职业病危害因素之一,贯穿于整个工艺流程,其各种工业泵、压缩机均产生高强度噪声。一般噪声强度在80~100dB（A）之间。且多数装置配备有加热炉或反应塔,在生产过程中产生一定强度的高温和热辐射。此外,石油炼制所配备大功率送变电装置可产生低频电磁场。

五、机械制造业

我国机械行业的主要产品就有12大类,包括农业机械、矿山机械、工程机械、汽车、军民品等。机械制造从生产工艺角度划分,主要包括铸造、锻压、热处理、机械加工和机器装配等。其中,铸造、锻压和热处理是以材料成形为核心。

（一）铸造

铸造是指制造铸型,并将熔融金属浇入铸型,凝固后获得一定形状、尺寸、成分、组织和性能铸件的成形方法。铸造的基本生产工序包括造型、烘干、金属熔炼、浇注和清砂等。工艺过程及职业性有害因素如下。

1. 造型和造芯　制造砂型的工艺过程叫作"造型"，制造砂芯的工艺过程叫作"造芯"。按照机械化程度可将造型(芯)分为手工造型(芯)和机器造型(芯)两大类。手工造型(芯)劳动强度大，直接接触粉尘等有害物质，职业危害大。机器造型(芯)生产效率高，劳动强度低，劳动者接触粉尘等有害物质的机会少，职业危害相对较小。

造型和造芯生产工艺过程中存在的主要职业性有害因素为粉尘，另外还有震实、压实等机械设备可产生噪声与振动，其中气压造型法产生高强度的脉冲噪声。

2. 砂型与砂芯的烘干和合箱　造型完成的砂型和砂芯均需烘干去除水分，使铸件不易产生气孔、砂眼等缺陷。合箱是把砂型和砂芯按要求组合在一起成为铸型的过程。

烘干工序的主要的职业性有害因素为烘干设备产生的高温与热辐射；燃料燃烧副产物，如用煤和煤气作燃料会产生一氧化碳、二氧化碳、二氧化硫和氮氧化物等废气；如采用高频感应炉或微波炉加热，则存在高频电磁场和微波辐射。合箱工序主要的职业性有害因素为合箱过程产生的型砂尘。

3. 熔炼和浇注　熔炼是把被铸金属从固态转化为液态的过程。经熔炼的金属用机械或人工的方法将其注入铸型箱内的过程称为浇注。

熔炼工序主要的职业性有害因素包括：熔炼炉产生的高温与热辐射；燃烧产生的一氧化碳、二氧化碳、氮氧化物、金属烟雾等。浇注工序主要的职业性有害因素包括：高温与热辐射；金属氧化物粉尘；在用脲醛树脂做型芯粘合剂时，能产生甲醛和氨；塑料气化模熔化、燃烧产生的烟尘以及一氧化碳、氮氧化物及二氧化硫等有害气体。

4. 铸件的落砂和清理　浇注完毕，待铸件凝固冷却到一定温度后，把铸件从砂箱中取出，去掉铸件表面及内腔中的型砂和砂芯的过程称为落砂。通常落砂有人工落砂和机械落砂两种。清理包括去除铸件内外表面的黏砂、毛刺、浇冒口痕迹等。

落砂和清理工序的职业性有害因素主要是落砂与清理过程中产生大量的型砂尘、噪声与振动。

(二) 锻压

锻压是指利用机械对坯料施加外力，使其产生塑性变形改变尺寸、形状及性能，用以制造毛坯、机械零件的成形加工方法。锻压的主要生产工艺为：胚料→加热→锻锤→成形→冷却→产品;板料→冲压→产品。锻压常用的设备:①加热设备:主要有反射炉、燃烧炉和电炉三类;②锻压设备:主要有空气锤、压力机、冲床、剪床等。

锻压工艺过程中可能存在职业有害因素如下:

1. 噪声与振动　锻锤(空气锤和压力锤)可产生高强度噪声和振动,一般为脉冲式噪声,其强度多在 100dB(A)以上。冲床、剪床也可产生高强度噪声,但其强度比一般锻锤小。

2. 高温与热辐射　加热炉和锻件温度产生高温与强热辐射。当投入或取出锻件而打开炉门时,炉子附近热辐射也很强。

3. 生产性粉尘　锻造炉、锻锤工序中加料、出炉、锻造可产生金属粉尘、煤尘和炉渣尘等,尤以燃煤工业窑炉污染较为严重。

4. 有害气体　燃烧锻炉可产生一氧化碳、二氧化硫、氮氧化物等有害气体。

(三) 热处理

热处理是对固态金属或合金采用适当方式加热、保温和冷却,以获得所需要的金相结构与性能的加工方法。热处理的工艺一般可分为普通热处理、表面热处理和特殊热处理等。普通热处理包括淬火、退火、回火等基本过程。表面热处理只对工件的表面或部分表面进行热处理,改变的是零件表层的性能。表面热处理包括表面淬火和化学热处理法。化学热处理是将工件置于一定温度的活性介质中保温,使一种或几种元素渗入它的表层,以改变其化学成分、组织和性能的热处理工艺。

热处理生产过程和生产环境中存在主要的职业性有害因素为:

1. 热处理辅助材料散发出有害气体、蒸气、粉尘　零部件的淬火、退火、渗碳等热处理工艺使用的辅助材料,多具有高腐蚀性和毒性。氯化钡做加热介质,会有大量氯化钡蒸气排放;氮化工艺有大量氨气排放;固体渗碳、渗铬产生粉尘;渗碳、氰化等工艺使用氰化盐(亚铁氢化钾等),会产生氰化物;等温、分级淬火和回火等低温盐浴产生氮氧化物,淬火、回火用油油烟中有碳氢化合物等有害气体。此外,热处理还经常使用甲醇、甲苯、乙烷、丙烷、丙酮、汽油等有机溶剂。

2. 高温与热辐射　零部件的淬火、回火、退火、渗碳等工序都是在高温下进行的,车间内各种加热炉、盐浴槽和工件等都产生高温和热辐射。

3. 噪声、振动及高频电磁场　各种电机、风机、工业泵和机械运转设备均可产生,但多数情况下噪声强度不大。利用高频电磁炉进行热处理时,可产生高频电磁场。

六、建筑业

建筑业是指生产对象为建筑产品的物质生产部门,是从事建筑生产经营活动的行业。建筑业工作场所中普遍存在粉尘(矽尘、水泥尘、石棉尘、电焊烟尘)、毒物、异常物理因素(高温、低温、噪声和振动)等危害因素,同时,该行业的工作性质也决定了作业人员工作时长期处于不良的工作体位、有不合理的轮班制度等。建筑行业包括房屋和土木工程建筑业、建筑安装业以及建筑装饰装修业等,其可能存在的职业性有害因素分述如下。

(一) 房屋和土木工程建筑业

房屋和土木工程建筑业指房屋主体工程和土木工程主体的施工活动。存在主要职业性有害因素包括各种粉尘、毒物,以及噪声、高温和高湿等异常物理因素(表 12-7)。

表 12-7　建筑业不同工种的职业性有害因素

职业 / 工种	职业性有害因素
砌砖工 / 泥水匠	粉尘,粘合剂,强迫体位,工作压力
石匠	粉尘,振动,强迫体位,工作压力
木匠	木尘,工作压力,重复性动作
干式墙壁安装工	石膏灰,登高行走,工作压力,强迫体位
电工	焊烟重金属,强迫体位,工作压力,石棉尘
电源安装与维修工	焊烟重金属,工作压力,石棉尘
油漆工	溶剂挥发物,颜料中毒性金属,涂料添加剂
裱糊工	胶挥发物,强迫体位
抹灰泥工	粘合剂,粉尘,强迫体位
水管工	铅烟和颗粒物,焊烟
管道安装工	铅烟和颗粒物,焊烟,石棉尘
铺地毯工	膝外伤,强迫体位,胶和胶挥发物

续表

职业 / 工种	职业性有害因素
瓷砖安装工	粘合剂挥发物,粉尘,强迫体位
混凝土和磨石子地工	粉尘,强迫体位
玻璃工	强迫体位,锐器划伤
保温 / 隔热工	石棉,合成纤维,强迫体位
铺平夯实地面设备操作工	沥青散发物,汽油,柴油机尾气,高温
铁路和公路铺设设备操作工	矽尘,高温
盖屋顶的工人	焦油,高温,高处作业,强迫体位
结构金属安装工	强迫体位,工作压力,高处作业,噪声
焊接工	焊烟,铅,镉
打孔工	矽尘,振动,噪声
气锤操作工	噪声,振动,矽尘
打桩机操作工	噪声,全身振动
绞重机操作工	噪声,润滑油
起重机和塔吊操作工	紧张,高温,高处作业,高空坠物,机器倾翻
挖掘及装载机械操作工	矽尘,全身振动,热胁迫,噪声
铲土机、推土机和搅拌机驾驶员	矽尘,全身振动,高温,噪声
公路和街道建筑工	沥青挥发物,高温,柴油机尾气
卡车和拖拉机驾驶员	全身振动,柴油尾气
拆建工	石棉,铅,灰尘,噪声,高处作业

(二) 建筑安装业

建筑安装业是指建筑物主体工程竣工后,建筑物内各种设备的安装活动,以及施工中的线路敷设和管道安装活动。常见的职业性有害因素主要是粉尘、物理因素、毒物等(表 12-8)。

表 12-8　职业性有害因素

职业性有害因素		作业	岗位
粉尘		矽尘作业	筛沙、沙子运输、混料、爆破、碎石装运、墙壁等打洞穿孔
		水泥尘作业	水泥运输、水泥使用
		电焊尘作业	设备固定焊接、金属焊接
		石棉尘作业	管道保温、防腐
			线路绝缘
		其他粉尘作业	木材加工
			钢筋等金属切割
物理有害因素	噪声	钻孔机作业	打洞穿孔
		金属切割作业	钢筋切割
	高温	夏季露天作业	部分建筑活动
	振动	振动工具作业	电钻打洞穿孔、电锤的使用
有毒有害化学物质	苯系物、四氯化碳、汽油等蒸气	管道作业	管道防腐涂漆、PVC 电路管连接、PVC 水管熔融连接
	沥青烟	地下管道作业	沥青防腐
	电焊气溶胶	电焊作业	焊接
	氟利昂溴化锂	空调作业	安装
其他	紫外线红外线	电焊作业	
	跌落危险	高处作业	
	肌肉、骨骼损伤因素	静力作业、重复作业、强迫体位作业	

(三) 建筑装饰、装修业

建筑装饰、装修业指对建筑工程后期的装饰、装修、维护和清理活动,以及对居室的装修活动。由于装饰所用的材料种类和数量繁多,涉及范围很广,并且装修和清理的要求随建筑的用途差异非常大,使得作业人员接触有害因素的可能性较高。用于装饰装修的材料主要有塑料、橡胶、有机涂料、化学粘合剂、金属材料、陶瓷制品以及花岗岩、大理石等石质材料,不同装饰材料所含有害物质不尽相同。因此,装饰工人在施工过程中通常会接触多种常见的职业性危害因素。

七、信息产业

信息产业是以计算机和通信设备行业为主体的产业,是高新技术、劳动力高度密集型产业。信息产业按结构分为信息技术设备制造(硬件)业和信息服务(软件)业两大部分。

(一) 信息技术设备制造(硬件)业

信息技术和设备制造主要涉及微电子工业生产,支柱产业是以生产集成电路为主的半导体工业。集成电路的生产是采用半导体平面工艺的方法,通过氧化或化学气相沉积的技术,在衬底硅片(硅抛光片或外延片)表面上形成阻挡或隔离层薄膜,由光刻技术形成掺杂孔,采用离子注入或高温扩散掺杂形成器件 PN 结,最后通过溅射镀膜形成互联引线,最终形成电路图形的生产过程。虽不同于传统的高粉尘、高噪声工业生产,但仍面临着超净工作车间内数百种有毒物质的低水平暴露。重点阐述集成电路生产过程的识别。

集成电路制造中接触的职业性有害因素包括化学性和物理性的两大类:

1. 化学性有害因素

(1)一般化学物质:数量多达近百种,在重复使用的清洗、氧化、扩散、光刻、化学气相沉积工序中均大量使用,同时在焊接等其他工艺亦会暴露相关化学毒物。

(2)特殊材料有毒气体:是生产过程中使用的气体、蒸气、烟雾,种类多、量少,但毒性较强。这些气体中有高毒性气体(砷化氢、磷烷、硼烷和一氧化碳)、刺激性气体(溴化氢、氯化氢、氨和氯气)、单纯性窒息性气体(氮气、甲烷)和易燃性气体(硅烷、氢气)以及其他气体(六氢化硼、三氟化硼、三氯化硼、三氯氧磷、六氟化钨、氯化硅、二氯二氢硅、四氟化碳、六氟化碳、三氟甲烷、二氧化碳、一氧化二氮、三氟化氮)等。

2. 物理因素

(1)噪声:主要来源于洁净车间和支持区的新风机组、各类真空泵等,以及公用设施的鼓风机、发电机、空压机、冷冻机和水泵等,均属于机械气流、连续稳态噪声。

(2)辐射

1)激光:激光设备较多,主要在光掩膜制作、扩散、光刻、化学气相沉积中用来在芯片上刻号标记、对准校正、测量检验以及光掩膜的制作;

2)红外线:在扩散和化学气相沉积中对硅片进行刻号和测量薄膜厚度等,以及在化学机械研磨中进行窄沟槽隔离以控制制作终点;

3)紫外线:在光刻和刻蚀中,采用紫外线对感光材料进行照射感光。另外在化学气相沉积中测量薄膜厚度和掺杂浓度等;

4)微波:在干法刻蚀中用来消除感光材料;

5)高频:在干法蚀刻工序中,反应气体在高频电场的作用下与硅片发生反应以消除某些物质;在化学气相沉积和离子植入中产生等离子进行腔体清洗或引发化学反应,达到沉积薄膜的作用;

6)电离辐射:离子植入作业及测量检测用的 X 射线机在运转过程中,均会产生 X 射线。

(3)其他微小环境因素及工效学问题:洁净车间微小环境包括温湿度、正负离子、新风量和微生物等也会影响人体健康。在流水线装配操作过程中,多属小零件的精细操作,由于长时间重复单调操作,如果操作台或座椅缺乏工效学设计,过多的强迫固定体位、静态紧张,易造成颈、肩、腕等功能障碍、视觉疲劳等。流水线装配和中央控制室监视工作的过分单调刻板,容易导致倦怠、无聊的单调状态。

(二) 信息服务(软件)业

信息服务业从业人员多为白领,从事着非工业生产的复杂的脑力劳动。在劳动过程中主要存在视屏终端作业、人体工效学和职业紧张等方面的职业性有害因素,导致白领职业相关疾病如"病态建筑综合征""电脑眼"、肌肉骨骼系统疾患、身心疾病以及"过劳死"等。

八、固体废弃物处理及再生利用行业

固体废弃物是指在人们生产、生活和其他活动中产生的丧失原有利用价值或者虽未丧失利用价值但被抛弃或者放弃的固态、半固态和置于容器中的气态的物品、物质以及法律、行政法规规定纳入固体废物管理的物品、物质。其主要包括固体颗粒、垃圾、炉渣、污泥、废弃的制品、破损器皿、残次品、动物尸体、变质食品、人畜粪便等。固体废弃物处理与再生利用已经成为我国生态保护与循环经济重要行业,主要包括卫生填埋业、固体废弃物焚烧作业、固体废弃物回收业以及电子废弃物拆解业。

(一) 卫生填埋业

卫生填埋作业一般将固体废弃物从收集点用翻斗车、集装箱、专用垃圾船或铁路专用车箱运送到填埋场,经计量和质量判定后进入场内。在指定的单元作业点卸车,对垃圾卸车后进行填埋和覆盖作业,单元厚度达到设计厚度后,即进行临时封场。在其工作场所存在的职业性有害因素有:硫化氢、氨、甲烷、粉尘;推土机产生的噪声、全身振动以及夏季时露天作业的高温和热辐射;细菌等病原体等。

(二) 固体废弃物焚烧作业

固体废弃物(简称"固废")焚烧作业一般将生活或医疗固体废弃物用密闭式垃圾运输车送至垃圾焚烧厂,经称重后由运输车运送至垃圾储存坑内,经过 5~7d 发酵作用后,由垃圾抓斗和起重机投放到垃圾处理进料斗,固体废弃物在炉内依次通过炉排的干燥段、燃烧段和燃烬段,使其得到充分的燃烧。固体废弃物焚烧产生的高温烟气从炉膛进入余热锅炉,余热锅炉吸收热量产生过热蒸气,输送至汽轮机做功发电。在垃圾燃烧过程中,需向炉内喷射还原剂氨水,以控制炉内烟气 NO_x 产生浓度;同时对排出的烟气分别利用碱性吸收剂、活性炭以及布袋除尘器进行脱酸、吸附以及除尘等处理,而最终引至烟囱高空排放。

固废焚烧作业工作场所存在的职业性有害因素有:氨、氯化氢、氟化氰、氰化氢、甲硫醇、一氧化碳、二氧化碳、二氧化硫、氮氧化物、硫化氢、氢氧化钠、六氟化硫及其分解产物、各种重金属(汞、铅、镉、锡)、二噁英、臭氧;粉尘(氢氧化钙粉尘、活性炭粉尘、其他粉尘);物理因素(噪声、高温、工频辐射)和病原微生物等,固废焚烧作业工作场所属于职业性有害因素严重的行业,需加强职业卫生防护和监管。

(三) 固体废弃物回收业

在固废回收过程中,作业场所通常存在粉尘、夏季露天高温作业、固废切割产生的噪声和局部振动、铅等化学毒物,以及病原微生物等职业性有害因素。此外,在废旧金属回收过程中,作业人员还有可能回收到意外丢失的放射源,从而造成意外的电离辐射伤害。

(四) 电子废弃物拆解业

电子废弃物拆解工艺通常有：收集、运输、贮存、拆解、回收、破碎、分离、残余物处置等。电子废弃物拆解作业场所通常存在粉尘、酸雾、铅等重金属、有毒有害气体、噪声、振动、高温等职业性有害因素。

（杨曦伟）

第十三章
职业性有害因素检测

第一节 概 述

职业性有害因素检测与评价是职业病防治工作中的一项重要内容。其主要是利用采样设备和检测仪器,依照《中华人民共和国职业病防治法》和国家职业卫生标准的要求,对劳动者作业场所空气中有毒有害物质和物理危害因素进行采样、测定、测量和分析计算,并与职业性有害因素的接触限值进行比较,对作业环境和劳动条件作出是否符合职业卫生标准要求的评价,为制定卫生防护对策和措施,改善不良劳动条件,预防控制职业病,保障劳动者健康提供基础数据和科学依据。

目前,我国职业性有害因素的检测方法主要包括工作场所空气中有害物质的检测、工作场所物理因素测定以及工作场所生物性有害因素检测等。

一、职业性有害因素检测分类

按检测方法和仪器类型分类,职业性有害因素检测可分为现场快速检测和实验室检测两方面。

(一) 现场检测

现场检测是指利用便携式直读式仪器设备在工作场所进行实时监测,快速给出检测结果,适用于对工作场所的职业卫生状况作出迅速判断,例如事故检测,高毒物质工作场所的日常监测等。

1. **工作场所空气中化学因素检测** 通常是在工作场所进行实时检测,即在短时间内测得空气中是否存在毒物及其浓度大小。要求用于现场检测的方法有较高的灵敏度、采集空气样品量少、具有一定的准确度、操作简便快速、使用的仪器便于携带。有些检测方法不能完全达到快速、灵敏和准确等上述要求,只要反应快速,灵敏度和准确度稍差些,仍有实用意义,特别适用于毒物浓度高的情况。

(1)检气管法:以试剂浸泡过的载体颗粒制成指示剂,装在玻璃管内,当含有被测毒物的空气通过时,毒物与试剂发生颜色反应,根据产生颜色的深浅或变色柱的长度,与事先制备好的标准色板或浓度标尺比较,即时作出定性和定量的检测。气体检测管检测的准确度和精密度较差,保存时间较短,一般为一年。因此,使用检气管法应注意如下事项:①注意检气管的保存期限;②抽气体积要准确,最好用配套抽气装置;③注意温度对某些检气管显色的影响;④在规定的时间内读数;⑤应注意共存物的干扰;⑥检气管法不能代替标准发放出具检测结果。

(2)便携式气体分析仪测定法:用携带方便的仪器在现场进行即时直读式检测的方法。目前常用有以红外线、半导体、电化学、色谱分析、激光灯检测原理制成的便携式直读仪器,可用于一氧化碳、二氧化硫、硫化氢、氨、甲醛、苯、可燃性气体等许多有害物质的检测。便携式气相色谱仪的应用,可以在现场较准确地测定许多有机蒸气。便携式气体分析仪测定法的使用注意事项:①应使用经过检定或校准的仪器;②使用前,应对仪器进行校正;③是否是标准方法;④现场共存物的干扰。

(3)试纸法:用滤纸浸渍化学试剂后,或直接挂在工作场所的监测点,或放在采样夹内,使被测空气通过它,空气中的有害物质与化学试剂起颜色反应,根据生成颜色的深浅或色调与标准色板比较进行定性和定量检测。

(4)溶液快速法:将化学试剂配制的吸收液装在特制的吸收管中,当含有待测物的空气通过吸收液时,待测物与化学试剂迅速发生颜色反应,根据生成颜色的深浅或色调与标准比色管系列比较进行定性和定量检测。这种方法一般比试纸法较灵敏和准确;但仪器的携带和操作较不便。

2. 物理因素的现场测量 物理因素除振动外,多以场的形式存在于作业场所,如声场、电磁场、热辐射等,而且除高温外,物理因素的产生和消失与生产设备的启动和关闭是同步的,物理因素的测量均采用便携式仪器设备现场即时直读的方法进行。

工作场所物理因素的现场测量项目主要包括噪声、高温、照度、振动、射频辐射、紫外光、激光等。

(二)实验室检测

实验室检测是目前工作场所空气中化学物质检测最常用的检测方法,指在现场采样后,将样品送回实验室,利用实验室分析仪器进行测定分析的方法,具有测定灵敏度高、检测结果准确度高和精密度好的优点。我国已颁发与职业卫生标准配套的国家标准检测方法,用于评价工作场所的卫生状况和职业接触的程度,以判断与卫生标准的符合程度,作为监督执法的依据。已颁布的职业卫生标准检测方法中以实验室检测方法为主。

一般实验室检测工作主要包括工作场所样品采集、实验室内样品处理和测定三部分。工作场所样品采集详细内容见本章第二节。

1. 样品处理 在实验室中,有的空气样品可以直接测定,不需任何处理,但多数样品需要经过适当处理后才能测定。

(1)固体吸附剂管样品的处理

1)溶剂解吸法:将采样后的固体吸附剂用一定量的解吸液将待测物解吸出来,进入解吸液中,供测定。

2)热解吸法:将固体吸附剂管放在专用的热解吸器中加热至一定温度将待测物解吸下来。不使用溶剂,但需要专用的热解吸器用于解吸。

3)解吸效率:衡量解吸程度的指标。指被解吸下来的待测物量占固体吸附剂上吸附的待测物总量的百分数。我国制定的有关规范要求解吸效率最好在90%以上,不得低于75%。

(2)滤料样品的处理

1)洗脱法:用溶剂或溶液(称为洗脱液)将滤料上的待测物溶洗下来的方法,洗脱过程可以是简单的溶解过程,也可以是经过化学反应,生成可溶性化合物的过程,或是兼有两者。评价洗脱法的指标为洗脱效率,其含义与解吸效率相似,即被洗脱下来的待测物量占滤料上待测物总量的百分数,有关规范要求洗脱效率应在90%以上。

2)消解法:利用高温和氧化作用将滤料及样品基质破坏,制成便于测定的样品溶液。利用高温达到消解目的的叫作"干灰化法";利用氧化剂(主要是氧化性酸)达到消解目的的叫作"酸消解法"。评价消解法的指标是消解效率,或叫消解回收率,指消解后测得待测物的量占样品中待测物总量的百分比。有关规范要求消解回收率应在90%以上。

与洗脱法相比,消解法应用范围广,适用于各种待测物样品的处理;但操作难度较大,需要使用高温和浓酸,必须注意操作安全。

(3)吸收液样品的处理:通常,用吸收管法采样后,所得吸收液可以直接用于测定,不必做任何处理。如果吸收液中待测物的浓度高于或低于检测方法的测定范围,则可将吸收液稀释或浓缩后测定,但应注意浓缩后样品基体的变化对测定结果的影响。此外,还可以使用溶剂萃取法达到分离和浓缩样品的作用。

2. 实验室的测定方法 工作场所空气中毒物的测定主要是定量分析,在特殊情况下,为了确定工作场所空气中存在的未知毒物,要求进行定性分析。实验室测定常用方法有:

(1)称量法:主要用于粉尘的测定。

(2)光谱法:广泛用于金属及其化合物,非金属无机化合物以及部分有机物的测定,如紫外可见分光光度法、原子吸收光谱法等。

(3)色谱法:主要用于有机化合物和非金属无机离子的测定,如气相色谱法、液相色谱法、离子色谱法等。

二、数据整理和质量评价方法

1. 原始数据和数据整理 任何测定数据都是在一定条件下的观察值,因而在准确无误地记录原始记录的同时,应详尽记录测定条件,如样品的处理过程、实验室环境条件、仪器及其校准情况,操作人员、所用试剂和器皿等等。要按测定仪器的有效读数和观察顺序如实地记录原始数据。若实验者发现某次观测结果因失误而无效,应注明失误原因,并补做实验。

数据整理者要用简便而清晰的格式把大量原始数据表达出来。整理后的数据必须保持原始数据应有的信息;在格式上不能用平均值代替各次的测定值;要保持原始数据的位数,要注明分析方法、样品编号、测定值。

2. 数字舍入规则 四舍五入容易使所得的数据系统偏高,数字舍入规则(数字修约规则)为大于5末位进1;小于5,末位不变;等于5,看5的前一位数字,奇数入,偶数舍,使末位成偶数。

3. 检测结果的数据处理

(1)依据职业接触限值取值进行数据处理:职业接触限值为整数的,工作场所空气中化学物质浓度的检测结果和物理因素测量结果原则上应保留到小数点后一位;职业接触限值为非整数的,检测结果和测量结果应比职业接触限值数值小数点后多保留一位。

(2)样品未检出时的结果报告:当样品未检出时,检测结果报告为小于最低检出浓度数值。

(3)空白样品未检出的结果报告:当样品空白未检出时,检测结果报告为未检出。

(4)检测结果的标准化:必要时应根据现场调查结果,结合工人接触情况和职业性有害因素限值标准,按照《工作场所空气中有害物质监测的采样规范》(GBZ 159—2017)的要求将监测结果计算为与该职业性有害因素标准限值可比较的结果。

第二节　工作场所空气样品的采样

工作场所空气样品的采集是职业卫生监测至关重要的环节,工作场所空气中有害物质的存在状态、浓度和分布状况易受生产情况、气象条件的影响而发生变化,要正确地反映作业场所污染的程度、范围和动态变化的情况,必须正确采集空气样品。否则,即使采用灵敏和精确的分析方法,所测得的结果也不能代表现场空气污染的真实情况。为了正确采集空气样品,我们必须了解工作场所空气样品的特征,毒物在空气中的存在状态,空气采样方法以及采样过程中的误差来源。根据采样检测目的,选择合适的采样方法和分析方法。

一、工作场所空气样品的特征

1. 毒物种类多　在职业活动中使用品种繁多的物质、不论是固体、液体和气体,不论是原料、材料、中间产物、成品和副产品等等,都可能逸散到空气中来,有的以分子状态存在,有的以雾、烟、尘状态存在;有的是已知物质,有的是未知物质;有的毒性大,有的毒性小;有的挥发性大、浓度高,有的挥发性小、浓度低;都可能对劳动者的健康造成危险,都是需要检测的对象。另外,在工作场所空气中,一个工作地点往往同时存在多种毒物,使空气检测更加复杂。

2. 空气中毒物浓度变化大　空气中毒物浓度受很多因素影响,变化快而大。首先工作过程中产生的毒物容易随着空气的流动扩散开去,特别是以分子状态存在的毒物,更能迅速地从毒物发射源扩散到周围的环境。其次因为工作场所的空间大小以及它的通风状况、毒物发射源的数量和布局等不同,影响毒物的扩散程度。在污染发射源附近,毒物的浓度高;在生产的不同周期里,毒物的逸散量也不尽相同,在加料和出料时,通常逸散量大,空气中的浓度明显升高。此外,毒物浓度的高低还与生产设备的完好情况、生产环境的通风排毒装置的使用情况、气象条件、季节等有关。一般来说,现代化程度高的、生产管理好的工厂,空气中毒物的浓度低。

3. 空气受气象因素影响大 气温和气压不仅影响空气样品的体积,而且影响毒物在空气中的存在状态和扩散速度。为了使测定结果具有可比性,我国职业卫生标准规定的空气中毒物浓度为标准状况(气温为 20℃,气压为101.3kPa)下的浓度。因此,样品采集时必须记录气温和气压、在计算空气中毒物浓度前,理论上需先将采集的空气体积换算成气温为 20℃,气压为 101.3kPa的标准状况下的体积,尤其采样点温度低于 5℃和高于 35℃或大气压低于99.8kPa 和高于 103.4kPa 的情况必须换算。另外,风向风速和湿度等气象因素也能影响毒物的浓度和采样效率,必须做好采样记录。

二、空气样品的采集方法

空气中检测物有气体、蒸气和气溶胶三种存在状态。气体和蒸气状态检测物均匀地分布在空气中,在采样时,能随空气进入收集器,不受采样流量大小的影响;在收集器内,能迅速扩散入收集剂中被采集(吸收或吸附)。气溶胶粒度大小不同,其化学和物理学性质差异也很大。许多检测物以多种状态存在于空气中,例如 SO_2、NO_x 在空气中可以气态存在,也可与 NH_3 反应生成硫酸铵和硝酸铵以气溶胶状存在;PAHs 多数聚集在颗粒物表面以气溶胶状态存在,也可能以 PAHs 蒸气存在。因此,采样时应该根据检测物的实际存在状态,选用正确的采样方法,确保采样效率,以便获得正确的检验结果。

空气样品的采集仪器包括空气收集器和空气采样器。收集器指用于采集空气中气态、蒸气态和气溶胶态有害物质的器具,如大注射器、采气袋、各类气体吸收管及吸收液、固体吸附剂管、无泵型采样器、滤料及采样夹和采样头等。空气采样器,一般与空气收集器配套,能以一定的流量抽取空气样品的仪器。

根据待测物在空气中三种存在状态(气态或蒸气态、气溶胶及两种状态共存)分别介绍空气样品的采集方法。

(一) 气态和蒸气态待测物的采样方法

气态和蒸气态检测物的采样方法通常分为直接采样法和浓缩采样法两大类。

1. 直接采样法 将空气样品直接采集在合适的空气收集器内,再带回实验室分析的采样方法。该法适用于空气检测物浓度较高、分析方法灵敏度较高、不适宜使用动力采样的现场;采样后应尽快分析。用直接采样法所得的测定结果代表空气中有害物质的瞬间或短时间内的平均浓度。根据所用收集器和操作方法的不同,直接采样法又可分为①注射器采样法;②塑料袋采样法;

③以集气瓶为采样容器的置换采样法;④采用耐压玻璃或不锈钢制成的真空采气瓶的真空采样法。

收集器内壁的吸附作用可使待测组分浓度降低,例如,用塑料袋采集二氧化硫、氧化氮、苯系物、苯胺等样品时,器壁吸附待测物,应该选用聚四氟乙烯塑料收集器采集这些性质活泼的气态检测物。有些收集器的内壁吸附待测物后又会解吸附,释放待测物,使待测组分浓度增加。因此,用直接采样法采集的空气样品应该尽快测定,减少收集器内壁的吸附、解吸作用。

2. 浓缩采样法　大量的空气样品通过空气收集器时,其中的待测物被吸收、吸附或阻留,将低浓度的待测物富集在收集器内。空气中待测物浓度较低,或分析方法的灵敏度较低时,不能用直接采样法,需对空气样品进行浓缩,以满足分析方法的要求。浓缩采样法所采集空气样品的测定结果代表采样期间内待测物的平均浓度。浓缩采样法分为有动力采样法和无动力(无泵)采样法。

(1)有泵型采样法:也叫有动力采样法,用空气采样器(由电动抽气泵和流量计组成)作为抽气动力,将样品空气抽过样品收集器,空气中的待测物被样品收集器采集下来,供测定使用。以液体为吸收介质时,可用吸收管为收集器;用颗粒状或多孔状的固体物质为吸附介质时,可用填充柱等为收集器。因此,有动力浓缩采样法又分为溶液吸收法、固体填充柱采样法、低温冷凝浓缩法等。在实际应用时,还应根据检测目的和要求、检测物的理化性质和所用分析方法等选择使用。

1)溶液吸收法:利用空气中待测物能迅速溶解于吸收液,或能与吸收剂迅速发生化学反应而被采集。①吸收液的选择:常用的吸收液有水、水溶液或有机溶剂等。理想的吸收液不仅可以吸收空气中的待测物,同时还可以用作显色液。②收集器:溶液吸收法常用的收集器主要有大型气泡吸收管、小型气泡吸收管、多孔玻板吸收管和冲击式吸收管。大型气泡吸收管和小型气泡吸收管只能采集气态和蒸气态样品,不能采集气溶胶态样品。多孔玻板吸收管能采集采集气态、蒸气态和雾态样品,通常不能采集尘和烟。冲击式吸收管可采集气态、蒸气态和气溶胶态的样品。必须注意的是:冲击式吸收管在采集气溶胶态样品时,必须使用必须使用 3.0L/min 的采样流量。

溶液吸收法需要空气采样动力、吸收管易碎等原因,不适用于个体采样和长时间采样。

2)固体吸附剂法:利用空气通过装有固体填充剂的小柱时,空气中有害物质被吸附或阻留在固体填充剂上,从而达到浓缩的目的,采样后,将待测物解吸或洗脱,供测定用。

常用的颗粒状填充剂有硅胶、活性炭、高分子多孔微球等。①硅胶是一种极性吸附剂,对极性物质有强烈的吸附作用;②活性炭是一种非极性吸附剂,可用于非极性和弱极性有机蒸气的吸附;③高分子多孔微球主要用于采集有机蒸气,特别是采集一些分子量较大,沸点较高,又有一定挥发性的有机化合物,如有机磷、有机氯农药以及多环芳烃等。

与溶液吸收法相比,固体吸附剂法的优点是:固体吸附剂管体积小,重量轻,携带和操作方便;适用范围广,有机和无机、极性和非极性化合物的气体和蒸气都适用;可用于短时间采样和定点采样,也可用于长时间采样和个体采样。固体吸附剂法的缺点是:需要空气采样器;对不同的毒物有不同的穿透容量;硅胶管容易吸湿,不能在湿度大的工作场所过长时间持续采样。

(2)无泵型采样法:又称为"被动式采样法",该法是利用气体分子的扩散或渗透作用,自动到达吸附剂表面,或与吸收液接触而被采集,一定时间后检测待测物。适宜于采集空气中气态和蒸气状态的有害物质。

无泵型采样器的体积小,重量轻(几克~几十克)、结构简单,不用抽气装置,携带和操作都很方便;适合用作个体采样和长时间采样,也可作为定点采样和短时间采样,但空气中待测物扩散系数小而且浓度低的情况下不适用于作短时间采样。

(二) 气溶胶态待测物的采样方法

工作场所空气中气溶胶态待测物的采集方法主要有滤料法和冲击式吸收管法。

1. 滤料采样法　将滤料(滤纸或滤膜)安装在采样夹上,抽气,空气穿过滤料时,空气中的悬浮颗粒物被阻留在滤料上,用滤料上采集待测物的质量和采样体积,计算出空气中待测物浓度,这种采样方法称为滤料采样法。由于滤料具有体积小、重量轻,易存放,携带方便,保存时间较长等优点,滤料采样法已被广泛用于采集空气中的颗粒态检测物。

常用滤料有微孔滤膜、超细玻璃纤维滤纸、过氯乙烯滤膜(测尘滤膜)等。

(1)微孔滤膜:由硝酸纤维素和少量乙酸纤维素基质混合交连成筛孔状薄膜,质轻色白,表面光滑。微孔滤膜所采集的样品特别适宜于气溶胶中金属元素的分析。

(2)超细玻璃纤维滤纸:由细而均匀的超细玻璃纤维重叠而成。优点是耐高温,可在400~590℃下烘烤;吸湿性小,通气阻力小,适用于大流量采集低浓度的有害物质。多用于有机气溶胶的采集,如3,4-苯并芘等多环芳烃的采集。

(3)过氯乙烯滤膜:通常叫测尘滤膜,由过氯乙烯纤维互相重叠而成。它的主要缺点是不耐热,最高使用温度55℃;一般不应采用高氯酸消解样品,以防发生剧烈氧化燃烧,造成样品损失。常用于粉尘浓度和分散度的测定。

2. 冲击式吸收管法 主要用于采集粒径较大的气溶胶颗粒,采样流量固定为3L/min。

(三)蒸气和气溶胶毒物共存时的采样方法

两种状态检测物的同时采样法主要有浸渍滤料法、泡沫塑料、多层滤料联用的采样方法。

1. 浸渍滤料法 利用滤膜采集气溶胶态待测物,浸渍在滤料上的化学试剂采集气态和蒸气态待测物,用于采集以气溶胶态为主、伴有少量蒸气态待测物的样品。这种方法操作简单方便,采样效率高,因此,比较常用。

2. 聚氨酯泡沫塑料 表面积大,通气阻力小,适用于较大流速采样,有些分子较大的有机化合物,如有机磷、有机氮和有机氯农药、多氯联苯、多环芳烃等,常呈气溶胶状态和低浓度的蒸气态共存于空气中,在这种情况下,使用聚氨酯泡沫塑料采样,有望得到满意的采样效率。

3. 多层滤料采样法 用两层或三层滤料串联组成一个滤料组合体,第一层滤料采集颗粒物;常用的滤料是聚四氟乙烯滤膜、玻璃纤维滤纸或其他有机纤维滤料。第二层或第三层滤料是浸渍过化学试剂的滤纸,用于采集通过第一层的气态组分。例如,采集无机氟化物时,第一层是乙酸纤维素或硝酸纤维素滤料,采集颗粒态氟化物,第二层是用甲酸钠或碳酸钠浸渍过的滤纸,采集气态氟化物。为了减少气态氟化物在第一层滤膜上的吸附,第一层可采用带有加热套的采样夹。

三、空气样品采集方案

空气样品的采集原则是根据监测目的和检验项目,采集具有代表性和真实性的样品,以保证检验结果的真实性和可靠性。所谓"代表性",指定点采样时必须选择毒物浓度最高的作地点和工作时段进行采样检测,个体采样时必须包括不同工作岗位的、接触有害物质浓度最高和接触时间最长的劳动者。所谓"真实性",即采样检测结果反映的是工作场所空气中待测物的"真实浓度"。"真实浓度"是指劳动者在正常工作和生产状况下经常接触的浓度,而不是在特殊情况下的待测物浓度,例如,意外事故下的浓度、人为因素下产生的浓度、暂时的防护措施失效时的浓度等。

为此,应在采样现场调查的基础上,选择采样点、采样时间和频率;根据待测物在空气中的存在状态、理化性质、浓度和分析方法的灵敏度选择合适的采样方法和采样量;正确使用采样仪器,要建立相应的空气采样质量保证体系;在采样过程中尽量避免采样误差;在样品的采集、运输、贮存、处理和分析等过程中,要确保样品待测组分稳定,不变质,不受污染;保证采集到足够的样品量,以满足分析方法的要求。

(一) 采样点

选择采集空气样品的地点称为采样点,主要用于定点检测。采样时,将采样仪器放在选定的采样点,收集器置于劳动者的呼吸带,一般距地面 1.5m(站位)或 1.1m(坐位),进行空气样品的采集测定。采样点的选择要根据监测的目的,结合生产的工艺流程、生产情况、待测物的理化性质和排放情况以及工作场所的气象条件等因素进行。

1. 评价劳动者接触情况　采样点可选择在劳动者经常操作和活动的场所。如果劳动者的活动范围大,或者没有固定的工作点,或者工作场所内污染发生源多,毒物的浓度较均匀,则可在工作场所内按一定距离均匀设置采样点,采样点之间相距一般可取 3~6m。

2. 评价工作场所的污染程度,了解待测物的影响范围　根据工艺流程,在生产过程的各个环节部位设置采样点,包括工作场所的休息场所、中心控制室、走廊,邻近工作场所和办公室等。

3. 评价卫生防护措施的效果　可在工作场所内均匀设置采样点,也可在实施防护措施的局部布点,有时还需在待测物的排放口,密闭装置的内外及可能逸散待测物质的隙口附近设点,在防护措施实施前后进行采样测定。

(二) 采样对象

在进行个体监测时,必须将有代表性的劳动者选择为采样对象。所谓有代表性的劳动者,根据我国职业卫生标准的含义,必须包括在正常工作和生产条件下,整个工作班内接触待测物浓度最高的、接触时间最长的劳动者。将个体空气收集器佩戴在检测对象的前胸上部,进气口尽量接近呼吸带,进行空气样品的采集测定。目的主要是评价劳动者接触待测物的程度。

(三) 采样时机和频率

采样时机的选择原则是首先要满足职业卫生标准的要求,即采样要采到工作场所空气中待测物的最高浓度;其次,要根据卫生调查和评价的需要,即由监测的目的确定采样时机和频率。也要考虑工作场所的工作情况、管理水平、职业卫生条件、环境条件和气候季节等。对于工作场所的日常检测来说,采样时机应选择在一年中空气中待测物浓度最高的月份的工作日,并在浓度最高的时段进行采样检测。如果职业活动过程是连续性的,待测物均匀地不断地逸散到工作场所空气中,造成空气中待测物的浓度几乎保持稳定不变。在这种情况下,采样时机的选择不十分重要,可以将工作日的任意时段作为采样时机。如果生产是间断性的,或逸散物的逸散是断断续续的,空气中待测物的浓度随着职业活动过程而波动很大,存在峰浓度。在一般情况下,采样应在职业活动处于正常和待测物浓度达到工作日内最高而稳定时进行。

采样频率要根据卫生调查和评价的需要,即由监测的目的以及待测物的毒性及对健康的危险度、工作场所的工作情况、管理水平、职业卫生条件和环境条件等来确定。对于工作场所的日常监测来说,毒性及对健康危险度大的毒物,采样频率要高;管理水平高、职业卫生条件好,空气中待测物浓度能保持在容许浓度以下,这样的工作场所的采样频率可以降低。为了评价卫生防护措施的效果进行的采样监测,可在使用防护措施前后分别采样,以观察浓度的变化程度。因为在不同季节里,温度、湿度、风速、风向等气象条件不同,车间的通风条件也不同,夏季温湿度高,车间门窗打开,冬季温湿度低,门窗经常关闭,都能影响空气中毒物的浓度。所以,为了评价工作场所的职业卫生状况,应在不同季节里,特别是冬夏两季里分别进行采样检测。

(四) 采样时间

采样时间是指采一次空气样品所需要的持续时间。必须在采样前,根据卫生标准和检测方法要求确定正确的采样时间。对于时间加权平均容许浓度的检测,要求采样时间最好是整个工作班,或者涵盖整个工作班。短时间接触容许浓度的采样时间最好为 15min。最高容许浓度的采样时间应短,不能超过15min。必须注意,在如此短的时间内如何能采样检测到空气中待测物的最高浓度,是非常重要的。

1. 短时间检测　采样时间 ≤ 15min 的采样测定,主要用于短时间接触容许浓度和最高容许浓度卫生标准的检测评价。

2. 长时间检测　采样时间在 1h 以上的采样测定,用于时间加权平均容许浓度卫生标准检测评价。

四、空气样品采集的质量保证

1. 最小采气量 当空气中待测有害物质的浓度为其最高容许浓度值时,保证所采用的分析方法能够检出待测有害物质所需要采集的最小空气体积称为最小采气量。它与国家卫生标准中规定的待测有害物质的最高容许浓度值、分析方法的灵敏度以及分析时所用的样品量有关。

当空气中有害物质的浓度低于国家卫生标准的最高容许浓度时,采气量对分析结果有很大的影响。如采气量足够大,就可以测得阳性结果;反之,就不能检出。对于不能检出的结果有两种可能,一种可能是空气中被测有害物质的浓度很低,不能检出;另一种可能是由于采集的空气样品量太少,没有达到分析方法灵敏度所要求的采集量。

在实际工作中,如果采样现场空气中被测有害物质的浓度较高时,可相应减少采气量,这样不仅可以减少采样时间,还可以避免样品溶液在分析时多次稀释带来的误差。如果采样现场空气中有害物质的浓度很低,又要求测出其低于最高容许浓度的具体数值时,则应增加采气量。

2. 采样效率 指能够被采样仪器采集到的待测物的量,占通过该采样仪器空气中待测物总量的百分数。它是衡量采样方法的主要性能指标。一般要求,采样效率应在 90% 以上。如果采样效率太低,则这一采样方法不能采用。影响采样效率的主要因素有如下几个方面:

(1)采集器:气态和蒸气状态有害物质以分子形式存在于空气中,若用滤纸或滤膜采集,则采样效率很低;而用溶液吸收法或适当的试剂浸渍滤纸(膜)采样则有较高的采样效率;以气溶胶形式存在的检测物,用固体吸附采集法可获得很高的采样效率,而用气泡吸收管或多孔玻板吸收管采样,则易发生堵塞致使采样效率低。

(2)吸收液或固体吸附剂:一般要求所选用的吸收剂对空气中的有害物质的溶解度大、化学反应速度快,与之能生成稳定的物质。固体吸附剂应该阻留效率大,并能使被吸附的待测物定量解吸。选择合适的吸收液或固体吸附剂直接影响采样效率。在选择采样效率高的吸收液或固体吸附剂时,还应该考虑到采样后所生成的化合物对测定方法是否有影响。

(3)采样速度:不同的采集器应采用不同的采样速度,如用气体吸收管采集空气中的气体检测物,采样速度一般为 0.1~2L/min。若采样速度太快,吸收液还来不及吸收待测物,待测物就被抽走,导致采样效率下降。而用滤纸、滤膜法采集气溶胶时则应采用较大的流速;由于悬浮颗粒物自身的重力作用而向下沉降,只有当采样流速差不多能克服其重力引起的沉降时,颗粒物才能进入采集器而被采集。

(4)其他因素:采样时还必须考虑气温、湿度等气象因素的影响。例如,气温较高时,低沸点的气态或蒸气态检测物易挥发或蒸发,造成待测物损失,为了提高采样效率,采样时应该降低采集器和吸收液的温度(冷阱法)。如果采样现场的温度过高(>55℃)时,则不能使用聚氯乙烯滤膜采集该工作场所空气中的待测物,否则滤膜变形,采样效率降低。另外,还必须正确掌握采样方法和采样仪器的使用,这些都是保证采样效率达到要求的重要条件。

3. 样品的空白试验 为了了解采样过程中样品的污染程度和用于扣除样品的空白。在采样的过程中,不能忽视带样品的空白对照。样品的空白试验的操作除不采集空气样品外,其余操作全部同样品,包括收集器的准备,采样的操作,样品的运输、保存和测定,一定要同样品一样在现场操作。

4. 样品的平行试验 相同条件,同一台采样器两进气口同时采集两个样品。平行样的测定结果在一定程度上反映了测试的精密度水平。

第三节　工作场所空气中粉尘测定

工作场所空气中粉尘的检测是职业性有害因素检测的一个重要方面,主要包括:粉尘浓度的测定、粉尘分散度的测定、粉尘中游离二氧化硅含量的测定、石棉纤维的测定等内容。

一、粉尘浓度测定

粉尘浓度是指单位体积空气中所含粉尘的量,量的表示方法有两种:一种是质量浓度以 mg/m^3 表示,另一种是数量浓度以 P/ml 表示。

我国卫生标准中对工作场所空气中粉尘容许浓度的规定是以质量浓度表示的,但对石棉纤维粉尘,还规定有石棉纤维计数浓度的容许浓度。

目前,我国对粉尘浓度的测定分为总粉尘浓度测定和呼吸性粉尘浓度测定,在国家卫生标准 GBZ 2.1—2019 中对 49 种粉尘制定了总尘的 PC-TWA,因此要测定总尘浓度。此外,对矽尘、煤尘、水泥粉尘等 14 种对人体危害较大、接触面较广的粉尘规定有呼尘的 PC-TWA,在有这些粉尘的工作场所要测定呼尘浓度。

（一）总尘浓度的测定

总尘浓度的测定采用滤膜称量法，由滤膜的增量和采气量计算出空气中总粉尘的浓度。具体可参考《工作场所空气中粉尘测定　第 1 部分：总粉尘浓度》（GBZ/T 192.1—2007）。

粉尘采样的前后均需要对采样的流量进行校准。校准仪器常用是皂膜流量计。校准时，需要跟真实采样过程一致，连接好采样媒介和流量计。

注意事项：①在高温情况下采样需选用超细玻璃纤维滤纸；②采样前后，滤膜称量应使用同一台分析天平；③测尘滤膜每次称量前去除静电。

（二）呼尘浓度的测定

呼吸性粉尘是指按呼吸性粉尘标准测定方法所采集的可进入肺泡的粉尘粒子，其空气动力学直径均在 7.07μm，空气动力学直径 5μm 粉尘粒子的采集效率为 50%，简称"呼尘"。

呼尘浓度的测定一般采用预分离 - 滤膜称量法，空气中粉尘通过采样器上的预分离器，分离出的呼吸性粉尘颗粒采集在已知质量的滤膜上，由采样后的滤膜增量和采气量，计算出空气中呼吸性粉尘的浓度。具体可参考《工作场所空气中粉尘测定　第 2 部分：呼吸性粉尘浓度》（GBZ/T 192.2—2007）。呼尘检测主要是在测定总尘仪器的采样头前加上符合呼尘分离性能的预分离器，且滤膜称量时要使用感量为 0.01mg 的分析天平。

（三）石棉纤维计数浓度测定方法

石棉纤维计数浓度指 1cm³ 空气中石棉纤维的根数，单位为 f/cm³。

石棉纤维粉尘计数浓度的测定采用滤膜 / 相差显微镜法，用微孔滤膜或过氯乙烯纤维滤膜采集空气中的石棉纤维粉尘，滤膜经透明固定后，在相差显微镜下计数石棉纤维数，计算单位体积空气中石棉纤维根数，具体可参考《工作场所空气中粉尘测定　第 5 部分：石棉纤维浓度》（GBZ/T 192.5—2007），现场采样按照 GBZ 159 执行。

采样结束后，小心取下粉尘采样头，取出滤膜，受尘面向上放入滤膜盒中，不可将滤膜折叠或叠放；在运输过程中，应避免振动，以防止石棉纤维的落失而影响测定结果。

（四）直读式粉尘仪

直读式粉尘仪，也称相对粉尘浓度测定仪，可以在生产现场直接测定并立即读出粉尘浓度的相对值，一般还能显示峰值、均值等数据。在了解生产现场粉尘浓度在时间和空间上的变化规律，评估工作场所的控制措施时很有用，但这种仪器不能分辨呼吸性粉尘和可吸入性粉尘,且校准也成问题,因此其使用并不广泛。常用的有 P-5 型数字式测尘仪,β 射线测尘仪、压电天平测尘仪。

二、粉尘分散度的测定

分散度指粉尘颗粒大小的组成,以粉尘粒径大小的数量或质量组成百分比来表示,前者称为粒子分散度,后者称为质量分散度,粒径或质量小的颗粒越多,分散度越高。

粉尘分散度测定有滤膜溶解涂片法和自然沉降法两种方法。具体测定内容,可参考《工作场所空气中粉尘测定 第 3 部分:粉尘分散度》GBZ/T 192.3—2007。

(一)滤膜溶解涂片法

将采集有粉尘的过氯乙烯滤膜溶于乙酸丁酯,形成粉尘颗粒的混悬液,制成粉尘(透明)标本,在显微镜下测量和计数粉尘的大小和数量,计算不同大小粉尘颗粒的百分比(图 13-1)。至少测量 200 个尘粒。本法不能测定可溶于乙酸丁酯的粉尘和纤维状粉尘。

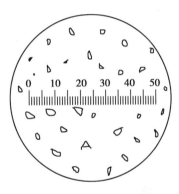

图 13-1 粉尘分散度的测量 /μm

(二)自然沉降法

将含尘空气采集在沉降器内,粉尘自然沉降在盖玻片上,在显微镜下测量和计数粉尘的大小和数量,计算不同大小粉尘颗粒的百分比。适用于各种颗粒性粉尘,但使用的盖玻片和载物玻片均应无尘粒,沉降时间不能小于 3h。

三、粉尘中游离二氧化硅含量的测定

粉尘中游离二氧化硅含量不同对人体的危害程度也不同。我国职业卫生标准中对矽尘的容许浓度也是根据粉尘中游离二氧化硅含量的不同进行分档的,分别规定其不同的容许浓度,其他有些粉尘也是按粉尘中游离二氧化硅含量规定各自的容许浓度。因此,在评价粉尘危害时,要进行粉尘中游离二氧化硅含量的测定。

游离二氧化硅含量测定时,粉尘样品量一般应大于 0.1g,按 GBZ 159 的采样要求用直径 75mm 滤膜大流量采集空气中的粉尘,也可在采样点采集呼吸带高度的新鲜沉降尘。

粉尘中游离二氧化硅含量的测定有化学法和物理法两种,化学法中常用的有焦磷酸法质量法,物理法中常用的有 X 线衍射法和红外光谱法。

1. 焦磷酸法质量法　粉尘中的硅酸盐及金属氧化物能溶于加热到 245~250℃ 的焦磷酸中,游离二氧化硅几乎不溶,而实现分离。然后称量分离出的游离二氧化硅,计算其在粉尘中的百分含量。

2. 红外分光光度法　利用 α- 石英在红外光谱中于 $12.5\mu m(800cm^{-1})$、$12.8\mu m(780cm^{-1})$ 及 $14.4\mu m(694cm^{-1})$ 处出现特异性强的吸收带,在一定范围内,其吸光度值与 α- 石英质量呈线性关系。通过测量吸光度,进行定量测定。

3. X 线衍射法　当 X 线照射游离二氧化硅结晶时,将产生 X 线衍射;在一定的条件下,衍射线的强度与被照射的游离二氧化硅的质量成正比。利用测量衍射线强度,对粉尘中游离二氧化硅进行定性和定量测定。

运用红外分光光度法和 X 线衍射法均需用标准 α- 石英尘依据样品处理过程制备石英标准曲线和参比的空白滤膜对照。

更为详细的测定内容请参考《工作场所空气中粉尘测定　第 4 部分:游离二氧化硅含量》(GBZ/T 192.4—2007)。

第四节　工作场所物理因素测量

工作场所物理因素测量和其他危害因素检测一样,检测的目的是为了得到客观、真实的劳动者"暴露剂量",所以其检测应包括接触强度和接触时间两部分。物理因素的测量均采用便携式仪器设备现场即时直读的方法进行。物理因素的测量主要涉及现场调查、仪器准备、测点选择、现场测量、结果计算与评价几个部分。本章主要针对噪声、温度、振动的检测加以说明。

一、噪声

执行标准 GBZ/T 189.8—2007。

(一) 现场调查

1. 工作场所空间分布　工作场所的面积、空间、工艺区划、主要噪声源和高噪声工作区域等,绘制略图。

2. 工作流程调查　工作流程的划分、各生产程序的噪声特征、噪声变化规律等。

3. 预测量　判定噪声是否稳态、分布是否均匀。

4. **工作人员工作情况调查** 工作人员的数量、工作路线、工作方式、停留时间、听力保护情况等。

5. **签字确认** 所有信息由测量人员和用人单位共同签字确认。

(二)测量仪器的准备

1. **仪器选择** 固定的工作岗位选用声级计,流动的工作岗位优先选用个体噪声剂量计,或对工人不同工作地点使用声级计分别测量,计算等效声级。声级计性能还应满足《电声学声级计 第1部分:规范》(GB/T 3785.1—2010)对1级或2级的规定。在温度非常低或噪声以高频为主的情况下测量时,优选使用1级声级计。

2. **仪器校正** 声级计应在每个测量日开始和结束时,使用声级计校准器进行校准,且要求是满足校正条件的现场校正。

3. **仪器功能键选择** 积分声级计或个人噪声剂量计设置为 A 计权、"S(慢)"档,取值为声级 L_{pA} 或等效声级 L_{Aeq};测量脉冲噪声时使用"Peak(峰值)"档。

(三)测点选择

1. 工作场所声场分布均匀[测量范围内A声级差别 <3dB(A)],选择3个测点,取平均值。测点应选在工作地点对角线上的两个端点和一个中心点,如图13-2a、b、e或者c、d、e。

2. 工作场所声场分布不均匀时,应将其划分若干声级区,同一声级区内声级差 <3dB(A)。每个区域内,选择2个测点,取平均值。

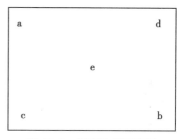

图 13-2 测定位置示意图

3. 劳动者工作是流动的,在流动范围内,对工作地点分别进行测量,包括控制室、操作室和休息室,计算等效声级。也可使用个体噪声计对作业工人的实际接噪水平进行个体噪声测量。

(四)测量方法

1. 传声器应放置在劳动者工作时耳部的高度,站姿人员:1.50m;坐姿人员:1.10m。

2. 传声器指向声源方向。

3. 测量仪器固定在三脚架上,置于测点;若现场不适于放三脚架,可手持声级计,但应保持测试者与传声器的间距 >0.5m。

4. 稳态噪声的工作场所,每个测点测量 3 次,取平均值。

5. 非稳态噪声的工作场所,根据声级变化(声级波动 ≥ 3dB)确定时间段,测量各期间的等效声级,并记录各时间段的持续时间。

6. 脉冲噪声测量时,应测量脉冲噪声的峰值和工作日内脉冲次数。

7. 测量应在正常生产情况下进行。工作场所风速超过 3m/s 时,传声器应戴风罩。应尽量避免电磁场的干扰。

(五) 个人噪声剂量计

在工作过程中,凡接触噪声危害的劳动者都列为抽样对象范围。抽样对象中应包括不同工作岗位的、接触噪声危害最高的和接触时间最长的劳动者,其余的抽样对象随机选择的抽样方法参见表 13-1。

表 13-1　抽样对象及数量

劳动者数	采样对象数
3~5	2
6~10	3
>10	4

(六) 等效声级的计算与结果评价

噪声强度(声级)平均或加权平均时,不能简单进行算术平均,得按照能量平均的原则进行几何均数的计算,并与工作场所噪声职业接触限值比较。

1. 稳态噪声　噪声的起伏小,算术均值和对数均值的误差较小,在实际工作中可以以算术平均值替代。故检测点测量 3 次,取平均值可以为算术均值。

2. 非稳态噪声工作场所的等效声级　按声级相近的原则把一天的工作时间分为 n 个时间段,用积分声级计测量每个时间段的等效声级 L_{Aeq,T_i},然后计算全天的等效声级,根据等能量原理利用 GBZ/T 189.8—2007 标准中的公式,若一周 5d 工作日,将一天实际工作时间内接触噪声强度规格化到工作 8h 的等效声级,若非 5d 工作日还要计算每周 40h 的等效声级。

虽然,等效声级的计算公式较为复杂,但一般均采用电子表格或软件进行计算,相对来说是比较简单的。

3. 脉冲噪声　使用积分声级计,"Peak(峰值)"档,可直接读声级峰值 L_{peak}。

(七) 测量记录

测量记录应该包括内容:测量日期、测量时间、气象条件(温度、相对湿度)、测量地点(单位、厂矿名称、车间和具体测量位置)、被测仪器设备型号和参数、测量仪器型号、测量数据、测量人员等。如为脉冲噪声还应记录单位时间内的脉冲次数(1min 或 5min)及每个工作日接触脉冲噪声总次数。

二、高温

对于高温作业,有两种不同的测定和评价方法,一种方法是使用通风干湿表进行测定,根据室内外温差对岗位进行评价;另一种方法是使用综合温度测试仪(WBGT 指数测定仪)进行测定,根据作业岗位的综合温度结合体力劳动强度指数或劳动作业时间进行岗位评价或分级。

高温具体检测依据标准 GBZ/T 189.7—2007,WBGT 指数检测有以下几个方面需要注意:

1. 测点选择　室外的 WBGT 指数与室内的 WBGT 指数来源不同,直接使用 WBGT 指数仪时要注意室内与室外的区别,若不是直接使用 WBGT 指数仪,只要注意计算时严格按照公式计算。

2. 现场调查是测量的关键　无论是了解每年或工期内最热月份工作环境温度变化幅度和规律,还是对工作场所的面积、空间、作业和休息区域划分以及隔热设施、热源分布、作业方式等一般情况,或者生产工艺、加热温度和时间和生产方式等均可对检测与评价造成一定的影响。

3. 工作人员的数量、工作路线、在工作地点停留时间、频度及持续时间等对检测起决定性作用,不容忽视。

4. 湿球温度计的储水槽只能注入蒸馏水,确保棉芯干净并且充分浸湿,绝对不能添加自来水。加水后,需要 10min 的稳定时间。

5. 测点的数量与位置要严格执行标准。

6. 传感器测头部安放在被测点时后,不能马上读数,要等候 20 多分钟后测量。

7. 时间加权平均 WBGT 数指数,适用条件如下

(1)劳动者工作是流动的,在流动范围内,对相对固定工作地点分别进行测量,计算时间加权 WBGT 指数。

(2)作业环境热源不稳定,生产工艺周期变化较大时,分别测量并计算时间加权平均 WBGT 指数。

(3)作业环境热源稳定时,每天测 3 次,工作班开始后及结束前 0.5h 分别测 1 次,工中测 1 次,取平均值。

8. 检测点的选择确定

(1)高温监测时,作业场所无生产性热源,选择 3 个测点,取平均值;

(2)存在生产性热源的作业场所,选择 3~5 个测点,取平均值。

(3)作业场所被隔离为不同热源环境或通风环境,每个区域内设置 2 个测点,取平均值。

(4)常年从事高温作业,在夏季最热月测量;不定期接触高温作业,在工期内最热月测量。

9. 高温评价时　本地区室外通风设计温度 ≥ 30℃的地区,高温职业接触限值规定的 WBGT 指数相应增加 1℃。

三、振动

在生产中,由生产或工作设备产生的振动称为生产性振动。按振动作用于人体的部位和传导方式的不同,分为手传振动(或手臂振动、局部振动)和全身振动。

生产性振动的测量有电测振法和机械测振法。此外,还有激光测振法。

电测振法原理:将振动的机械能经换能器变为电能以推算振动的强度,必要时尚可测定频率和加速度以及位移和速度。现场测量多用电测振法。

机械测振法用的机械式测振仪由传感装置、记录装置、计时装置和动力装置组成。经杠杆将被测振动传给描记笔,由笔将振动波记在按一定速度转动的记录纸上。由 0.01s 的电磁计时器将时间讯号同时记在纸上。测量时,将传振杠接触在被测部位,开启仪器,则将振动的振幅和频率记录下来。具体测量要求:

(一) 手传振动测量

参考标准《工作场所物理因素测量　第 9 部分:手传振动》(GBZ/T 189.9—2007)。

1. 对操作时间过短的作业　应以秒表准确测定每次操作所消耗的时间,测 10 次,取平均值作为该次操作需要的时间,再乘以日需要完成的该操作次数,即得日接振时间。如铆钉作业,应用秒表测定每打一次铆钉所消耗的时间,测 10 次,取平均值即每打一次铆钉所需要的时间,再乘以该铆工的日消耗铆钉数,即得出铆工的日接振时间。

2. 对操作时间较长的作业　应选择有代表性的工作日,全日跟班,用秒表累计记录全天的操作时间,即日接振时间。

3. 测量对象　以上两种方法均应选择接振工人 3~5 人,连续记录 3d,计算平均值,最后换算出接振时间(h/d)。

(二) 全身振动测量

对全身振动的测量,首先应注意振动的特点。对直线振动,测心脏位置振动方向上的振动加速度。测量点要尽可能选取振动传给人体的部位。要按振动历程了解工人实际接触振动的时间。三轴方向振动同时存在时,要分别测定,记录有效值,即均方根值。

第十四章
建设项目职业病危害评价及现状评价

第一节 概　　述

《中华人民共和国职业病防治法》明确规定新建、扩建、改建建设项目和技术改造、技术引进项目（以下统称"建设项目"）可能产生职业病危害的，建设单位必须进行职业病危害评价。建设项目职业病危害评价是贯彻"预防为主"卫生方针的最积极、最有效的措施，是国家实施职业病前期预防政策的基本途径，是推动职业病防护设施与建设项目的主体工程同时设计、同时施工、同时投入生产和使用的重要措施。通过建设项目职业病危害评价确保建设项目贯彻国家有关职业健康方面的法律、法规、标准、规范，在设计阶段及正式投入生产和使用前，积极采取有效的措施，提高建设项目投产后职业病危害防护水平，改善劳动条件，防患于未然，预防、控制和消除建设项目可能产生的职业病危害，保护劳动者健康及其相关权益，促进经济健康发展。同时，也为建设项目职业病危害分类管理和职业病防护设施设计、职业病防护设施的竣工验收以及用人单位职业卫生管理提供依据。

根据评价的对象、评价的时机和评价的目的不同，职业病危害评价可分为职业病危害预评价、职业病防护设施设计专篇、职业病危害控制效果评价。在用人单位日常监管中，职业病危害严重的用人单位，按照国家安全生产监督管理总局令第 47 号的要求，三年进行一次职业病危害现状评价。这项工作不但具有较复杂的技术性，而且还有很强的政策性。要做好这项工作，评价者必须要有足够的专业知识，必须以建设项目为基础，贯彻落实预防为主、防治结合的方针，以国家职业卫生法律、法规、标准、规范为依据，在工作中始终遵循科学性、严谨性、公正性、可行性、客观和真实性的原则。

一、职业病危害评价程序

(一) 准备阶段

1. **收集资料** 收集职业病危害评价所需的相关资料。收集的资料主要包括项目相应的立项、设计文件及有关批复、项目的技术资料以及国家、地方、行业有关职业卫生方面的法律、法规、规章、标准和规范。建设单位提供的资料需加盖单位公章或由相关负责人签字,以确保收集资料的真实性。

2. **前期调查** 采用工程分析、职业卫生调查等方法,调查和分析工程概况、总体布局、生产工艺、设备及布局、生产过程的原辅料及中间产品和产品、工作制度与工种(岗位)设置、职业病防护设施与应急救援设施、个人使用的职业病防护用品、建筑卫生学、辅助用室、职业卫生管理、职业健康监护等情况,识别生产工艺过程、劳动过程、生产环境中可能产生或存在的职业病危害因素,并确定主要职业病危害因素及其来源、发生(散)方式以及影响人员等。

3. **职业病危害因素分析** 在前期调查的基础上,分析接触职业病危害因素作业的工种(岗位)及其工作地点、接触方式、接触时间与频度,以及所接触职业病危害因素的特性、侵入途径、可能引起的职业病及其他健康损害或影响等。

4. **编制和审核职业病危害评价方案** 职业病危害评价方案包括概述、评价依据、评价范围与评价单元、评价内容与评价方法、前期调查结果与职业病危害因素分析结果、检测方案以及评价工作的组织计划等。

(二) 实施阶段

1. **职业卫生检测** 按照检测方案实施检测,并整理和分析各类接触职业病危害因素作业工种(岗位)的职业病危害因素接触水平、职业病防护设施以及建筑卫生学等其他内容的检测结果。

2. **职业病危害分析与评价** 根据职业病危害评价的类别,选择适当的评价方法,并结合 GBZ 1、GBZ 2.1、GBZ 2.2 等相关标准要求,对职业病危害因素接触水平、职业病防护设施设置、个人使用的职业病防护用品配备、应急救援设施设置等评价内容的符合性或有效性进行评价。

3. **提出补充措施及建议** 在全面分析、评价的基础上,针对职业病防护措施存在的不足,从职业病防护设施、个人使用的职业病防护用品、应急救援设施、总体布局、生产工艺及设备布局、建筑卫生学、辅助用室、职业卫生管理、职业健康监护等方面,综合提出控制职业病危害的具体补充措施及建议。

4. 给出评价结论　在全面总结评价工作的基础上,归纳各项评价内容的评价结果,对建设项目或用人单位职业病防治工作的符合性或有效性作出总体评价。

(三) 报告编制阶段

1. 汇总资料　汇总准备与实施阶段获取的各种资料、数据。

2. 编制评价报告　根据职业病危害评价的类别,编制职业病危害评价报告。

二、职业病危害评价方法

根据职业病危害评价的类别与评价内容,职业病危害评价可采用职业卫生检测法、类比法、检查表法、职业健康检查法以及风险评估法等进行定性或定量评价,必要时可采用其他评价方法。

(一) 职业卫生检测法

1. 职业病危害因素检测　依据职业卫生相关检测规范和方法,对化学因素、物理因素、生物因素等进行检测,对照职业卫生相关标准对检测结果进行分析和评价。

2. 职业病防护设施及建筑卫生学检测　根据检测规范和方法,对职业病防护设施的技术参数以及采暖、通风、空气调节、采光照明、微小气候等建筑卫生学内容进行检测,对照职业卫生相关标准对检测结果进行分析和评价。

(二) 类比法

利用与拟评价建设项目相同或相似企业或场所的职业卫生调查、工作场所职业性有害因素浓度(强度)检测以及文献检索等结果,类推拟评价建设项目接触职业病危害因素作业工种(岗位)的职业病危害因素预期接触水平。

(三) 检查表法

依据国家有关职业卫生的法律、法规和技术规范、标准,以及操作规程、职业病危害事故案例等,通过对评价项目的详细分析和研究,列出检查单元、项目、内容、要求等,编制成表,逐项检查评价项目的符合情况及存在的问题、缺陷等。

(四) 职业健康检查法

按照职业健康监护有关规定,对接触职业病危害和因素的劳动者进行职业健康检查,根据职业健康检查结果评价接触职业病危害因素作业的危害程度。

（五）风险评估法

划分评价单元,识别和分析其可能产生的职业病危害因素以及接触职业病危害因素作业的工种(岗位),推测不同工种(岗位)职业病危害因素的接触水平,利用接触水平与相关接触限值标准的对比评估其职业病危害的程度与分级,并根据分级结果提出相应的职业病防护措施要求。

三、质量控制

职业病危害评价应遵循科学、公正、客观、真实的原则。应建立、健全与职业卫生服务活动相适应的质量管理体系,质量管理体系应覆盖评价的全过程。评价机构应通过但不限于下列措施进行质量控制。

（一）合同评审

评价机构应制定合同评审的程序和相应的记录格式。合同评审至少应涵盖评价对象与国家相关政策的相符性,评价机构资质业务范围以及现有评价专业人员构成能够满足评价项目的需要,是否聘请相关专业的技术专家等内容。

（二）资料收集与审核

评价机构应制定资料收集和审核相关的作业指导书和记录格式。应当建立资料收集与审核管理制度,对收集的资料进行分析和确认,并注意对收集的资料进行保密。还应建立技术资料承诺制,要求建设单位承诺提供的技术资料是真实、完整、有效的。

（三）评价方案的制定与审核

评价机构应制定评价方案编制和审核的程序、作业指导书和记录格式。评价方案的审核应包括对人员构成、评价范围、评价方法以及职业卫生调查与检测方案等内容的审核,以确保评价方案符合评价工作的实际需求以及相关标准的技术要求。

（四）职业卫生调查

评价机构应制定职业卫生调查的程序、作业指导书和记录格式。职业卫生调查的内容应全面、真实的反应被调查对象的实际情况。调查记录应规范填写,应经被调查单位陪同人员确认。所有调查获取的资料信息、记录表格等均应当按要求归档保存,以保证调查过程可溯源,并注意对获取的资料进行保密。

（五）评价报告审核

评价机构应制定评价报告编制、审核、签发程序和作业指导书。评价报告审核一般实行三级审核制度,即评价小组内部审核、技术负责人审核和质量负责人审核。

(六) 评价报告档案管理

评价机构应制定评价报告档案管理的程序和记录格式,明确相关部门和人员的职责,并按要求保存相关档案,以保证评价工作全过程均有据可查。评价报告的存档资料应同时保存电子文本和纸质文本。

第二节　职业病危害评价

一、职业病危害预评价

《中华人民共和国职业病防治法》第十七条明确规定建设项目可能产生职业病危害的,建设单位在可行性论证阶段应当进行职业病危害预评价。职业病危害预评价报告应当对建设项目可能产生的职业性有害因素及其对工作场所和劳动者健康的影响作出评价,确定危害类别,提出相应的职业病防护措施。

(一) 概念

依照国家有关职业卫生方面的法律、法规、标准、规范的要求,对可能产生职业病危害的建设项目,在其可行性论证阶段,对建设项目可能产生的职业性有害因素及其有害性与接触水平、职业病防护设施及应急救援设施等进行的预测性卫生学分析与评价,确定建设项目的职业病危害类别和职业病防护措施,为职业病危害分类管理提供科学依据。因此,职业病危害预评价是由识别、分析、评价、控制等若干步骤组成的一个系统过程。

(二) 评价依据和范围

1. 职业病危害预评价评价依据

(1)法律、法规、规章:我国有关职业病防治的法律、法规、规章。

(2)规范、标准:我国有关职业病防治的规范、标准。

(3)基础依据:建设项目可行性研究的有关资料、文件等。

(4)其他依据:建设项目有关的支持性文件、国内外文献资料及与评价工作有关的其他资料。

2. 评价范围　原则上以拟建项目可行性研究报告中提出的建设内容为准,并包括拟建项目建设施工和设备安装调试过程。对于改建、扩建建设项目和技术改造、技术引进项目,评价范围还应包括建设单位的职业卫生管理基本情况以及设备设施的利旧内容。

(三) 评价程序与内容

进行职业病危害预评价时,对建设项目可能产生的职业病危害因素及其对工作场所、劳动者健康影响与危害程度的分析与评价,可以运用工程分析、类比调查等方法。建设单位应当首先向委托的评价机构提供建设项目的审批文件、可行性研究资料(含职业卫生专篇)、和其他有关资料。评价机构按照准备、评价、报告编制三个阶段评价程序进行职业病危害预评价。主要包括收集资料、制定评价方案、工程分析、实施预评价、编制预评价报告等内容。

1. **收集资料**　应全面收集建设项目的批准文件和技术资料(包括建设单位的总平面布置、工艺流程、设备布局、卫生防护措施、组织管理等),还应严格掌握国家、地方、行业有关职业卫生方面的法律、法规、标准、规范。

2. **制定评价方案**　在掌握相应资料的基础上进行初步工程分析,筛选重点评价因子,确定评价单元,编制出预评价方案。

3. **工程分析**　应用生产工艺、职业卫生和卫生工程等知识和技术,认真分析和明确预评价项目的工程技术特点。通过工程分析,明确拟建项目概况、生产过程中的原料与产品的名称和用(产)量、岗位设置及人员数量、总平面布置及竖向布置、生产工艺流程和设备布局、建筑卫生学、建设施工工艺和设备安装调试过程等内容,并初步识别生产工艺过程、劳动过程、生产环境及建设期可能存在的职业病危害因素及其来源、特点与分布。对于改建、扩建建设项目和技术引进、技术改造项目,工程分析还应明确工程利旧情况。

4. **实施预评价**　对建设项目进行预评价的核心内容包括对建设项目可能产生的职业病危害因素对工作场所和劳动者健康的危害程度进行分析和评价;对拟采取的职业病防护设施的预期效果进行评价;对存在的职业卫生问题提出有效的防护对策。

当建设项目可行性研究等技术资料不能满足评价需求时,应当根据建设项目职业病危害的特点,进一步收集有关资料,进行职业卫生类比调查,可采用检查表法、类比法与定量分级法相结合的原则进行定性和定量评价。

(1)收集资料:建设项目的可行性研究报告、立项批复文件、区域位置图、总平面布置图以及相关设计图纸。对扩建、改建和技术改造建设项目应收集扩建、改建和技术改造前运行期间的职业病危害监测、健康监护、职业病危害因素种类等资料。

(2)类比调查:对新建建设项目,应选择生产工艺相同或相近、生产规模相近的生产企业进行类比调查,主要内容包括:类比企业与拟建项目的可比性分析;类比企业产生的职业病危害因素及其存在的作业岗位、接触人员、接触时间、接触频度等;类比企业职业病防护设施设置及运行维护状况;类比企业个体防护用品的配备与使用情况;类比企业应急救援设施设置等。尽可能收集类比企业主要职业病危害因素的最新检测资料,分析明确其职业病危害因素的来源、分布及其浓度(强度)等。收集的检测资料的质量、检测种类和范围应符合要求,引用时应注明检测报告来源。没有可收集的检测资料时,应制定检测方案,并对类比企业进行现场检测。

(3)职业危害因素定性、定量分析和评价:根据拟评价的建设项目职业病危害特点,采用检查表法、类比法与定量分级法相结合原则,进行定性和定量综合评价。

1)职业病危害因素识别与评价:按照划分的评价单元,在工程分析和类比调查的基础上,识别拟建项目在建设期和建成投入生产或使用后可能存在的职业病危害因素,确定职业病危害因素存在的作业岗位、接触人员、接触时间、接触频度、可能对人体健康产生的影响及导致的职业病等。在有条件的情况下,给出无防护措施时各个接触职业病危害因素作业岗位的预期浓度(强度)范围。

2)职业病防护设施分析与评价:按照划分的评价单元,根据类比检测结果以及可行性研究报告中提出的职业病防护设施设置状况,分析拟建项目在建设期和建成投入生产或使用后各个接触职业病危害因素作业岗位的职业病危害因素预期浓度(强度)范围,评价拟设置的职业病防护设施的合理性与符合性。对于没有类比检测数据的职业病危害因素,可根据各种定性定量分析方法来推测其职业病危害因素的预期浓度(强度)范围并评价。当类比检测或分析推测作业岗位职业病危害因素的预期浓度(强度)范围超过 GBZ 2 或其他标准规定的限值时,应分析超标原因。

3)个体防护用品分析与评价:按照划分的评价单元,根据拟建项目在建设期和建成投入生产或使用后的作业岗位环境状况、职业病危害因素特点、类比检测或分析推测结果以及 GB/T 11651、GB/T 18664 等相关职业卫生法规标准要求,分析可行性研究报告中提出的个体防护用品配备状况,预测在可研条件下各个主要职业病危害因素的接触水平,评价拟配备的个体防护用品的合理性与符合性。

4)应急救援设施分析与评价:按照划分的评价单元,分析拟建项目在建设期和建成投入生产或使用后可能发生急性职业病危害的工作场所以及可行性研究报告中提出的应急救援设施的设置状况,根据该工作场所导致急性职业病危害的特点、可能发生暴露的状况以及相关职业卫生法规标准要求等,评价拟设置应急救援设施的合理性与符合性。

5)总体布局分析与评价:根据工程分析以及职业病危害因素识别与评价的结果,分析可行性研究报告中提出的总体布局情况,并对照 GB 50187、GB/T 12801 及 GBZ 1 等相关职业卫生法规标准要求,评价总体布局的符合性。

6)生产工艺及设备布局分析与评价:根据工程分析以及职业病危害因素识别与评价的结果,分析可行性研究报告中提出的生产工艺及设备布局情况,并对照 GB 5083 及 GB/T 12801 等相关职业卫生法规标准要求,评价生产工艺及设备布局的符合性,对于改扩建项目还应考虑与既有设备的交互影响。

7)建筑卫生学评价:根据工程分析以及职业病危害因素识别与评价的结果,分析可行性研究报告中提出的建筑卫生学状况,并对照 GB/T 12801 及 GBZ 1 等相关职业卫生法规标准要求,评价建筑卫生学的符合性。

8)辅助用室分析与评价:根据职业病危害因素的识别与评价,确定不同车间的车间卫生特征等级,分析可行性研究报告中提出的辅助用室设置情况,并对照 GBZ 1 等相关职业卫生法规标准要求,评价工作场所办公室、卫生用室(浴室、更/存衣室、盥洗室、洗衣房等)、生活用室(休息室、食堂、厕所等)、妇女卫生室等辅助用室设置的符合性。

9)职业卫生管理分析与评价:分析拟建项目可行性研究报告中提出的职业卫生管理机构设置与人员配置、职业卫生培训、职业病危害因素检测、职业健康监护、警示标识设置、职业卫生管理制度和操作规程等内容,根据相关职业卫生法规标准要求,评价拟采取职业卫生管理措施的符合性。

10)职业卫生专项投资分析与评价:分析拟建项目可行性研究报告提出的职业卫生专项投资概算,评价其是否满足职业卫生"三同时"及建设等的预算需求。

5. 预评价报告编制 此阶段完成汇总、分析各类资料、数据;作出评价结论,完成预评价报告。应按照规定格式编写建设项目预评价报告,建设项目职业病危害预评价主报告应全面、概括地反映拟建项目预评价工作的结论性内容与结果,应用语规范、表述简洁,并单独成册。

建设项目职业病危害预评价主报告的章节与内容组成如下：

(1)建设项目概况：包括拟建项目名称、拟建地点、建设单位、项目组成及主要工程内容、岗位设置及人员数量等。对于改建、扩建建设项目和技术引进、技术改造项目，还应阐述建设单位的职业卫生管理基本情况以及工程利旧情况。

(2)职业病危害因素及其防护措施评价：概括拟建项目可能产生的职业病危害因素及其存在的作业岗位、接触人员、接触时间、接触频度，可能对人体健康产生的影响及导致的职业病等。针对可能存在的职业病危害因素，给出拟设置的职业病防护设施及其合理性与符合性结论；针对可能接触职业病危害的作业岗位，给出拟配备的个体防护用品及其合理性与符合性结论；针对可能发生急性职业病危害的工作场所，给出拟设置的应急救援设施及其合理性与符合性结论；按照划分的评价单元，针对可能接触职业病危害的作业岗位，给出在可研条件下各个主要职业病危害因素的预期浓度(强度)范围和接触水平及其评价结论。

(3)综合性评价：给出拟建项目拟采取的总体布局、生产工艺及设备布局、建筑卫生学、辅助用室、职业卫生管理、职业卫生专项投资等符合性的结论，列出其中的不符合项。

(4)职业病防护补充措施及建议：提出控制职业病危害的具体补充措施；给出拟建项目建设施工和设备安装调试过程的职业卫生管理措施及建议。

(5)评价结论：确定拟建项目的职业病危害风险类别；给出拟建项目在采取了预评价报告所提防护措施后，各主要接触职业病危害作业岗位的职业病危害因素预期浓度(强度)范围和接触水平，明确其是否能满足国家和地方对职业病防治方面法律、法规、标准的要求。

二、职业病防护设施设计专篇

《中华人民共和国职业病防治法》第十八条明确规定：建设项目的职业病防护设施所需费用应当纳入建设项目工程预算，并与主体工程同时设计，同时施工，同时投入生产和使用。建设项目的职业病防护设施设计应当符合国家职业卫生标准和卫生要求。

(一) 概念

产生或可能产生职业病危害的建设项目，在初步设计(含基础设计)阶段，由建设单位委托具有资质的设计单位对该项目依据国家职业卫生相关法律、法规、规范和标准,针对建设项目施工过程和生产过程中产生或可能产生的职业病危害因素采取的各种防护措施及其预期效果编制的专项报告。

(二) 设计依据和范围

1. 职业病防护设施设计专篇设计依据

(1)法律、法规、规章:我国现行的职业病防治有关的法律、法规、部门规章、规范性文件等。

(2)规范、标准:我国有关职业病防治和防护设施设计的标准、规范。

(3)基础依据:建设项目审批、核准、备案等立项文件,可行性研究报告,职业病危害预评价报告及其审核(备案)批复,初步设计等。

(4)其他依据:建设项目有关的支持性文件、国内外文献资料及与评价工作有关的其他资料。

2. 设计范围 依据职业卫生法律、法规、标准和技术规范等要求,针对建设项目建设施工、设备安装调试过程以及建成投入生产或使用后可能产生的职业病危害因素,对应采取的职业病防护设施、职业卫生管理措施等进行设计,并对其预期效果进行评价。设计范围应包括建设项目可能产生职业病危害因素的各主要生产设施、公用工程及辅助设施。

(三) 设计内容

根据建设项目可能产生的职业病危害因素,对应采取的防尘、防毒、防暑、防寒、降噪、减振、防辐射等防护设施的设备选型、设置场所和相关技术参数等内容进行设计;另外还包括与之相关的防控措施,如总平面布置、生产工艺及设备布局、建筑卫生学、辅助卫生设施、应急救援设施等的设计方案,并对职业病防护设施投资进行预算,最后对职业病防护设施的预期效果进行评价。

(四) 设计过程

1. 资料收集 在充分调查研究设计对象和范围等相关情况后,收集、整理职业病防护设施设计所需要的各种文件、资料和数据。

2. 工程分析 对建设项目的工程概况、主要工程内容、总平面布置、生产工艺与设备布局、生产过程中的原料与产品的名称和用(产)量、岗位设置与人员数量、作业内容与方法、建筑卫生学,建筑施工工艺和设备安装调试过程等进行分析。

3. 职业病危害因素分析及危害程度预测

1)分析说明建设项目建设期或建成投入生产或使用后可能产生的职业病危害因素的种类、来源、特点及分布。

2)分析接触职业病危害因素的作业人员情况,包括接触职业病危害因素的种类、接触人数、接触时间与接触频度等。

3)根据职业病危害因素对人体健康的影响及可能导致的职业病,分析其潜在危害性和发生职业病的危险程度。

4. 职业病防护设施设计

1)构(建)筑物设计:根据 GB 12801、GB 50187、GB 50019、GB/T 50033、GB 50034、GB 50073、GBZ 1 等相关标准和规范,对建设项目的总平面布置、竖向布置和建(构)筑物进行设计。①总平面布置应在考虑减少相互影响的基础上,重点对功能分区和存在职业病危害因素工作场所的布置进行设计;②竖向布置重点对放散大量热量或有害物质的厂房布置、噪声与振动较大的生产设备安装布置和含有挥发性气体、蒸气的各类管道合理布置等进行设计;③建(构)筑物重点对建筑结构、采暖、通风、空气调节、采光照明、微小气候等建筑卫生学进行设计,包括建(构)筑物朝向;以自然通风为主的车间天窗设计,高温、热加工、有特殊要求(如产生粉尘、有毒物质、酸碱等工作场所)和人员较多的建(构)筑物设计;厂房降噪和减振设计;车间办公室布置以及空调厂房、洁净厂房设计、生产卫生室(存衣室、盥洗室、洗衣房)、生活卫生室(休息室、食堂、厕所)设计等。

2)防护设施设计及其防控性能:对建设项目建设期和建成投入生产或使用后拟采取的防尘、防毒、防暑、防寒、降噪、减振、防非电离辐射与电离辐射等职业病防护设施的名称、规格、型号、数量、分布及防控性能进行分析和设计,并提出保证职业病防护设施防控性能的管理措施和建议。详细列出所设计的全部职业病防护设施,并说明每个防护设施符合或者高于国家现行有关法律、法规和部门规章及标准的具体条款,或者借鉴国内外同类建设项目所采取的防护设施的出处。

3)应急救援设施:对建设项目建设期和建成投入生产或使用后可能发生的急性职业病危害事故进行分析,对建设项目应配备的事故通风装置、应急救援装置、急救用品、急救场所、冲洗设备、泄险区、撤离通道、报警装置等进行设计。

4)职业病防治管理措施:包括建设单位拟设置或指定职业卫生管理机构或者组织、拟配备专职或兼职的职业卫生管理人员情况;拟制定职业卫生管理方针、计划、目标、制度;职业病危害因素日常监测、定期检测评价、职业病危害防护措施、职业健康监护等方面拟采取的措施;其他依法拟采取的职业病防治管理措施。

5）辅助卫生设施：根据建设项目特点、实际需要和使用方便的原则，进行辅助卫生设施设计，包括工作场所办公室、卫生用室（浴室、更/存衣室、盥洗室以及在特殊作业、工种或岗位设置的洗衣室）、生活卫生室（休息室、就餐场所、厕所）、妇女卫生室等，辅助卫生设施的设计应符合GBZ 1的有关要求。

6）预评价报告补充措施及建议的采纳情况说明：对职业病危害预评价报告中职业病危害控制措施及建议的采纳情况进行说明，对于未采纳的措施和建议，应当说明理由。

7）职业病防护设施投资概算：依据建设单位提供的有关数据资料，对建设项目为实施职业病危害治理所需的装置、设备、工程设施、应急救援用品、个体防护用品等费用进行估算。

5. 预期效果评价　预测建设项目在采取了设计专篇中各种防护措施的前提下，各作业岗位职业病危害因素预期浓度（强度）范围和接触水平，评价其在建设期和建成投入生产或使用后是否满足职业病防治方面法律、法规、标准的要求。

（五）职业病防护设施设计专篇编制

汇总获取的各种资料、数据，完成建设项目职业病防护设施设计专篇主报告与资料性附件的编制。职业病防护设施设计专篇主报告应全面、概括地反映设计的内容与结果，应用语规范，表达简洁，并单独成册。资料性附件应包括设计依据、工程分析、生产工艺分析、职业病危害因素分析、数据计算过程、预评价报告对策措施及建议的采纳情况说明等原始记录和技术性过程等内容。

建设项目职业病防护设施设计专篇主报告章节和内容组成如下：

1. 建设项目概况　包括建设项目名称、建设地点、建设单位、主要工程内容、岗位设置及人员数量、总平面布置及竖向布置、主要技术方案及生产工艺流程、辅建（构）筑物及建筑卫生学等。对在建设期和建成投入生产或使用后可能产生职业病危害因素的工作场所工艺设备、原辅材料等重点描述。

2. 职业病危害因素分析及危害程度预测　包括建设项目在建设期和建成投入生产或使用后可能产生的职业病危害因素的种类、来源、特点、分布、接触人数、接触时间、接触频度、预期浓度（强度）范围、潜在危害性、发生职业病的危险程度分析和主要职业病危害因素分布图。

3. 职业病防护设施设计　根据设计所依据的法律、法规、标准和技术规范等,对建设项目应采取的建(构)筑物、职业病防护设施、应急救援设施、职业病防治管理措施、辅助卫生设施等相关防控措施进行设计,并对职业病防护设施投资进行预算。

4. 预期效果评价　结合现有同类建设项目职业病危害因素的检测数据、运行管理经验,对所提出的各项防护措施的预期效果进行评价,预测建设项目在采取了设计专篇中的各种防护措施的前提下,各作业岗位职业病危害因素浓度(强度)范围和接触水平,评价其在建设期或建成投入生产或使用后是否满足职业病防治方面法律、法规、标准的要求。

三、职业病危害控制效果评价

《中华人民共和国职业病防治法》第十八条明确规定建设项目在竣工验收前,建设单位应当进行职业病危害控制效果评价。针对不同建设项目的特征,提出职业病危害的关键控制点和防护的特殊要求,评价建设项目职业病危害防护措施及其效果,为建设项目职业病防护设施竣工验收提供科学依据,同时也为建设单位职业病防治的日常管理提供依据。

(一) 概念

依照国家职业卫生方面的法律、法规、标准、规范的要求,在建设项目完工后、竣工验收前,对工作场所职业病危害因素及其接触水平、职业病防护设施与措施及其效果等作出的综合评价。

(二) 评价依据和范围

评价依据法律、法规、规章、规范、标准与预评价相似;基础依据主要包括政府监管部门审核、审查文件、建设项目设计及试运行情况的有关资料、建设项目职业病危害预评价报告书和职业病防护设施设计专篇以及职业卫生调查、职业卫生检测和健康监护资料等。评价范围以建设项目实施的工程内容为准。

(三) 评价程序与内容

职业病危害控制效果评价的程序与预评价的程序相类似。评价内容主要包括收集资料与初步现场调查、制定控制效果评价方案、实施控制效果评价以及编制控制效果评价报告等。

1. 收集资料与初步现场调查　建设项目职业病危害控制效果评价应对项目的试运行情况进行初步现场调查,并收集建设项目的批准文件和技术资料(包括职业病危害预评价的报告等),还应熟悉、严格掌握国家、地方、行业有关职业卫生方面的法律、法规、标准、规范。

2. 制定控制效果评价方案　评价单位依据建设项目可行性论证预评价报告内容和工程建设及试运行情况,在对收集的有关资料进行研读与初步现场调查的基础上,编制竣工验收前职业病危害控制效果评价方案。

3. 实施控制效果评价　是对建设项目生产或使用过程中产生的职业病危害因素对工作场所和劳动者健康的危害程度进行分析和评价;对采取的职业病防护设施的控制效果进行评价;对存在的职业卫生问题提出有效的防护对策。实施过程中,评价机构必须对建设项目进行职业卫生现场调查和现场检测。

(1)职业卫生现场调查:评价单位在接受评价委托后进行职业卫生学现场调查,主要包括以下方面。

1)建设项目概况调查:主要调查建设项目规模、地点、主要工程内容、"三同时"执行情况及试运行情况等。

2)职业病危害因素调查:调查生产工艺过程、生产环境和劳动过程中存在的职业病危害因素,并开展工时调查(或工作日调查)以及职业病危害作业的相关情况调查等。

3)职业病危害因素监测情况调查:调查建设项目主要职业病危害因素的在线监测设施、日常监测制度和各种数据记录等。

4)职业病防护设施与应急救援设施调查:针对生产工艺过程、生产环境和劳动过程中存在的职业病危害因素及其来源与分布,调查各类职业病防护设施的种类、数量设置地点及运行维护状况等;针对生产工艺过程、生产环境和劳动过程中存在的可导致急性职业病危害的职业病危害因素及其特点、可能发生泄漏(逸出)或聚积的工作场所,调查各类应急救援设施的种类、数量、设置地点及运行维护状况等。

5)个体防护用品调查:结合各接触职业病危害因素的作业岗位及其相关工作地点的环境状况、职业病危害因素的特点、作业人员实际接触状况等,调查各接触职业病危害因素的作业岗位所配备的个体防护用品的种类、数量、性能参数、适用条件以及使用管理制度的执行情况等。

6)建筑卫生学调查:调查建筑结构、采暖、通风、空气调节、采光照明、微小气候等建筑卫生学情况。

7)辅助用室调查:调查工作场所办公室、卫生用室(浴室、更/存衣室、盥洗室、洗衣房等)、生活室(休息室、食堂、厕所等)、妇女卫生室等辅助用室的设置及使用情况。

8)职业卫生管理情况调查:调查职业卫生管理组织机构设置及人员配置情况、职业病防治计划与实施方案及执行情况、职业卫生管理制度与操作规程及执行情况、职业病危害因素定期检测制度及执行情况、职业病危害告知情况、职业卫生培训情况、职业健康监护制度及执行情况、职业病危害事故应急救援预案及演练情况、职业病危害警示标识及中文警示说明设置情况、职业病危害申报情况、职业卫生档案管理和职业病危害防治经费等内容。

9)职业健康监护情况调查:调查职业健康检查的实施范围与种类、职业健康监护档案的建立与管理,以及职业禁忌证和职业病患者的安置情况。

(2)职业卫生检测

1)职业病危害因素检测:开展职业病危害因素现场检测,并结合接触职业病危害因素的作业岗位、接触人员、接触时间、接触频度及作业方式,按照划分的评价单元整理和分析职业病危害因素检测结果。

2)职业病防护设施检测:在设备满负荷或正常运行情况下对职业病防护设施进行现场检测,并按照划分的评价单元,整理和分析各类职业病防护设施性能参数的检测结果。

3)建筑卫生学检测:开展建筑卫生学现场检测,并按相关要求整理和分析检测结果。

(3)职业病危害评价

1)职业病防护设施评价:按照划分的评价单元,根据职业病危害因素现场检测、职业病防护设施调查和检测、建筑卫生学调查和检测、辅助用室调查及职业健康监护调查等结果,对照 GB/T 16758 等相关职业卫生法规标准要求,评价职业病防护设施设置的合理性与有效性。应核实分析所设置的职业病防护设施是否存在不足,并提出针对性的防护设施改进建议。对于建设单位已经按措施建议完成的整改,应进行复核。

2)职业病危害因素评价:按照划分的评价单元,结合接触职业病危害因素的作业岗位、接触人员、接触时间与接触频度,根据职业病危害因素的监测、检测结果和个体防护用品调查结果,对照 GBZ 2 等标准,评价职业病危害因素接触水平的符合性。作业人员接触职业病危害因素的浓度(强度)超过 GBZ 2 或其他标准规定的限值时,应分析超标原因,并提出针对性的控制措施建议。对于建设单位已经按措施建议完成的整改,应进行复核。

3)职业卫生管理评价:根据职业卫生管理情况的调查结果,对照相关职业卫生法规标准要求,评价建设项目在建设期和建成投入生产或使用后的职业卫生管理机构设置及人员配置、职业病危害因素的检测及日常监测、职业健康监护等各项职业卫生管理制度的内容及执行情况的符合性。

4）职业健康监护评价：根据职业健康监护调查结果和职业病危害因素调查结果，对照相关职业卫生法规标准要求，对建设单位（包括外委作业人员）的职业健康监护制度内容及落实情况、职业健康监护结果等进行分析与评价。

5）事故预防和应急措施分析：根据可能发生的急性职业病危害事故，分析建设项目设置的事故预防和应急设施及措施是否具备针对性、可行性，是否满足要求。

6）正常生产后建设项目职业病防治效果预期分析：根据各种工程控制、职业病防护设施及措施、管理制度设置及运行情况，结合职业病危害因素检测和监测结果，对正常生产后建设项目的职业病防治效果进行预期分析与评价。

（4）提出措施建议：在对建设项目全面分析、评价的基础上，针对试运行阶段存在的不足，从职业卫生管理、职业病防护设施、个体防护、职业健康监护、应急救援等方面，提出控制职业病危害的具体补充措施与建议。对于建设单位已经按措施建议完成的整改，应进行复核。

（5）给出评价结论：在全面分析评价工作的基础上，总结建设项目职业病危害的关键控制点，明确建设项目的职业病危害风险类别；给出主要职业病危害因素及其接触水平、职业病防护设施、职业卫生管理等各分项评价结论，明确建设项目当前是否能够满足国家和地方对职业病防治方面法律、法规、标准的要求；明确建设项目在将来正常生产过程中，采取了控制效果评价报告所提措施和建议的情况下，能否符合国家和地方对职业病防治方面法律、法规、标准的要求。

4．编制控制效果评价报告书　汇总获取的各种资料、数据，完成建设项目职业病危害控制效果评价报告与资料性附件的编制。建设项目职业病危害控制效果评价主报告应全面、概括地反映建设项目控制效果评价工作的结论性内容，应用语规范、表述简洁，并单独成册。

建设项目职业病危害控制效果评价主报告的章节与内容组成如下：

1）建设项目概况：包括建设项目名称、规模、建设地点、建设单位、主要工程内容、试运行情况、职业病防护设施设计执行情况及建设施工和设备安装调试过程等，并划分评价单元。

2）职业病危害评价：按照划分的评价单元，针对职业病危害因素的来源、特点及分布,给出所设置的职业病防护设施及其合理性与有效性评价结论;针对各接触职业病危害因素的作业岗位,给出所配备的个体防护用品及其符合性与有效性评价结论;针对接触职业病危害因素的作业岗位、接触人员、接触时间与接触频度等,给出各主要职业病危害因素的接触水平及其符合性评价结论;针对可能发生急性职业病危害的工作场所,给出所设置的应急救援设施及其合理性与符合性评价结论。给出建设项目所采取的总体布局、生产工艺及设备布局、建筑卫生学、辅助用室、应急救援措施、职业卫生管理、职业健康监护等符合性评价的结论,并列出其中的不符合项。

3)职业病防护补充措施及建议:针对建设项目试运行阶段存在的不足,提出控制职业病危害的具体补充对策措施。职业病防护设施方面应尽可能明确其设置地点、设施种类、技术要求等内容,职业卫生管理方面应说明各类制度的具体内容、执行要求等措施,以便建设单位进行整改,并描述建设单位整改情况。

4)评价结论:明确建设项目的职业病危害风险类别;明确建设项目当前是否满足国家和地方对职业病防治方面法律、法规、标准的要求;正常生产过程中,采取了控制效果评价报告所提对策措施和建议的情况下,能否符合国家和地方对职业病防治方面法律、法规、标准的要求。

第三节 职业病危害现状评价

《中华人民共和国职业病防治法》第二十六条明确规定用人单位应当按照国务院卫生行政部门的规定,定期对工作场所进行职业病危害因素检测、评价。贯彻落实国家有关职业卫生的法律、法规、规章和标准,用人单位在正常生产运行阶段定期开展职业病危害现状评价,明确用人单位生产经营活动过程中的职业病危害因素种类及其危害程度,以及职业病防护设施和职业卫生管理措施的效果等,同时也为用人单位职业病防治的日常管理以及政府监管部门对用人单位职业卫生实施监督管理提供科学依据。

一、概念

依照国家职业卫生方面的法律、法规、标准、规范的要求,对用人单位工作场所职业病危害因素及其接触水平、职业病防护设施及其他职业病防护措施与效果、职业病危害因素对劳动者的健康影响情况等进行的综合评价。

二、评价程序

一般包括前期准备、评价实施、报告书编制、报告书评审四个阶段。

三、评价内容

《工作场所职业卫生监督监管规定》职业病危害严重的用人单位,应当委托具有相应资质的职业卫生技术服务机构,每3年至少进行1次职业病危害现状评价;使用或产生高毒物质的作业场所应按照《使用有毒物品作业场所劳动保护条例》要求,每年至少进行1次职业病危害现状评价。评价范围应包括用人单位参与生产的全部工程内容,主要针对用人单位在生产经营过程中产生的职业病危害因素种类及分布,正常生产期间劳动者的职业病危害暴露情况和接触水平及其对劳动者健康的影响程度,用人单位采取的职业病危害防护措施及效果,职业健康监护及管理等情况进行评价。

四、评价方法

根据用人单位职业病危害特点,采用职业卫生调查、职业卫生检测、职业健康检查、检查表分析、职业病危害作业分级等方法,对用人单位正常生产期间存在职业病危害暴露的劳动者的职业病危害因素接触水平、职业病防护设施效果以及职业卫生管理措施进行综合分析、定性和定量评价。

五、评价报告书

编制作业场所职业病危害现状评价报告书应当用语规范、内容针对性强、重点突出、条理清楚、结论明确、建议可行,应当包括以下主要内容。

1. 总论　主要包括评价目的、评价依据、评价范围、评价内容、评价单元、评价方法、评价程序、质量控制等。

2. 用人单位概况　概述用人单位及作业场所的基本情况,包括用人单位基本情况介绍、地理位置及主要自然环境概况、原辅料及产品、岗位定员及工作制度等。

(1)用人单位基本情况:包括用人单位成立时间、地址、投产运行时间、生产运行状况等基本情况。

(2)地理位置及主要自然环境概况:应包括用人单位所在地全年和夏季的风向玫瑰图。

（3）原、辅材料及产品：包括生产过程中使用原料、辅料，以及产品、中间产品、联产品、副产品的名称形态、储存和运输方式、年使用量或产量，以及化学品的组成成分等内容。

（4）岗位定员及工作制度：主要包括劳动岗位、班次、劳动者人数、性别、工作内容、作业方式等。

3. 总体布局　对用人单位包括工作场所和生活场所的位置、有害工作场所和无害工作场所的位置、产生和/或存在高毒物质工作场所的位置、总体布局是否发生变化等进行描述并评价。

4. 生产工艺和设备布局　包括生产工艺及其是否发生变化、存在职业病危害的工序和设备情况等。宜用框图或简图的形式对生产工艺进行描述，列出设备明细表，并用示意图描述设备布局情况并对用人单位设备布局进行评价。

5. 建筑卫生学　对包括建筑结构、采暖、通风、空气调节、采光照明、微小气候等建筑卫生学情况进行描述、检测和评价。

6. 职业病危害因素

（1）职业病危害因素辨识：明确各岗位职业病危害因素的种类，并描述存在职业病危害暴露劳动者的接触情况。

（2）职业病危害因素对人体健康的影响：结合 GBZ 188 分析职业病危害因素对人体健康的影响，明确职业病危害因素可导致的职业病名称和职业禁忌证种类，可能引起急性中毒的危害因素还应明确其应急救援措施。

（3）职业病危害因素检测结果与评价：对职业病危害因素检测过程进行描述；用简洁的文字、图表等方式对职业病危害因素检测结果进行描述，并评价。

7. 职业病防护设施与应急救援设施

（1）职业病防护设施和应急救援设施的设置情况：说明用人单位职业病防护设施和应急救援设施的设置情况。

（2）职业病防护设施的维护情况：对用人单位职业病防护设施和应急救援设施的维护情况进行客观描述。

（3）职业病防护设施和应急救援设施评价：结合职业病危害因素检测结果，综合分析职业病危害防护设施的合理性与有效性。

8. 职业健康监护　对包括职业健康监护管理和职业健康检查情况以及职业禁忌证、疑似职业病和职业病患者的处置情况等进行描述和评价。

9. 个人防护用品　对用人单位个人防护用品选用及佩戴情况进行描述

和评价。

10. 辅助用室　对用人单位工作场所办公室、生产卫生室(浴室、存衣室、盥洗室、洗衣房)、生活室(休息室、食堂、厕所)、妇女卫生室、医务室等辅助用室的设置及变更情况进行描述和评价。

11. 职业卫生管理　对用人单位职业卫生管理制度的完整性及执行、落实程度进行描述,并逐项进行评价。

12. 结论　对用人单位职业病危害现状及职业病危害防治现状进行逐项评价,并对用人单位职业病危害风险进行分类。

13. 建议　针对分项结论中存在的问题,从组织管理、工程技术、个人防护、应急救援等方面,有针对性地提出用人单位职业病防治日常管理工作的整改性、持续改进性和预防性等合理的、可行的对策措施,并对用人单位下一阶段应开展的评价或检测工作提出建议。

(杨曦伟)

第十五章
职业性有害因素的预防与控制

第一节　职业卫生的监督与管理

新中国成立以来,我国陆续制订并颁布了一系列劳动保护和职业卫生的法律、行政法规、规章、标准和指南,特别是近年相继颁布的《中华人民共和国职业病防治法》以及与之相配套的行政法规(《使用有毒物品作业场所劳动保护条例》《危险化学品安全管理条例》等)、规章(《职业病诊断与鉴定管理办法》《职业健康检查管理办法》《工作场所职业卫生监督管理规定》《职业病危害项目申报办法》《用人单位职业健康监护监督管理办法》《建设项目职业病防护设施"三同时"监督管理办法》等)、行政规范性文件(《职业病分类和目录》《职业病危害因素分类目录》《高毒物品目录》《建设项目职业病危害风险分类管理目录》等)和职业卫生标准(《工业企业设计卫生标准》《工作场所有害因素职业接触限值　第 1 部分:化学有害因素》)等保障了职业卫生监督任务的顺利执行。

一、职业病防治法

2001 年 10 月 27 日公布的《中华人民共和国职业病防治法》是 21 世纪我国颁布的第一部卫生单行法律,2002 年 5 月 1 日起正式实施。先后已经过全国人民代表大会常务委员会通过了四次修正,于 2011 年 12 月 31 日第一次修正,于 2016 年 7 月 2 日第二次修正,2017 年 11 月 4 日第三次修正,2018 年 12 月 29 日第四次修正。它是以保护广大劳动者健康权益为宗旨,规定了我国在预防、控制和消除职业病危害、防治职业病中的各种法律制度。

《中华人民共和国职业病防治法》确立了我国职业病防治工作坚持预防为主、防治结合的原则,建立用人单位负责、行政机关监管、行业自律、职工参与和社会监督的机制,实行分类管理、综合治理。明确了用人单位在职业病防治中的职责和义务,突出了劳动者健康权益的法律保护,规定了政府行政部门在职业病防治监管中的职责,以及职业卫生技术服务机构的职能和各法律关系主体违反《职业病防治法》的法律责任。并规定:"工会组织依法对职业病防治工作进行监督,维护劳动者的合法权益。"具体内容见培训教材《职业卫生监督实务》部分。

二、规章

(一)《工作场所职业卫生监督管理规定》

为加强职业卫生监督管理工作,强化用人单位职业病防治的主体责任,预防、控制职业病危害,保障劳动者健康和相关权益,根据《中华人民共和国职业病防治法》等法律、行政法规,制定了《工作场所职业卫生监督管理规定》。该办法规定职业病危害严重的用人单位,应当设置或者指定职业卫生管理机构或者组织,配备专职卫生管理人员。用人单位应当对劳动者进行上岗前的职业卫生培训和在岗期间的定期职业卫生培训,普及职业卫生知识,督促劳动者遵守职业病防治的法律、法规、规章、国家职业卫生标准和操作规程。并明确了用人单位违反相关行为时应承担的法律责任。

(二)《职业病危害项目申报办法》

该办法对职业病危害项目申报的主要内容、用人单位在何种情况下应申报职业病危害项目、受理申报的管理部门如何对用人单位的申报回应和监督管理等作出了规定。该办法规定,存在或者产生职业病危害项目的用人单位,应当按照《职业病防治法》及本办法的规定申报职业病危害项目,项目按《职业病危害因素分类目录》确定。煤矿职业病危害项目申报办法另行规定。

(三)《用人单位职业健康监护监督管理办法》

该办法对用人单位所承担的劳动者健康监护和职业健康监护档案管理的法定义务和劳动者享有的健康监护权益作出了明确规定,并明确了用人单位违反相关行为时应承担的法律责任。该办法规定职业健康检查包括:上岗前、在岗期间、离岗时和应急健康检查;职业健康监护档案内容应包括职业史、既往史、职业病危害接触史、相应作业场所职业病危害因素监测结果、职业健康检查结果及处理情况和职业病诊疗等劳动者健康资料。该办法规定劳动者有权查阅、复印其本人职业健康监护档案,在离开用人单位时,有权索取本人健康监护档案复印件,用人单位应当如实、无偿提供,并在所提供的复印件上签章。

(四)《职业病诊断与鉴定管理办法》

该办法明确规定了职业病诊断和鉴定应当遵循"科学、公正、公开、公平、及时和便民"的原则。依照《职业病防治法》,职业病的诊断应按该管理办法和国家职业病诊断标准进行,并符合法定程序方有法律效力。该办法对职业病诊断机构、职业病诊断医师的条件、职业病诊断基本原则、出具职业病诊断证明书以及职业病鉴定都有具体要求。该办法还对职业病诊断机构批准证书的复核、换发,职业病诊断机构的监督考核,用人单位和诊疗机构违反本办法的处罚做了详细规定。

职业卫生标准在下节单独介绍,其他法律法规内容见《职业卫生监督实务》部分。

(于素芳)

第二节　职业卫生标准

一、我国职业卫生标准体系

职业卫生标准是以保护劳动者健康为目的,对劳动条件各种卫生要求所作出的技术规定,可视作技术的尺度,它可被政府采用,成为实施职业卫生法规的技术规范,卫生监督和管理的法定依据。

自 2002 年《职业病防治法》实施以来,卫生行政部门、原安全生产行政部门等相关部门制定、修订并发布了一系列的职业卫生方面的国家标准,逐步建立了我国职业卫生标准体系。依据中华人民依据《中华人民共和国标准化法》规定,标准包括为国家标准、行业标准、地方标准、团体标准和企业标准等五个层次,我国职业卫生体系也包括这五个层次,见图 15-1。其中国家标准分为强制性标准和推荐性标准,行业标准与地方标准多为推荐性标准。

二、职业卫生国家标准

根据《国家职业卫生标准管理办法》,将职业卫生国家标准规定为九大类别:①职业卫生专业基础标准;②工作场所作业条件卫生标准;③工业毒物、生产性粉尘、物理因素职业接触限值;④职业病诊断标准;⑤职业照射放射防护标准;⑥职业防护用品卫生标准;⑦职业危害防护导则;⑧劳动生理卫生、工效

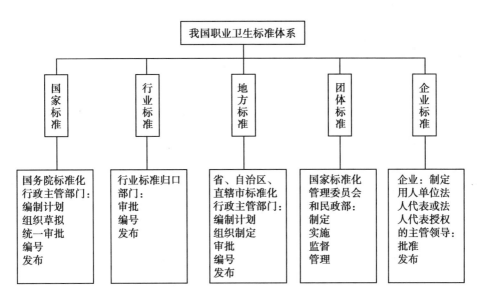

图 15-1　我国职业卫生标准体系

学标准;⑨职业性危害因素检测、检验方法。职业卫生国家标准按照效力分强制性和推荐性标准两大类,强制性标准是由法律规定必须遵照执行的标准,其代号为"GBZ",推荐性标准代号为"GBZ/T"。上述九类国家标准中第②~⑥五类为强制性标准,其他的为推荐性标准。各类职业卫生国家标准之间关系框架见图 15-2。

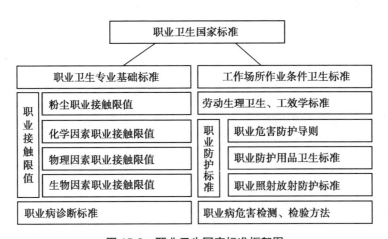

图 15-2　职业卫生国家标准框架图

以下对"工业企业设计卫生标准"和"工作场所有害因素职业接触限值标准"做简要介绍。

（一）工业企业设计卫生标准

工业企业设计卫生标准（GBZ1—2010）是根据《中华人民共和国职业病防治法》制定的。本标准是在《工业企业设计卫生标准》（GBZ1—2002）础上修订的，2010 年 1 月 22 日正式公布，自 2010 年 8 月 1 日起实施。本标准除个别语句明确表示为参照条款外，均为强制性条款。还详细规定了工业企业的选址与整体布局、防尘与防毒、防暑与防寒、防噪声与振动、防非电离辐射及电离辐射、辅助用室等方面的内容，以保证工业企业的设计符合卫生要求，更符合《职业病防治法》的精神，更具有操作性。

修订的标准适用于工业企业新建、改建、扩建和技术改造、技术引进等建设项目的卫生设计及职业病危害评价；事业单位和其他经济组织建设项目的卫生设计及职业病危害评价、建设项目施工期持续数年或施工规模较大、因各种特殊原因需要的临时性工业企业设计、以及工业园区的总体布局等可参照本标准执行。

（二）工作场所有害因素职业接触限值标准

职业接触限值是我国职业卫生标准中对于限值的一个总称。职业接触限值是为保护作业人员健康而规定的工作场所有害因素的接触限量值，它属于卫生标准的一个主要组成部分。

职业接触限值指劳动者在职业活动过程中长期反复接触某种或多种职业性有害因素，不会引起绝大多数接触者不良健康效应的容许接触水平。《工作场所有害因素职业接触限值》（GBZ 2—2002）在 2002 年开始发布实施。2007 年修订后将"GBZ 2"分成"GBZ2.1"和"GBZ 2.2"两部分。"GBZ 2.1"即《工作场所有害因素职业接触限值　第 1 部分：化学有害因素》（GBZ 2.1—2007），"GBZ 2.2"即《工作场所有害因素职业接触限值　第 2 部分：物理因素》（GBZ 2.2—2007）。2019 年又发布新修订的《工作场所有害因素职业接触限值　化学有害因素》（GBZ 2.1—2019）。GBZ 2.1—2019 制定工作场所空气中 358 种毒物、49 种粉尘、3 种生物因素的职业接触限值及接触 28 种化学因素的生物监测指标及职业接触生物限值；GBZ 2.2—2007 制定 9 项物理因素的职业接触限值。关于 358 种化学有害因素接触限值，其中 309 种规定时间加权平均容许浓度，119 种规定短时间接触容许浓度，56 种规定最高容许浓度；49 种粉尘制定 PC-TWA，其中 16 种粉尘制定了呼吸性粉尘的 PC-TWA；工作场所白僵蚕孢子、枯草杆菌蛋白酶及工业酶等生物因素规定容许浓度。

1. 化学有害因素的职业接触限值　工作场所空气中化学有害因素的职

业接触限值包括时间加权平均容许浓度、短时间接触容许浓度和最高容许浓度三类。在实施职业卫生监督检查,评价工作场所职业卫生状况或个人接触状况时,应正确运用这三种职业接触限值,并按照有关标准的规定,进行空气采样、监测,以期正确地评价工作场所有害因素的污染状况和劳动者接触水平。

(1)时间加权平均容许浓度(PC-TWA):以时间为权数规定的8h工作日、40h工作周的平均容许接触浓度。8h时间加权平均容许浓度(PC-TWA)是评价工作场所环境卫生状况和劳动者接触水平的主要指标。职业病危害控制效果评价,如建设项目竣工验收、定期危害评价、系统接触评估、因生产工艺、原材料、设备等发生改变需要对工作环境影响重新进行评价时,尤应着重进行TWA的检测、评价。PC-TWA的检测方法,参见《工作场所有害因素职业接触限值　第1部分:化学有害因素》(GBZ 2.1—2019)部分。

(2)短时间接触容许浓度(PC-STEL):在实际测得的8h工作日、40h工作周平均接触浓度遵守PC-TWA的前提下,容许劳动者短时间(15min)接触的加权平均浓度。短时间接触容许浓度只用于短时间接触较高浓度可导致刺激、窒息、中枢神经抑制等急性作用及其慢性不可逆性组织损伤的化学物质,旨在防止劳动者接触过高的波动浓度,避免引起刺激、急性作用或有害健康影响。PC-STEL是与PC-TWA相配套的短时间接触限值,可视为对PC-TWA的补充,也就是说即使当日的TWA符合要求时,短时间接触浓度也不应超过PC-STEL。对化学物质STEL和峰接触浓度采样要求和评价参见《工作场所有害因素职业接触限值　第1部分:化学有害因素》(GBZ 2.1—2019)。

(3)最高容许浓度(MAC):在一个工作日内、任何时间、工作地点的化学有害因素均不应超过的浓度。MAC主要是针对具有明显刺激、窒息或中枢神经系统抑制作用,可导致严重急性损害的化学物质而制定的不应超过的最高容许接触限值,即任何情况都不容许超过的限值。最高浓度的检测与结果评价参见《工作场所有害因素职业接触限值　第1部分:化学有害因素》(GBZ 2.1—2019)。

2. 物理性有害因素的职业接触限值　用于监督、监测工作场所及工作人员物理因素职业危害状况、生产装置泄漏情况,评价工作场所卫生状况的重要依据,目的在于保护劳动者免受物理性职业性有害因素危害,预防职业病。《工作场所有害因素职业接触限值　第2部分:物理因素》(GBZ 2.2)规定的接触限值为上限值,主要包括超高频辐射、高频电磁场、工频电场、微波、激光、紫外辐射、高温、噪声及手传振动 9 种物理因素的工作场所职业接触限值,涉及电场强度、功率密度、磁场强度、辐照度、摄氏度、声级、能量频率计权振动加速度等指标。

3. 生物监测指标职业接触生物限值 职业接触生物限值又称为"生物接触指数"或"生物限值",是针对劳动者生物材料中的化学物质或其代谢产物、或引起的生物效应等推荐的最高容许量值,也是评估生物监测结果的指导值。每周 5d 工作、每天 8h 接触,当生物监测值在其推荐值范围以内时,绝大多数的劳动者将不会受到不良的健康影响。它是衡量有毒物质接触程度或健康效应的一个尺度,属卫生标准范畴。新修订的《工作场所有害因素职业接触限值 第 1 部分:化学有害因素》(GBZ 2.1—2019)已颁布了 28 种毒物的生物接触限值。

4. 制定依据 我国职业接触限值一般是以下列资料为依据制定的。①有害物质的物理和化学特性资料;②动物实验和人体毒理学资料;③现场职业卫生学调查资料;④流行病学调查资料。

5. 制定原则 我国制定职业接触限值的原则,是"在保障健康的前提下,做到经济合理,技术可行",即安全性与可行性相结合。经济合理和技术可行均属于可行性问题。技术上的可行性指现有的技术发展水平能否达到;经济上的可行性则意味着执行该标准的工业企业在经济上是否负担得起。制定车间空气中有害物质接触限值,要围绕有害物质的接触水平(剂量、浓度)与反应关系这一核心问题。

三、职业卫生标准的应用

我国制订、颁布及实施职业卫生标准,目的是为了改善作业环境,保证工人健康。

在实际工作中应用职业卫生标准需注意以下方面:①职业卫生标准中接触限值是专业人员在控制工作场所有害因素实际工作中使用的技术尺度,是实施卫生监督的依据之一。②最新修订的"GBZ 2.1—2019"中还特别规定劳动者接触有害因素后应如何采取相应的控制措施。该职业卫生标准中依据劳动者实际接触化学有害因素的水平将劳动者的接触水平分为 5 级,基于不同的接触水平推荐了所需采取的控制措施和行动水平。这一规定进一步明确了职业卫生标准在实际工作中的应用。③职业卫生标准只是一种限量标准,应当尽量降低空气中有害物质的浓度,而不应以达到卫生标准为满足,也有别于立即危及生命或健康的浓度,认为空气中毒物浓度超过接触限值就应发出警报,采取紧急措施,疏散工作人员是不现实的,也是没有根据的。④职业接触是否超过卫生限值,不能作为职业病诊断的依据。⑤空气中同时存在数种毒物时,要依据它们之间联合作用的特点,采用不同的评价方法。

我国已颁布的接触限值数量还很有限,不能满足实际工作的需要。借用国外职业接触限值作为参考标准,对于实施职业卫生监督及监测工作有益。

(凤志慧)

第三节　职业卫生工程技术

为从根本上消除、减少或控制生产过程中产生或存在的粉尘、化学毒物、噪声与振动、辐射、高温等职业病危害因素而采取的工程技术措施称为职业卫生工程,或职业卫生工程技术。如果职业环境中存在的职业病危害因素不能首选消除/替代的办法予以清除,应该采取隔离、密闭、通风、除尘、空气调节等工程技术进行控制。职业卫生工程技术是从源头防治职业病,实现一级预防的重要手段之一。《中华人民共和国职业病防治法》第十八条规定:建设项目的职业病防护设施所需费用应当纳入建设项目工程预算,并与主体工程同时设计,同时施工,同时投入生产和使用。该规定将防护设施落实到设计、施工、生产和使用的各个环节,与主体工程有相同的要求。

一、隔离

当生产过程中不可避免存在职业病危害因素时,最好的控制措施是让工人完全与危害物质隔离控制职业病危害。隔离可以是物理隔离或时间隔离。

物理隔离就是将产生有害因素的工艺过程与其他无毒无害的工艺过程隔开,包括:①工业企业厂区生产区、非生产区、辅助生产区总平面布置分区明确;②使用联锁门或屏障防止人员进入存在有毒物质的区域;③放散不同有害物质的设备布置在多层建筑物内时,散发有害气体的生产过程应布置在建筑物的上层;④采用隔声罩、隔声室、隔声墙与隔声屏障等隔声设计将噪声控制在局部空间范围内;⑤采用建筑物加保温层、设备包裹热绝缘材料等隔热技术防暑降温。

时间隔离就是当物理隔离无法实现时,根据工作程序的时间顺序管理危害作业,以减少不同工种之间不必要的接触,如在机械铸造车间,将造型与熔炼、浇铸工序按时间顺序安排,熔炼、浇铸一般限制在晚上,降低了各工种有害因素的交叉接触。

二、密闭

密闭技术主要指通过采用储罐、管道、反应釜或搅拌釜、四周设置围挡等工程技术将生产工艺过程中产生的粉尘、烟、蒸气、噪声等有害因素有效控制。

示例以下几种情况:①中国石化的延迟焦化石油焦密闭除焦、输送及存储成套技术通过全流程的封闭式作业,对石油焦、除焦水及废气集中处理;②强噪声源采用密封型隔声罩;③在手套式操作箱或生物安全柜中处理传染源或者有毒物质;④在远程控制实验室中处理放射性同位素;⑤在气密系统中进行化学生产或多种消毒、熏蒸的作业。详细要求可参考《工作场所防止职业中毒卫生工程防护措施规范》(GBZ/T 194)和《工业企业噪声控制设计规范》(GB/T 50087)。

通常情况下,应用通风系统作为密闭系统的补充措施,如钢铁企业的氧气顶吹转炉四周设置围挡、挡火门、顶侧双吸密闭罩和炉下挡板,通过除尘系统负压风机的抽吸作用,将烟尘引到布袋除尘器系统净化后达标排放。

在使用密闭系统作业时,应关注如下几项:①设备定期检查、检修、维护,防止泄漏事故发生;②在可能发生泄漏的场所安装尘毒自动检测报警装置,对意外事故进行预警;③完善发生泄漏事故时的应急处置和救援准备工作,包括防护用品、应急救援设备的储备和应急救援预案的制定、演练等。

三、通风

通风就是通过人为或自然手段,使室内外空气发生交换。把局部地点或整个室内区域的空气污染物(包括火灾时的烟气)排到室外,成为排风(排烟);把新鲜空气或者处理后的空气送入室内,称为送风。为此而设置的管道和设备统称为通风系统。

工业通风是在工程上利用技术手段,合理地在组织气流,有效地控制或者消除生产过程中产生的粉尘、有毒有害气体、高温和高湿,创造适宜的工作环境,以达到保护劳动者身心健康为目的的技术措施。

通风方法的分类:根据通风系统的工作动力,可以分为自然通风和机械通风;根据房间通风的范围,可以分为全面通风、局部通风和混合通风;按通风目的可分为一般换气通风、热风供暖、排毒与除尘、事故通风、防护式通风、建筑防排烟等。

工作场所通风设计应符合《工业建筑供暖通风与空气调节设计规范》(GB 50019—2015),满足《排风罩的分类及技术条件》(GBZ/T 16758—2008)的要求。

(一)按通风系统的工作动力分类

1. 自然通风　依靠室外风力造成的风压或室内外空气的温差造成的热压,使室外新鲜空气进入室内,室内空气排到室外的通风方式为自然通风,前者称为风压作用下的自然通风,后者称为热压作用下的自然通风,如图 15-3 所示。

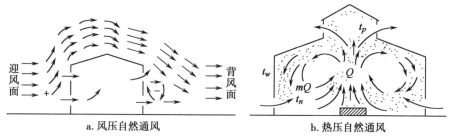

a. 风压自然通风　　　　　b. 热压自然通风

图 15-3　自然通风示意图

建筑中的自然通风往往是风压与热压共同作用的结果,只是各自作用的强度不同,对建筑整体自然通风的贡献不同。

自然通风主要有两大功能:一是消除工业厂房余热余湿,借以改善室内空气热环境(热舒适)状态;二是通风换气,借以改善室内空气质量状态(增加新风,排除各种有害气体等)。

自然通风不消耗机械动力,是一种经济的通风方式,主要用于冶炼、轧钢、铸造、锻压、机械制造、金属热处理等产生大量余热的车间。车间装设挡风天窗等设备后,可使自然通风换气次数达到 50~300 次 /h。由于自然通风易受室外气象条件的影响,特别是风力的作用很不稳定,所以自然通风主要在排除余热的全面通风中采用。某些热设备的局部排风也可以采用自然通风。

夏季自然通风用的进风口,其下缘距室内地面的高度不宜大于 1.2m;冬季自然通风用的进风口,当其下缘距室内地面的高度小于 4m 时,应采取防止冷风吹向工作地点的措施。

2. 机械通风　利用风机的动力来向室内送入空气或者排出空气。机械通风可根据不同要求提供动力,能对不同成分的空气进行加热、冷却、加湿、净化处理,并将相应设备通过风道网管连接起来组成完整的机械通风系统。利用机械通风可将室外新鲜空气按工作场所工艺布置特点分送到各个特定地点,并可按需分配空气量,对排出工作场所的废气可进行粉尘或有害气体的净化、回收,减少对大气环境的污染。一个典型的通风系统是由风机、风管、吸气口、排气口、空气处理设备等 5 个部分组成,其中风管、采气口与排气口是通风系统的基本构件。机械通风又可分为全面通风和局部通风两种(图 15-4)。

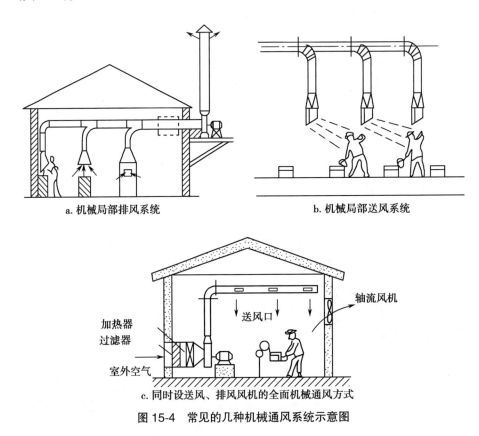

a. 机械局部排风系统　　　　　　　　b. 机械局部送风系统

c. 同时设送风、排风风机的全面机械通风方式

图 15-4　常见的几种机械通风系统示意图

(二) 根据房间通风的范围分类

1. 全面通风　在一个工作场所内全面地进行通风换气,用新鲜空气冲淡工作场所内污浊空气,以使整个工作场所内的空气环境符合卫生标准。全面通风一般适用于逸散状态为气体蒸气或呼吸性粉尘等易于流通的物质,少量的,无组织无规律释放的场合,污染物毒性不大,逸出点不靠近人员操作位;或由于生产条件限制不能采用局部通风,或者采用局部通风后,室内有害物的浓度仍然超过卫生标准的规定,可以采用全面通风。全面通风所需要的风量超

过局部通风量,相应的通风设备也比较庞大。全面通风又分为全面自然通风和全面机械通风。

全面机械通风系统有四种类型:

(1)全面排风系统:将车间的污浊空气,通过吸风口和管道由风机排出室外。全面排风系统主要由吸风口、管道、风机等组成。当采用全面排风消除余热、余湿或其他有害物质时,应分别从建筑物内温度最高、含湿量或有害物质浓度最大的区域排风。

《工业建筑供暖通风与空气调节设计规范》(GB 50019—2015)规定全面排风量的分配应符合下列要求:①当放散气体的相对密度小于或等于 0.75,视为比室内空气轻,或虽比室内空气重但建筑内放散的显热全年均能形成稳定的上升气流时,宜从房间上部区域排出;②当放散气体的相对密度大于 0.75,视为比空气重,且建筑内放散的显热不足以形成稳定的上升气流而沉积在下部区域时,宜从下部区域排出总排风量的 2/3、上部区域排出总排风量的 1/3;③当人员活动区有害气体与空气混合后的浓度未超过卫生标准,且混合后气体的相对密度与空气密度接近时,可只设上部或下部区域排风;④地面以上2m 以下应为下部区域。排除氢气与空气混合物时,建筑物全面排风系统室内吸风口上缘至顶棚平面或屋顶的距离应 ≤ 0.1m;因建筑构造形成的有爆炸危险气体排出的死角处应设置导流设施。

如果车间空气中有害物质浓度较低,可以不设系统式的排风系统,而在车间的侧墙上或屋顶上设置轴流式排风扇排风。

(2)全面送风系统:将室外的空气经过处理后,由管道及均匀布置的送风口送入室内。全面送风系统由百叶进风口、空气处理室、风管、风机和送风口组成。空气处理室可以对空气进行过滤、加热、冷却、加湿及减湿等处理,使送入房间内的空气参数达到一定的要求,主要应用于对进风的温度、湿度、洁净度有要求的房间。

《工业建筑供暖通风与空气调节设计规范》(GB 50019—2015)要求机械送风系统进风口的位置应符合下列规定:①应直接设置在室外空气较清洁的地点;②近距离内有排风口时,应低于排风口;③进风口的下缘距室外地坪不宜小于 2m,当设置在绿化地带时,不宜小于 1m;④应避免进风、排风短路。

(3)循环通风系统:将室内排出的空气经过处理后,再送入室内循环使用。为满足人员呼吸的需要,可从室外吸入 10%~30% 的新鲜空气,同时由室内排出同样多的污浊空气。循环通风系统包括百叶进风口、空气处理装置、风管、风机、室内送风口、回风排风口等。如果室内产生少量的有害物质,可将室内的回风经过净化装置净化,并达到卫生标准规定的浓度后,再送入室内循环使用。循环通风系统应用在需要对空气温度和湿度进行调节和有洁净度要求的空调房间。

(4)送风和排风系统:这种通风系统是对一个房间或数个房间同时设置送风系统和排风系统,分别进行送风和排风,多应用于多房间的集中式空调系统中。

热车间的自然通风也是全面通风的一种形式。

全面通风效果的好坏,在很大程度上取决于车间内气流组织是否合理,车间内的气流组织,靠设置在一定位置上的送风口和排风口来实现。按全面通风的原则,车间内送风口应设在有害物浓度较小的区域,排风口则应尽量布置在有害物产生源附近或有害物浓度最高区,以便最大限度地把有害物从车间内排出。在布置送、排风口时,应尽量使气流在整个车间内均匀分布,减少滞留区,避免有害物在死角处不断积聚。送风口和排风口的相互位置,一般有下送上排、上送下排及上送上排三种形式。

2. 局部通风(LEV)　在有害物产生地点直接把他们捕集起来,经过净化处理后排到室外,使工作地点不受有害物质的污染,或者向局部工作地点送风,造成良好的空气环境。LEV 系统通常由排气罩(捕捉和排除空气污染物)、管道(连接排气罩和净化系统)、通风机(在系统内推动空气流动)和排气烟囱(设在建筑物外面,用于排放经过净化的空气)。设置局部通风所需的投资比全面通风小,取得的效果也比全面通风好。如果污染物有固定排放位置,具有一定的毒害性或易燃易爆性质,较大颗粒的粉尘等情况,就适合采用局部通风。局部通风包括局部送风和局部排风两大类。

局部送风一般用于高温车间,当工作地点需要降温时,可用局部送风系统供应新鲜清洁空气。轴流风机、喷雾风扇、冷风机组均可作为局部通风设备。

局部排风又称“局部抽风”,是在有害物产生源处将其就地排走或控制在一定范围内,保证工作地点的卫生条件。局部排风系统在污染物产生地点直接进行捕集,因此需要的风量小,效果好,也是目前防尘、防毒、防暑降温最有效的方法。局部排风系统主要由吸尘罩、风道、除尘或净化设备和风机组成,局部排气罩将产生有毒气体或粉尘等设备整个或部分封闭起来,并与排风系统相连接。

同一车间,往往既需要设置局部送风系统,又需要设置局部排风系统。

3. 混合通风　局部通风和全面通风同时使用,称为混合通风。工艺操作产生的有害物由局部排风系统排走。因工艺要求,车间不能开窗进行无组织补充空气,故采用全面通风系统将经过过滤、加热或降温处理的空气送入车间。

四、通风除尘

除尘是指控制含尘气体,经过适当处理使其净化的过程。通风产生的含尘气体只有经除尘净化才能满足排放标准,在工业有害物治理中通风与除尘多数情况下都结合起来应用,简称"通风除尘"。

通风除尘是指利用通风的方法控制尘毒的散发,排出室内污染气体,送入新鲜空气,保持室内空气的新鲜度及洁净程度;利用除尘技术净化污染的气体,满足排放标准后排入大气,保证大气环境不受污染。通风除尘经常用于燃煤锅炉烟气、水泥窑炉尾气、钢铁冶炼烟尘、装卸与粉碎工艺颗粒物捕集与去除。

除尘系统是一种捕获和净化生产工艺过程中产生的粉尘的局部机械排风系统。一般有吸尘罩、风道、除尘器和风机组成。

(一) 除尘系统分类

根据生产工艺、设备布置、排风量大小和生产厂房条件,除尘系统分为以下三种形式。

1. 就地式除尘系统　把除尘器直接安放在生产设备附近,就地捕集和回收粉尘,基本上不需敷设或只设较短的除尘管道。如铸造车间混砂机的插入式袋式除尘器、直接坐落在风送料仓上的除尘机组和目前应用较多的各种小型除尘机组。这种系统布置紧凑、简单、维护管理方便。

2. 分散式除尘系统　当车间内排风点比较分散时,可对各排风点进行适当的组合,根据输送气体的性质及工作班次,把几个排风点合成一个系统。分散式除尘系统的除尘器和风机应尽量靠近产尘设备。优点:这种系统风管较短,布置简单,系统阻力容易平衡。缺点:由于除尘器分散布置,除尘器回收粉尘的处理较为麻烦。这种系统目前应用较多。

3. 集中式除尘系统　适用于扬尘点比较集中,有条件采用大型除尘设施的车间。优点:它可以把排风点全部集中于一个除尘系统,或者把几个除尘系统的除尘设备集中布置在一起。缺点:由于除尘设备集中维护管理,回收粉尘容易实现机械化处理。但是,这种系统管道长、复杂,阻力平衡困难,初投资大,因此,这种系统仅适用于少数大型工厂。

(二) 除尘系统设置原则

除了要遵守局部排风系统的设置原则,还应遵守下列原则:①除尘系统不宜过大,吸尘点不宜过多。通常为5~15个,不宜超过20个吸尘点。当吸尘点相距较远时,应分别设置除尘系统;②温湿度不同的含尘气体,当混合后可能导致风管内结露时,应分设除尘系统;③同时工作但粉尘种类不同的扬尘点,当工艺允许不同粉尘混合回收或粉尘无回收价值时,可合设一个系统;④在同一工序中如有多台并列协调,由于它们不一定同时工作,不宜划为同一系统。

(三) 除尘器

指利用各种物理方式从含尘气体中分离出尘粒,并加以收集的设备,是控制和治理粉尘的主要设备,有时也称作收尘器。

1. 除尘器分类　根据除尘机制不同,除尘器可分为以下几类:①沉降除尘器(亦称重力除尘器);②惯性除尘器;③旋风除尘器;④袋式除尘器(过滤除尘);⑤湿式除尘器;⑥静电除尘器。

在实际应用的一种除尘器中,常常同时利用几种除尘机制。例如卧式旋风水膜除尘器中,既有离心力的作用,又同时兼有冲击和洗涤的作用。为了提高除尘器效率,提高捕集微细粉尘的能力,目前已研制多种机制的除尘器,如静电强化旋风除尘器、静电强化袋式除尘器、静电强化湿式除尘器等。

袋式除尘器和静电除尘器是目前应用较广的高效除尘器,除尘效率可在95%以上;重力沉降室和惯性除尘器皆属于低效除尘器,除尘效率一般在50%~80%,一般只能作为多级除尘系统的初级除尘;旋风除尘器和其他湿式除尘器一般属于中效除尘器,效率在80%~95%。

2. 除尘器性能指标　除尘效率、阻力、处理风量这3项是除尘器的主要技术性能指标。在设计或选用除尘器的过程中还必须考虑除尘器设备费、运行费、占地面积及使用寿命等除尘器的主要经济性能指标。

(四) 吸尘罩

吸尘罩形式有多种,根据其作用原理分为密闭、外部罩。密闭罩是将尘源局部或全部密闭起来的吸尘罩,分为局部密闭罩、整体密闭罩、大容积密闭罩、排风柜;外部罩是将罩子设在尘源附近,依靠罩口外的吸气气流将尘源散发的粉尘吸入罩内,分为上吸罩、下吸罩、侧吸罩等。局部吸尘(气)罩必须遵循形式适宜、位置正确、风量适中、强度足够、检修方便的设计原则,罩口风速或控制点风速应足以将发生源产生的尘、毒吸入罩内,并不致把物料带走。

(五) 风管(风道)

风管指用来输送含尘空气的管道。在风道设计中,要注意以下几个方面:①首要问题是防爆、防火,其次是设计技术经济效益的防堵、防磨、防腐问题;②风管断面应采用圆形,风管最小直径应符合《工业建筑供暖通风与空气调节设计规范》(GB 50019—2015)下列要求:排风中含细矿尘、木材粉尘的风管直径不应小于80mm,排风中含较粗粉尘、木屑的风管直径不应小于100mm,排风中含粗粉尘、粗刨花的风管直径不应小于130mm;③应在除尘器的进出口处设测试孔,测量风量、风压、温度或进行取样,测试孔的位置应选在气流稳定的直管段;④风道宜垂直或倾斜敷设,风管与水平的夹角宜大于45°,水平敷设的管段不宜过长。如风管必须水平敷设时,应采取提高风速措施以防止粉尘沉降,并适当设置清扫口。

(六) 风机

风机推动空气沿着一定方向运动,是通风的基本动力。流量、压力、转速、功率及效率是表示风机性能的主要参数。风机通常分为离心式和轴流式风机两种。一般说,轴流式风机风量大、风压低,一般适用于全面通风及就地送风、降温;而离心式风机能产生较高的风压,用于阻力较大的通风系统。风机一般应布置在除尘器之后。

五、通风排毒

从有毒有害气体的净化回收来说,只有局部排风系统才能实现,而全面通风换气,则因有害、有毒气体被稀释扩散,无法集中,也就无法予以净化回收。工矿企业中常采用局部排风方式排出有毒有害气体。通风排毒是指利将工业生产中产生的有毒有害气体或蒸气在其发生源除控制、收集起来,不使其扩散到工作场所,并把有毒有害气体经净化处理后排放到工作场所以外。与通风除尘系统相似,典型局部通风排毒系统由排风罩(吸气罩)、风道、净化器、风机和排气筒组成。

(一) 吸气罩

把作业地点产生的有害、有毒气体吸至罩内。根据其作用原理分为密闭罩、柜式排风罩、外部罩、接受罩、吹吸罩等类型。吸气罩安装要求如下:①罩口风速或控制点风速应足以将发生源产生的有毒物质吸入罩内;②排毒罩口与有毒有害物质的发生源之间的距离应尽量靠近并加设围挡;③排毒罩口的形状和大小应与发生源的逸散区域和范围相适应;④罩口应迎着有毒有害物质气流的方向;⑤进风口与排风口位置必须保持一定的距离;⑥有毒有害物质被吸入排毒罩口的过程,不应通过操作者的呼吸带,排毒要求的控制风速在0.25~3m/s,常用风速为0.5~1.5m/s;⑦柜形排风罩内有热源存在时,应在排风罩上部排风。

(二)通风管道

排毒系统的风道设计与除尘系统相同,但其常采用矩形断面风道。划分系统时要考虑排送气体性质,若管道水雾凝结、积尘混合后存在引爆、燃烧等因素,应设单独通风系统且不得相互连通;管道风速采用8~12m/s;通过工作场所的排风管道必须保持负压。

(三)净化器

是指对生产过程中产生的有毒有害气体进行收集净化,使其排放浓度符合国家规定标准的设备。有害气体的净化方法有燃烧法、冷凝法、吸收法、吸附法、膜分离法、生物法等。通风排气中有害气体的净化,多采用吸收法和吸附法。

1. 吸收法　利用气体混合物中各组分在某种液体吸收剂中的溶解度不同,将其中溶解度最大的组分分离出来。对于通风排气而言,就是将有害气体或蒸气和空气的混合物与适当的液体接触,使有害气体或蒸气溶解于液体中,达到废气净化的目的。具有代表性的气液接触装置主要有填充塔、板式塔、喷淋塔、文丘里吸收器和喷射吸收器等形式。吸收过程分为物理吸收和化学吸收两种。物理吸收一般不伴有明显的化学反应,例如用水吸收气体混合物中的氨或吸收二氧化碳等。化学吸收过程则伴有明显的化学反应,例如用石灰水吸收二氧化硫、用碱液吸收二氧化碳等。化学吸收远比物理吸收复杂。

2. 吸附法　用多孔性的固体物质处理气体混合物,使其中所含的有害气体或蒸气被吸附于固体表面上,以达到净化的目的。能吸附有害气体或蒸气的固体物质称为吸附剂,被吸附的物质称为吸附质。处在相互作用中的吸附剂或吸附质总称为吸附体系。

吸附有物理吸附和化学吸附两种方式。合乎有害气体净化需要的吸附剂均具有多孔的结构,最常用的吸附剂有硅胶、活性炭、活性氧化铝、沸石分子筛等。吸附剂的吸附容量有限,在1%~40%(质量分数),当吸附达到或接近饱和时,都要脱吸附再生。物理吸附时,气体与吸附剂不起化学反应,被吸附的液体很容易从固体表面逐出,而不改变其原来的性质;化学吸附时,气体与吸附剂起化学反应,被吸附的气体需要在很高的温度下才能逐出。常见的吸附装置有固定吸附器、移动床吸附器、流化床吸附器等。

(四)风机

通风排毒系统中的重要设备之一,为了防止通风机的磨损和腐蚀,应设在净化设备之后。

六、事故通风

对可能突然放散大量有毒气体、有爆炸危险气体或粉尘的场所,应根据工艺设计要求设置事故通风系统。

1. 事故通风系统的设置应符合下列规定:①放散有爆炸危险的可燃气体、粉尘或气溶胶等物质时,应设置防爆通风系统或诱导式事故排风系统;②具有自然通风的单层建筑物,所放散的可燃气体密度小于室内空气密度时,宜设置事故送风系统;③事故通风可由经常使用的通风系统和事故通风系统共同保证。事故通风换气次数不应小于 12 次 /h。

2. 事故排风的排风口应符合下列规定:①不应布置在人员经常停留或经常通行的地点;②排风口与机械送风系统的进风口的水平距离不应小于 20m;当水平距离不足 20m 时,排风口应高于进风口,并不得小于 6m;③ 当排气中含有可燃气体时,事故通风系统排风口距可能火花溅落地点应大于 20m;④排风口不得朝向室外空气动力阴影区和正压区。

3. 事故通风的通风机要求:应分别在室内及靠近外门的外墙上设置电气开关。

4. 设置补风系统:设置有事故排风的场所不具备自然进风条件时,应同时设置补风系统,补风量宜为排风量的 80%,补风机应与事故排风机连锁。

七、空气调节与净化

空气调节和净化是指利用人工手段对工作场所内的温度、湿度、气流速度、洁净度进行控制,并为室内提供足够的室外新鲜空气,人为地创造和维持人们工作所需的环境,来创造合适的室内气候环境。

空气调节设备一般包括进风和滤尘装置、通风机、管道、消毒设备、出风装置以及处理空气温度和湿度的设备(如喷雾室、洗涤室等)。对要求恒温、恒湿的系统,常装有自动控制和调节的设备。工作场所空气调节设计应符合《工业建筑供暖通风与空气调节设计规范》(GB 50019—2015)。

(一)空气调节

1. 空气调节系统的组成　空气调节系统是对空气环境调节和控制,即进行加热、冷却、加湿、减湿、过滤、输送等各种处理的设备装置,由冷热原系统、空气处理系统、能量输送系统和自动控制系统等4个子系统组成。

空气处理系统和能量输送分配系统负责完成对空气的各种处理和输送,在风机产生的风压作用下,室外空气从新风管进入系统,与从回风管引入的部分室内空气混合,经空气过滤器进行过滤处理,再经空气冷却器、空气加热器等进行空气的冷却和加热处理,然后经喷水室进行加湿或减湿处理,最后经送风管道输送到空调房间,从而实现对工作场所空气环境的调节和控制;冷热源系统属于空调系统的附属系统,负责提供空气处理过程中所需的冷量和热量;自动控制系统对室内空气湿度、温度及所需的冷热原能量供给进行自动控制。

2. 空调系统的分类　空调系统按照空气处理方式分类,可分为集中式(中央)空调系统、半集中式空调系统和局部式空调系统。按照负担室内热湿负荷的所用介质进行分类,可分为全空气系统、全水系统、空气 - 水系统和制冷剂系统。按照制冷量分为大、中、小型空调机组,大型空调机组可分为卧式组装淋水式、表冷式空调机组,中型空调机组如冷水机组和柜式空调机等,小型空调机组应用于小车间、机房等。按照按送风速度分类,可分为高速系统(民用建筑主风管风速高于 10m/s,工业建筑主风管风速高于 15m/s)和低速系统(民用建筑主风管风速低于 10m/s,工业建筑主风管风速低于 15m/s)。

(二)空气净化

空气净化是以创造洁净空气为主要目的的空气调节措施。根据生产工艺要求不同,空气净化可分为工业洁净和生物洁净两类。工业洁净系指除去空气中悬浮的尘埃,生物洁净系指不仅除去空气中的尘埃,而且除去细菌等以创造空气洁净的环境。空气净化技术是一项综合性措施,应该从建筑、室内布局、空调系统等方面采取相应的措施。

空气净化的方式从净化原理来看分物理吸附和化学分解两种。常用物理净化方式包括活性炭吸附性过滤、HEPA 网(由一叠连续前后折叠的亚玻璃纤维膜构成)机械性过滤、静电式净化方式。化学式净化方式主要有光催化法、甲醛清除剂、冷触媒精华催化法、紫外线灭菌式(消毒灭菌使用的紫外线是 C 波段,250~275nm)。

综合式空气净化器是将单体式空气净化的方式进行组合,以达到净化多种室内空气污染物的目的。常见的综合式空气净化器有:①静电集尘＋普通滤芯式;②静电集尘＋电子集尘式;③负离子＋电子集尘＋普通滤芯式;④负离子＋HEPA滤芯;⑤普通滤芯＋HEPA滤芯＋活性炭;⑥普通滤芯＋HEPA滤芯＋活性炭＋紫外线灭菌等。

八、采光与照明

照明是利用各种光源照亮工作和生活场所或个别物体的措施,其目的是创造良好的可见度和舒适愉快的环境,包括自然照明和人工照明。利用太阳和天空的自然光称"自然照明",亦称"天然采光",简称"采光";利用人工光源的称"人工照明",简称"照明"。

(一) 采光

工业采光是以天然光为光源来解决工业建筑的室内光照问题,可节约能源。

工业采光形式常用顶部采光或侧面采光,顶部采光常用矩型天窗、平天窗和锯齿型天窗,厂房中间部分照度较大,向边缘逐渐降低。侧面采光即在厂房一侧或两侧开窗,照度随厂房进深很快衰减,只能保证有限的进深照度。同时利用侧窗和天窗的采光形式即为混合采光可增加厂房中间部分和离侧窗较远区域的照度,使光照更为均匀。采光设计应符合《建筑采光设计标准》(GB 50033—2013)。

(二) 照明

照明指在无天然光(如夜班,矿井、隧道、地下室)或天然光不足以及作业需要高照度时,为从事正常生产活动和保证作业安全而采用人工光源的形式。照明可依据作业的具体需要加以调节、改变,应用十分方便。工作环境照明应符合《建筑照明设计标准》(GB 50034—2013)。

1. 照明方式 按照明系统可分4种:

(1)一般照明:又称"全面照明",指不考虑特殊局部需要、在整个作业场所安置若干照明器,使各工作面普遍达到所规定视觉条件的照明方式。对光线投射方向没有特殊要求,工作点不固定且较密集的作业场所,且受作业技术条件限制不适合装设局部照明或不必要采用混合照明时,宜采用一般照明。其优点是作业点的视觉条件较好,视野亮度基本相同。缺点是耗电量大。

(2)局部照明:指在某工作面安置照明器,使其达到规定视觉条件的照明方式。优点是耗电量少且可获得高的照度。缺点是直接眩光和使周围视野变暗对作业者造成不利影响。在一个工作场所内不应只装设局部照明。

（3）混合照明：由一般照明和局部照明共同组成的照明方式。适用于照明要求高、有一定的投光方向以及固定工作点分布密度不大，且单独装设一般照明不合理的场所明。其优点是集一般照明和局部照明的优点为一体，成为一种较为经济的照明方案。一般照明与局部照明的比例以 1∶5 为好，对于较小的作业场所一般照明的比例可以适当提高。

（4）特殊照明：系指应用于特殊用途或需有特殊效果的各种照明方式。如细微对象检查照明，不可见光照明、色彩检查照明、运动对象检查照明和透过照明等。

2. 照明种类　照明按用途可分为正常照明、应急照明、值班照明、警卫照明和障碍照明。其中应急照明是在正常照明系统因电源发生故障无法使用的情况下，供人员疏散、保障安全或继续工作的照明，包括备用照明、安全照明和疏散照明。

工业噪声与振动控制见第四章物理因素及其所致健康损害中第三节噪声部分。

（王志萍、张凤梅）

第四节　个体防护用品

用人单位作业场所情况复杂、工艺条件多样，有些作业场所难以采取工程控制技术措施，有些虽然采取了工业通风、除尘等措施进行危害控制，但作业场所职业病危害因素的浓度或强度依然不符合国家职业卫生标准的要求。此时，为预防作业人员免遭职业病危害因素侵害，保护作业人员身体健康，必须为作业人员提供有效的个体防护用品，并指导其合理佩戴与使用。

个体防护用品（PPE）是指作业者在工作过程中为免遭或减轻事故伤害和职业危害，个人随身穿（佩）戴的用品；作用原理是使用一定的屏蔽体、过滤体，采取阻隔、封闭、吸收等手段，保护人员免受外来因素的侵害。在工作环境中尚不能消除或有效减轻职业有害因素和事故因素时，个体防护用品只是劳动者防护的最后一道防线。但个体防护用品的配备和使用，不能替代作业环境和劳动条件的根本性改善措施（如材料、工艺的改进、工程技术措施、管理措施等），不能成为逃避采取根本性措施或降低根本性措施实施力度的借口或依靠。

一、个体防护用品分类

个体防护用品的种类很多,可分为安全防护用品和职业卫生专用防护用品两大类。安全防护用品是为了防止工伤事故的,有防坠落用品(安全带、安全网等)、防冲击用品(安全帽、安全防砸马甲、防冲击护目镜等)、防电用品、防机械外伤用品(防刺、绞、割、碾、磨损及脏污等的服装、手套、鞋等)、防酸、防碱和防油用品、防水用品、涉水作业用品、高空作业用品等。职业卫生专用防护用品是用来预防职业病的,有防尘用品(防尘、防微粒口罩等)、防毒用品(防毒面具、防毒衣等)、防高温用品、防寒用品、防噪声用品、防放射用品、防辐射用品等。但这种分类是相对的,多种防护用品同时具备防止工伤和预防职业病的用途。

个体防护用品也可依据防护功能或者防护部位进行分类,我国对个体防护用品采用以人体防护部位为法定分类标准[《劳动防护用品分类与代码》(LD/T 75—1995)],共分为九大类。①头部防护用品:如安全帽、防寒帽等;②呼吸器官防护用品:如防毒口罩、防尘口罩、滤毒护具等;③眼、面防护用品:如防护眼镜、焊接护目镜及面罩、炉窑护目镜及面罩等;④听觉器官防护类:如耳塞、耳罩;⑤手部防护用品:如绝缘手套、防酸碱手套、防寒手套;⑥足防护类:绝缘鞋、防酸碱鞋、防寒鞋、防砸鞋等;⑦躯干部防护用品:如防砸的背心、防机械外伤服、防毒服、防静电服、防酸碱服、阻燃服、防寒服等;⑧护肤用品类:如护肤膏、防护霜;⑨防坠落类:如安全带、安全绳。近年来,随着科学技术的发展,一些具有高科技含量的多功能防护用品业已问世,如同时具备头盔、面罩、耳罩和呼吸器作用的综合防护头盔。

(一) 防护头盔、眼镜、面罩、防护服和防护鞋

1. 防护头盔(安全帽) 防护头盔多用合成树脂类制成。我国国家标准GB 2811—2007对安全头盔的形式、颜色、耐冲击、耐燃烧、耐低温、绝缘性、佩戴尺寸等技术性能有专门规定。标准中明确规定:垂直间距是指安全帽在佩戴时,头顶最高点与帽壳内表之间的轴向距离(不包括顶筋的空间),要求是25~50mm。水平间距是指帽箍与帽壳之间在水平面上的径向距离,要求5~20mm。佩戴高度是指安全帽侧面帽箍底边至头顶最高点的轴向距离,要求是80~90mm。标准还要求在保证安全性能的前提下,安全帽的重量越轻越好。普通安全帽的重量不超过430g。

根据用途,防护头盔可分为单纯式和组合式两类。单纯式有一般建筑工

人、煤矿工人佩戴的帽盔,用于防重物坠落砸伤头部。组合式的有:①电焊工安全防护帽,防护帽和电焊工用面罩连为一体,起到保护头部和眼睛的作用;②矿用安全防尘帽,由滤尘帽盔和口鼻罩及其附件组成。③防尘防噪声安全帽,为安全防尘帽上加上防噪声耳罩。

2. 防护眼镜和防护面罩　主要用于防护眼睛和面部免受紫外线、红外线和微波等电磁波的辐射,粉尘、烟尘、金属和砂石碎屑以及化学溶液溅射的损伤。

(1)防护眼镜:一般用于各种焊接、切割、炉前工、微波、激光工作人员防御有害辐射线的危害。根据防护镜片的作用原理分为反射性、吸收性及复合性防护三类。

1)反射性防护镜片:在玻璃镜片上涂布光亮的金属薄膜,如铬、镍、银等,在一般情况下,可反射的辐射线范围较宽(包括红外线、紫外线、微波等),反射率可达95%,适用于多种非电离辐射作业。另外还有一种涂布二氧化亚锡薄膜的防微波镜片,反射微波效果良好。

2)吸收性防护镜片:根据选择吸收光线的原理,用带有色泽的玻璃制成,例如接触红外辐射应佩戴绿色镜片,接触紫外辐射佩戴深绿色镜片,还有一种加入氧化亚铁的镜片能较全面地吸收辐射线。此外,防激光镜片多用高分子合成材料制成,依据波长的变化镜片会有不同的颜色,并注明所防激光的光密度值和波长。使用一定时间后,须交有关检测机构校验,不能长期一直戴用。

3)复合性防护镜片:将一种或多种染料加到基体中,再在其上蒸镀多层介质反射膜层。由于这种防护镜将吸收性防护镜和反射性防护镜的优点结合在一起,在一定程度上改善了防护效果。

还有一种防冲击镜片(防冲击眼护具),主要用以防止高速粒子对眼部的冲击伤害。镜片用高强度的CR-39光学塑料或强化玻璃片。防冲击眼护具的各项指标,尤其是镜片、镜架的抗冲击性能及强度应符合《防冲击眼护具》(GB 5890—86)的要求,使之具有可靠的防护作用。

(2)防护面罩:防护面罩是用来保护面部和颈部免受飞来的金属碎屑、有害气体、液体喷溅、金属和高温溶剂飞沫伤害的用具。主要有焊接面罩、防冲击面罩、防辐射面罩、防烟尘毒气面罩和隔热面罩等。

1)防固体屑末和化学溶液面罩:用轻质透明塑料或聚碳酸酯塑料制作,面罩两侧和下端分别向两耳和下颌下端及颈部延伸,使面罩能全面地覆盖面部,增强防护效果。

2)防热面罩:除与铝箔防热服相配套的铝箔面罩外,还有用镀铬或镍的双层金属网制成,反射热和隔热作用良好,并能防微波辐射。

3)电焊工用面罩:用制作电焊工防护眼镜的深绿色玻璃,周边配以厚硬纸纤维制成的面罩,防热效果较好,并具有一定电绝缘性。

3. 防护服　防护服系指用于防止或减轻热辐射、微波辐射、X射线以及化学物污染人体而为作业者配备的职业安全防护用品。防护服由帽、衣、裤、围裙、套袖、手套、套裤、鞋(靴)、罩等组成。常见的防护服有:防毒服、防尘服、防机械外伤服、防静电服、带电作业服、防酸碱服、阻燃耐高温服、防水服、水上救生服、潜水服、放射性防护服、防微波服、防寒服及高温工作服等。

(1)防热服:防热服应具有隔热、阻燃、牢固的性能,但又应透气,穿着舒适,便于穿脱;可分为非调节和空气调节式两种。

1)非调节防热服:①阻燃防热服是用经阻燃剂处理的棉布制成,穿着舒适、隔热、耐用、耐洗、不会聚集静电,不致由于衣料燃烧或暗燃而产生继发性灾害。适用于有明火、散发火花、熔融金属附近操作以及在易燃物质并有发火危险的场所工作时穿着。②铝箔防热服能反射绝大部分热辐射而起到隔热作用。缺点是透气性差,可在防热服内穿一件由细小竹段或芦苇编制的帘子背心,以利通风透气和增强汗液蒸发。③白帆布防热服经济耐用,但防热辐射作用远比不上前两种。④新型热防护服是由新型高技术耐热纤维如Nomex、PBI、Kermel、P84、预氧化Pan纤维以及经防火后整理的棉和混纺纤维制成。

2)空气调节防热服:分为通风服和制冷服两种。①通风服是将冷却空气用空气压缩机压入防热服内,吸收热量后从排气阀排出。通风服需很长的风管,只适于固定的作业。还有一种装有微型风扇的通风服,直接向服装间层送风,增加其透气性而起到隔热作用。②制冷服又可分为液体制冷服、干冰降温服和冷冻服,基本原理一致,不同处是防热服内分别装有低温无毒盐溶液、干冰、冰块的袋子或容器。最实用者为装有冰袋的冷冻服,在一般情况下,这种冷冻服装有5kg左右的冰块可连续工作3h左右,用后冷冻服可在制冷环境中重新结冰备用。

(2)化学防护服:用于防护化学物质对人体伤害的服装。从业人员在作业场所及应急救援工作中可能接触有毒有害化学物质,从而对人体造成急性或慢性伤害。为了减少或隔绝此类伤害,相关人员应根据危害程度穿着不同类型和等级的化学防护服,同时佩戴其他必需的个体防护装备。依据《防护服装化学防护服的选择、使用和维护》(GB/T 24536—2009),将化学防护服分为如下四大类。

1)气密型化学防护服:带有头罩、视窗和手足部防护,为穿着者提供对气态、液态和固态有毒有害化学物质防护的防护服,应配置自携带式呼吸器或长管式呼吸器,主要化学灾害现场作业人员处置高浓度、强渗透性气体时的全身防护。

2)非气密型化学防护服:不能防护气态有毒有害化学物质的防护,其他配置同气密性化学防护服。

3)液密型化学防护服:防护液态化学物质的防护服。又分为以下2种。①喷射液密型化学防护服:防护具有较高压力液态化学物质的防护服;②泼溅液密型化学防护服:防护具有较低压力或者无压力液态化学物质的防护服。

4)颗粒物防护服:防护散布在作业环境中细小颗粒的防护服,一般用较致密的棉布、麻布或帆布制作。需具有良好的透气性和防尘性,有连身式和分身式两种,袖口、裤口均须扎紧,用双层扣,即扣外再缝上盖布加扣,以防粉尘进入。

(3)辐射防护服:将金属纤维配合织物一起织成布料,做成衣服,金属网可以起到吸收、屏蔽电磁波的作用,主要有微波辐射防护服、防射线防护服等。

1)微波辐射防护服:亦称"电磁屏蔽服",采用金属纤维混合织物制成、具有减少或屏蔽电磁辐射、电波辐射作用的服装。现主要有两类。①金属丝布微波屏蔽服是用柞蚕丝铜丝(直径0.05mm)拼捻而制成,具有反射屏蔽作用;②镀金属布微波屏蔽服以化学镀铜(镍)导电布为屏蔽层,衣服外层为有一定介电绝缘性能的涤棉布,内层为真丝薄绸衬里。这种屏蔽服具有镀层不易脱落、柔软舒适、重量轻等特点,是目前较新、效果较好的一种防微波屏蔽服。主要在通讯、航空、医疗、雷达、高压变电等大功率雷达和类似电磁辐射作业场所。

2)射线防护服:射线的防护需要特殊的共聚物涂层,如核工厂、高压电线或电子设备以及X射线的环境中常用高密度聚乙烯合成纸(Tyvek),也可以在纤维中加入铅芯提高防护水平。防氚防护服是在涤纶材料的两面涂以CEP/EVA/PVDC/EVA共聚物。

3)中子辐射防护服:由面料、功能防护内衬及里料三层组成。内衬采用防中子辐射纤维经非织造加工而成。主要用于原子能、医疗卫生、石油测井、地质勘探等存在中子辐射的场所。

(4)医用防护服:阻隔带有微生物、细菌等病毒的血液、体液、分泌物向医务人员传播,常用于紧急救援、进入隔离区的医务人员、转移医疗废弃物时穿着的服装。

4. 防护鞋(靴) 防护鞋(靴)用于防止劳动过程中足部、小腿部受各种因素伤害的防护用品。主要有下述品种。

(1)防静电鞋和导电鞋:用于防止人体带静电而可能引起事故的场所,其中,导电鞋只能用于电击危险性不大的场所,为保证消除人体静电的效果,鞋的底部不得黏有绝缘性杂质,且不宜穿高绝缘的袜子。

(2)绝缘鞋(靴):用于电气作业人员的保护,防止在一定电压范围内的触电事故;在保证电气线路的绝缘性的前提下,绝缘鞋只能作为辅助安全防护用品。

(3)防砸鞋:主要功能是防坠落物砸伤脚部,鞋的前包头由抗冲击材料制成,常用薄钢板。

(4)防酸碱鞋(靴):用于地面有酸碱及其他腐蚀液、或有酸碱液飞溅的作业场所,防酸碱鞋(靴)的底和面料应有良好的耐酸碱性能和抗渗透性能。

(5)炼钢鞋:能抗一定静压力和耐高温、不易燃,主要功能是防烧烫、耐刺割。

(6)雷电防护鞋:由纳米改性橡胶做成的雷电防护皮鞋,人体穿上这种雷电防护鞋,能大大减少由于电流流入大地后形成的跨步电压的伤害。常用于野外施工人员。

(二) 呼吸防护器

呼吸防护用品是指为了防御缺氧空气和空气污染物进入呼吸器官对人体造成伤害,而制作的职业安全防护用品。空气污染物指正常空气中本不存在的,或浓度超过其在正常空气中浓度范围的任何气态或颗粒状物质。按呼吸防护器的作用原理,可将其分为过滤式和隔绝式两大类。

1. 过滤式呼吸防护器 通过净化部件的吸附、吸收、催化或过虑等作用将空气中有害物质予以过滤净化,主要由面罩和过滤元件组成。按过滤动力来源分为自吸过滤式呼吸防护器和送风过滤呼吸防护器。

(1)自吸过滤呼吸防护器:是以佩戴者自身呼吸为动力,防御有毒、有害气体或蒸气、颗粒物等危害其呼吸系统或眼面部的净气时防护用品。面罩按结构分为随弃式面罩、可更换式半面罩和全面罩三类;过滤元件可滤除空气中有害物质的过滤材料或过滤组件,如滤毒盒、滤尘盒等。根据过滤效率水平,过滤元件的级别分 90、95、100(即最低过滤效率不低于 90%、95%、99.97%)三级。

适用于空气中有害物质浓度不很高,且空气中含氧量不低于19.5%的场所,有自吸过滤式防颗粒物呼吸器和自吸过滤式防毒面具两种。

1)自吸过滤式防颗粒物呼吸器:主要为防御各种粉尘和烟雾等质点较大的固体有害物质的防颗粒物呼吸器,可分为简式和复式两种。

简式直接将滤料做成口鼻罩,结构简单,但效果较差,如一般纱布口罩。

复式将吸气与呼气分为两个通路,分别由两个阀门控制;呼气阀门气密性好,防止含颗粒物空气进入。因颗粒物阻塞滤料孔隙,吸气阻力增大,应定期更换滤料或将滤料处理后再用。我国国家标准《呼吸防护用品 自吸过滤式防颗粒物呼吸器》(GB 2626—2006)依据过滤元件的过滤性能分为 KN 和 KP 两类,KN 类只适用于过滤非油性颗粒物,KP 类同时适用于过滤油性和非油性颗粒物;将自吸过滤式防颗粒物呼吸器的阻尘率(过滤效率)规定为:半面罩 90%、95%、99.97%,全面罩 95%、99.97%。

2)自吸过滤式防毒面具:由薄橡皮制的面罩、短皮管、药罐三部分组成,或在面罩上直接连接一个或两个药盒。如某些有害物质并不刺激皮肤或黏膜,就不用面罩,只用一个连储药盒的口罩(也称"半面罩")。无论面罩或口罩,其吸入和呼出通路是分开的。面罩或口罩与面部之间的空隙不应太大,以免其中 CO_2 太多,影响吸气成分。防毒面罩(口罩)应达以下卫生要求:①滤毒性能好,滤料的种类依毒物的性质而定(表 15-1);②面罩和呼气阀的气密性好;③呼吸阻力小;④不妨碍视野,重量轻。

表 15-1 常用防毒滤料及其防护对象

防护对象	滤料名称
有机化合物蒸气	活性炭
酸雾	钠碳
氨	硫酸铜
一氧化碳	"霍布卡"
汞	含碘活性炭

按照面罩与过滤件的连接方式可分为导管式防毒面具和直接式防毒面具。面罩按结构分为全面罩和半面罩。过滤件包括 A 型:用于防护有机气体或蒸气;B 型:用于防护无机气体或蒸气;E 型:用于防护二氧化硫和其他酸性气体或蒸气;K 型:用于防护氨及氨的有机衍生物;CO 型:用于防护一氧化碳

气体;Hg 型:用于防护汞蒸气;S 型:用于防护硫化氢气体;其标色分别为褐、灰、黄、绿、白、红、蓝。

3)复合式:现在也有将以上两种做在一起,其滤料即能阻挡粉尘颗粒,又能阻挡有毒物质,称为防毒防尘口罩。

(2)动力送风过滤式呼吸防护器:靠电动风机提供气流克服部件阻力的过滤式呼吸器,见图15-5。具体内容请参照《呼吸防护用品 动力送风过滤式呼吸器》(GB 30864—2014)。

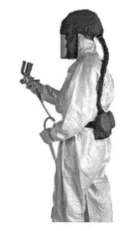

图 15-5 动力送风过滤式
呼吸防护器

2. 隔绝式呼吸防护器 此类呼吸防护器吸入的气体并非经净化的现场空气,而是另行供给。按其供气方式又可分为携气式与供气式两类。

(1)携气式(self-contained breathing apparatus,SCBA):由面罩、短导气管、供气调节阀和供气罐组成。供气罐应耐压,固定于工人背部或前胸,其呼吸通路与外界隔绝。主要用于矿井发生有毒气体、煤气救护、烟气或缺氧等场所,但不能在灭火中使用。常用的有两种供气形式:

1)压缩氧气(空气):罐内盛压缩气体供吸入,呼出的二氧化碳由呼吸通路中的滤料(钠石灰等)除去,净化气体返回呼吸袋,呼吸过程所消耗的氧,由氧气瓶的氧通过减压,补充至循环回路。再循环吸入,例如常用的 2h 氧气呼吸器(AHG-2 型)。

2)化学氧:罐中盛过氧化物(如过氧化钠、过氧化钾)及小量铜盐作触媒,借呼出的水蒸气及二氧化碳发生化学反应,产生氧气供吸入。此类防护器可维持 30min~2h,主要用于意外事故时或密不通风且有害物质浓度极高而又缺氧的工作环境。

(2)供气式:常用的蛇管面具和送气口罩、头盔有两种。

1)蛇管面具:由面罩和面罩相接的长蛇管组成,蛇管固置于皮腰带上的供气调节阀上,蛇管末端接一油水尘屑分离器,其后再接输气的压缩空气机或鼓风机,冬季还需在分离器前加空气预热器,用鼓风机蛇管长度不宜超过 50m,用压缩空气时蛇管可长达 100~200m;还有一种将蛇管末端置于空气清洁处,靠使用者自身吸气时输入空气,长度不宜超过 8m。

2)送气口罩、头盔:送气口罩为一吸入与呼出通道分开的口罩,连一段短蛇管,管尾接于皮带上的供气阀,送气头盔为能罩住头部并伸延至肩部的特殊头罩,以小橡皮管一端伸入盔内供气,另一端也固定于皮腰带上的供气阀,送气口罩和头盔所需供呼吸的空气,可经由安装在附近墙上的空气管路,通过小橡皮管输入。

(三) 防噪声用具

1. **耳塞** 为插入外耳道内或置于外耳道口的一种栓,常用材料为塑料和橡胶。泡沫塑料耳塞时,可将圆柱体搓成锥形体后再塞入耳道,让塞体自行回弹,充塞满耳道中;橡胶耳塞一般分左右塞,要注意区分。

2. **耳罩** 常以塑料制成呈矩形杯碗状,内具泡沫或海绵垫层,覆盖于双耳,两杯碗间连以富有弹性的头架适度紧夹于头部,可调节,无明显压痛,舒适。

3. **防噪声帽盔** 能覆盖大部分头部,以防强烈噪声经骨传导而达内耳,有软式和硬式两种。软式质轻,导热系数小,声衰减量为24dB。硬式为塑料硬壳,声衰减量可达30~50dB。

(四) 皮肤防护用品

主要指防护手和前臂皮肤污染的手套和膏膜。

1. **防护手套** 防御劳动中物理、化学和生物等外界因素伤害劳动者手部的护品。目前,我国防护手套产品的国家标准为《手部防护 防护手套的选择、使用和维护指南》(GB/T 29512—2013),不同作业类别的防护手套还有各自的标准。常见的防护手套有如下几种。

(1)耐酸碱手套:一般应具有耐酸碱腐蚀、防酸碱渗透、耐老化作用并具有一定强力性能,用于手接触酸碱液的防护。

1)橡胶耐酸碱手套:用耐酸碱橡胶模压硫化成型,分透明和不透明2种。

2)乳胶耐酸碱手套:用天然胶乳添加酸稳定剂浸模固化成型。

3)塑料耐酸碱手套:用聚乙烯浸模成型,分纯塑料和针织布胎浸塑2种。

(2)电焊工手套:多采用猪(牛)绒面革制成,配以防火布长袖,用以防止弧光贴身和飞溅金属溶渣对手的伤害。

(3)防寒手套:有棉、皮毛、电热等几类。外形分为连指、分指、长筒、短筒等。

(4)机械危害防护手套:防切割、摩擦、穿刺等机械危害。

现国内质量较好的一种采用新型橡胶体聚氨酯甲酸酯塑料浸塑而成,不仅能防苯类溶剂,且耐多种油类、漆类和有机溶剂,并具有良好的耐热、耐寒性能。

2. **防护油膏** 在戴手套感到妨碍操作的情况下,常用膏膜防护皮肤污染。干酪素防护膏对有机溶剂、油漆和染料等有良好的防护作用。接触酸碱等水溶液时,可涂布由聚甲基丙烯酸丁酯制成的胶状膜液,但洗脱时需用乙酸乙酯等溶剂。防护膏膜不适于有较强摩擦力的操作。

（五）复合防护用品

有些职业作业人员全身都暴露于有害因素,尤其是放射性物质的职业,如介入手术医生,应佩戴能防护全身的由铅胶板制作的复合防护用品。考虑到医生工作的特殊性,防护用品不仅要有可靠的防护效果,还要轻便、舒适、方便使用。这种防护用品由防护帽、防护颈套、防护眼镜、全身整体防护服或分体防护服组成,对于眼晶体、甲状腺、女性乳腺、性腺等敏感部位,铅胶板厚度应加大。

二、个体防护用品的选用

个体防护用品选择的适当与否,直接关系到其防护效果和劳动者生产作业的效率。首先,选择的个体防护用品须具备一定针对性的、充分的防护功能;其次,其防护性能必须适度,过度防护不仅造成不必要的浪费,而且防护等级的提升往往会使得个体防护用品操作的灵活性、使用的舒适度降低。如气密性防化服具有较好的防护功能,但在穿着和脱下时都很不方便,还会产生热应力,会给人体健康带来一定的负面影响,更会影响工作效率。另外,要考虑到多个防护用品之间的搭配使用问题,以及防护用品与作业环境、作业活动之间可能产生的相互影响问题。

用人单位根据工作场所存在的有害因素类型选用个体防护用品时,要进一步根据工作场所有害因素的测定值选用适宜的防护用品。

（一）呼吸防护用品

具体选用参照《呼吸防护用品的选择、使用与维护》(GB/T 18664—2002)。其中防颗粒物应符合《呼吸防护用品——自吸过滤式防颗粒物呼吸器》(GB 2626—2006)的要求,防有毒有害化学物质应符合《呼吸防护 自吸过滤式防毒面具》(GB 2890—2009);当选用动力送风过滤式呼吸器防颗粒物和有毒有害气体或蒸气化学物质时应参照《呼吸防护 动力送风过滤式呼吸器》(GB 30864—2014)和《呼吸防护 长管呼吸器》的要求,并在保证安全、有效性的前提下考虑劳动者的负荷及舒适性等问题。

1. 选用的基本思路

(1)对作业环境进行职业危害识别评价,确定危害水平:首先判定是否是IDLH 环境,IDLH 为有害环境中空气污染物浓度达到某种危险水平,可致命,或可永久损害健康,或可使人立即丧失逃生能力的环境,包括氧气含量低于19.5%的缺氧环境[《缺氧危险作业安全规程》(GB 8958—2006)];若非 IDLH 环境,应进一步根据国家有关的职业卫生标准规定的有害因素浓度计算危害因数(HF)。

危害因数,即现场有害物质浓度与职业接触限值的比值,该比值大于"1",说明作业场所有害物浓度超过职业卫生接触限值。危害因数越大,作业场所有害物危害水平越高。计算危害因数时,应同时计算 PC-TWA 和 PC-STEL 的危害因数,取其中较大值作为作业现场的危害因数。

(2)明确各种呼吸防护用品的防护性能与级别:如果防护油烟、沥青烟、柴油机尾气等油性颗粒物时应选择 KP 类滤料,防煤尘、水泥尘、金属烟等非油性颗粒物时应选择 KN 类滤料。对于过滤效率等级的选择,目前我国没有相关法规、标准要求,美国职业健康安全局(OSHA)对一些致癌物如无机砷、石棉、镉、焦炉逸散物、棉尘、铅等提出了必须配高效过滤元件(过滤效率 100),其他国家对过滤效率选择的普遍要求是,过滤效率低于 94% 或 95% 的过滤元件仅适用于低毒性的粉尘,不适合烟和高毒的物质。随弃式防颗粒物口罩不能用于有毒有害气体、有机蒸气的防护。

对于呼吸器的防护级别,引入"指定防护因数(APF)"的概念,即指某种呼吸器在适合使用者佩戴且正确使用的前提下,预期能将空气污染物浓度降低的倍数。比如,指定防护因数为 10 的防尘半面罩,可将作业现场有害物浓度降低约 10 倍。如果现场粉尘浓度是职业接触限值的 5 倍,则作业人员佩戴该类型防尘半面罩即合适,如果现场粉尘浓度超标超过 10 倍,则不能使用防尘半面罩,须选择具有更高指定防护因数的防尘呼吸器。各类型呼吸器的指定防护因数值见表 15-2。

表 15-2　各类型呼吸器的指定防护因数值

呼吸防护用品类型	面罩类型	正压式	负压式
自吸过滤式	半面罩	不适用	10
	全面罩		100
送风过滤式	半面罩	50	不适用
	全面罩	>200~<1 000	
	开放型面罩	25	
	送气头盔	>200~<1 000	

续表

呼吸防护用品类型	面罩类型	正压式	负压式
供气式	半面罩	50	10
	全面罩	1 000	100
	开放型面罩	25	不适用
	送气头盔	1 000	
携气式（SCBA）	半面罩	>1 000	10
	全面罩		100

（3）选择防护级别高于危害水平的呼吸防护用品种类:对于大多数作业环境,可依据上述原理选择指定防护因数大于危害因数的呼吸防护用品。但是,对于 IDLH 环境,如含氧量低于 19.5% 的缺氧环境,危害物种类、性质及浓度等未知的环境,以及有害物浓度超过 IDLH 浓度的环境,进入该环境作业时,应选择配备全面罩正压携气式呼吸器。

（4）颗粒物及有毒有害化学物质综合防护:工作场所职业性有害因素比较复杂,往往会有颗粒物、有毒有害气体、有机蒸气等多种污染物同时存在,应对污染物存在状态及进入人体的主要途径加以识别,对于呼吸防护而言,过滤式呼吸器应选择尘毒组合的过滤元件,典型的如喷漆作业。

2. 呼吸防护用品的佩戴规程　劳动者在进入有害环境前,应先检查呼吸防护产品是否完好,然后按使用说明正确佩戴,对于密合型面罩,使用者佩戴好后还要做气密性检查,以确认密合;在有害环境作业的人员应始终佩戴呼吸防护用品;工作结束后,离开有害环境到达安全区域后方可摘除。当使用呼吸防护用品过程中感到异味、咳嗽、刺激、恶心等不适症状时,应立即离开有害环境,并应检查呼吸防护用品,确定并排除故障后方可重新进入有害环境;若无故障存在,应更换有效的过滤元件。

3. 呼吸防护用品选择举例

（1）作业描述:油漆工使用刷子从事油漆作业。

（2）识别有害环境性质:作业场所不缺氧。空气中存在松节油蒸气,浓度为 $2\ 150mg/m^3$;国家职业卫生标准规定的最高允许浓度为 $300mg/m^3$,IDLH 浓度为 $8\ 500mg/m^3$;其嗅阈在 $280\sim1\ 130mg/m^3$,对眼睛和皮肤具有刺激性,具有明显的警示性;其沸点在 $150\sim170℃$,不属于低沸点有机化合物。

（3）判定危害程度:作业场所不缺氧,松节油浓度低于 IDLH 浓度,属非

IDLH 环境。

松节油浓度超过国家职业卫生标准,计算危害因数:危害因数 = 作业场所松节油蒸气浓度 ÷ 国家职业卫生标准规定浓度 = 2 150mg/m³ ÷ 300mg/m³ = 7

(4)根据危害程度和空气污染物种类选择呼吸防护用品:由于危害因数小于 10,且松节油具有良好的警示性,根据本标准表 15-2,可选择半面罩自吸过滤式防毒面具。但由于松节油对眼睛和皮肤有刺激性,考虑对眼睛的防护,应选择全面罩。松节油蒸气属于有机蒸气类空气污染物,应选配有机气体滤毒罐或滤毒盒。关于滤毒罐或滤毒盒的使用寿命可向制造商了解,另外松节油的气味可帮助使用者判断何时应更换过滤元件。

$$预计暴露浓度 = \frac{作业场所松节油蒸汽浓度}{所选呼吸防护用品的指定防护因数} = \frac{2\ 150}{100} = 21.5mg/m³$$

若面罩与工人脸部适合,工人对松节油的预计暴露浓度为 21.5mg/m³,低于国家职业卫生标准。

(二)听力防护用品

依据《护听器的选择指南》(GB/T 23466—2009)(注意本标准不适用于脉冲噪声的防护),当 8h 等效声级(LEX,8h)≥ 85dB(A)时,作业人员应佩戴护听器进行听力防护;当 LEX,8h ≤ 85dB(A)时,若作业人员有佩戴护听器的要求时,宜为其提供合适的护听器。依据《噪声职业病危害风险管理指南》(AQ/T 4276—2016),在选择护听器时,劳动者佩戴护听器后,其实际接受的等效声级应保持在 85dB(A)以下,使用护听器后实际暴露的噪声强度为 75~80dB(A),效果最佳。选择护听器,依据《护听器的选择指南》(GB/T 23466—2009)一般有如下过程:

1. 确定有效的 A 计权声压级(L'_{AX}),即戴护听器后声级的目标值 宜选择 L'_{AX}=75dB(A),此强度下护听器的保护水平为好。

2. 确定声衰减需求值 SNR_X 测量所得的作业场所 C 计权声压级 L_C-L'_{AX} 即为 SNR_X;

3. 初步筛选护听器 一般情况下,SNR_X 需求值 ± 5dB(A)即为符合声衰减要求的护听器。

4. 佩戴选择 根据作业条件和佩戴者的使用特点,选择具体式样的护听器。

以上过程适用于作业环境的 A 计权声压级低于 110dB(A)或耳塞和耳罩组合使用时,否则需要根据得到的护听器资料和作业场所噪声数据,用倍频带

法或 HML 方法计算 L'_{AX},筛选出 $70dB(A) \leqslant L'_{AX} \leqslant 80dB(A)$ 的护听器。

《噪声职业病危害风险管理指南》(AQ/T 4276—2016)要求应提供三种以上护听器(包括不同类型、不同型号的耳塞或耳罩),供暴露于噪声强度 $\geqslant 85dB$(A)的劳动者选用。职业暴露噪声强度等效声级 $\geqslant 100dB(A)$ 时,应耳塞＋耳罩同时佩戴。《护听器的选择指南》(GB/T 23466—2009)指出,耳塞和耳罩组合使用的声衰减值,可按二者中较高的声衰减值再加 $5dB(A)$ 估算。若职业暴露噪声强度等效声级 $\geqslant 110dB(A)$ 时,不仅需要采用双重护听器,还要限制暴露时间。

在噪声环境下要求全程佩戴护听器,如果没有全程佩戴护听器,即使是短时间暴露在噪声环境中,也将明显降低护听器的保护效果。佩戴时间与保护效果的关系见表 15-3。

表 15-3　佩戴时间与保护效果的关系

暴露在稳态噪声环境下,佩戴时间所占百分比 /%	声衰减值 /dB(A)
50	3
60	4
70	5
80	7
90	10
95	13
99	20
99.9	30

三、个体防护用品的使用期限和报废

1. 使用期限　个体防护用品的使用期限与作业场所环境、个体防护用品使用频率、个体防护用品自身性质等多方面因素有关。一般来说,使用期限应考虑以下 3 个方面:

(1)腐蚀程度:根据不同作业队个体防护用品的磨损可划分为重腐蚀作业、中腐蚀作业和轻腐蚀作业。腐蚀程度反映作业环境和工种使用情况。

(2)损耗情况:根据防护功能降低的程度可分为易受损耗、中等受损耗和强制性报废。受损耗情况反映防护用品防护性能情况。

（3）耐用性能：根据使用周期可分为耐用、中等耐用和不耐用。耐用性能反映个体防护用品材质状况，如用耐高温阻燃纤维织物制成的阻燃防护服，要比用阻燃剂处理的阻燃织物制成的阻燃防护服耐用。

2. 报废　国家标准《个体防护用品选用规范》（GB/T 11651—2008）规定，个体防护用品出现下列情况之一时，即予报废：

（1）所选用的个体防护用品技术指标不符合国家相关标准或行业标准。

（2）所选用的个体防护用品与所从事的作业类型不匹配。

（3）个体防护用品产品标识不符合产品要求或国家法律法规的要求。

（4）个体防护用品在使用或保管储存期内遭到破损或超过有效使用期。

（5）所选用的个体防护用品经定期检验和抽查不合格。

（6）当发生使用说明中规定的其他报废条件时。

（张凤梅）

第五节　职业健康监护

职业健康监护（occupational health surveillance，OHS）是以预防为目的，根据劳动者的职业接触史，通过定期或不定期的医学健康检查和健康相关资料的收集，连续性地监测劳动者的健康状况，分析劳动者健康变化与所接触的职业病危害因素的关系，并及时地将健康检查和资料分析结果报告给用人单位和劳动者本人，以便及时采取干预措施，保护劳动者健康。

职业健康监护的目的：①早期发现职业病、职业健康损害和职业禁忌证；②跟踪观察职业病及职业健康损害的发生、发展规律及分布情况；③评价职业健康损害与作业环境中职业病危害因素的关系及危害程度；④识别新的职业病危害因素和高危人群；⑤进行目标干预，包括改善作业环境条件，改革生产工艺，采用有效的防护设施和个人防护用品，对职业病患者及疑似职业病和有职业禁忌人员的处理与安置等；⑥分析评价预防和干预措施的效果；⑦为制定或修订卫生政策和职业病防治对策服务。

职业健康监护是职业卫生服务的重要工作内容之一，主要包括职业健康检查、离岗后健康检查、应急健康检查和职业健康监护档案管理等内容。

一、职业健康检查

职业健康检查是通过医学手段和方法，针对劳动者所接触的职业病危害因素可能产生的健康影响和健康损害进行临床医学检查,了解受检者健康状况,早期发现职业病、职业禁忌证和可能的其他疾病和健康损害的医疗行为。职业健康检查是职业健康监护的重要内容和主要的资料来源。职业健康检查包括上岗前、在岗期间、离岗时职业健康检查。

(一) 上岗前职业健康检查

上岗前职业健康检查是指用人单位对准备从事某种作业人员在参加工作以前进行的健康检查。其主要目的是发现有无职业禁忌证,建立接触职业病危害因素人员的基础健康档案。上岗前健康检查均为强制性职业健康检查,应在开始从事有害作业前完成。下列人员应进行上岗前健康检查:①拟从事接触职业病危害作业的新录用人员,包括转岗到该种作业岗位的人员;②拟从事有特殊健康要求作业的人员,如高处作业、电工作业、职业机动车驾驶作业等。

(二) 在岗期间职业健康检查

在岗期间职业健康检查又称"定期职业健康检查",是指用人单位按一定时间间隔对已从事某种作业的职业从事者的健康状况进行检查。长期从事规定的需要开展职业健康监护的职业病危害因素作业的劳动者,应进行在岗期间的定期职业健康检查。定期职业健康检查的目的主要是早期发现职业病患者或疑似职业病患者或劳动者的其他健康异常改变;及时发现有职业禁忌的劳动者;通过动态观察劳动者群体健康变化,评价工作场所职业病危害因素的控制效果。定期职业健康检查的周期应根据不同职业病危害因素的性质、工作场所有害因素的浓度或强度、目标疾病的潜伏期和防护措施等因素决定。

(三) 离岗时职业健康检查

离岗时职业健康检查是指劳动者在准备调离或脱离所从事的职业病危害作业或岗位前所进行的检查,也是健康监护的一个重要内容。其目的是确定其在停止接触职业病危害因素时的健康状况,为离岗从事新工作的职业从事者和接受新职业从事者的业主提供健康与否的基础资料。如最后一次在岗期间职业健康检查是在离岗前的 90d 内,可视为离岗时职业健康检查。

二、离岗后健康检查

劳动者接触的某些职业病危害因素具有慢性健康影响,所致职业病或职业肿瘤常有较长的潜伏期,脱离接触后仍有可能发生职业病,对这些劳动者需要进行离岗后健康检查。目的是了解离岗后的健康状况及健康损害有无进展。

离岗后健康检查时间的长短应根据有害因素致病的流行病学及临床特点、劳动者从事该作业的时间长短、工作场所有害因素的浓度等因素综合考虑确定。

三、应急健康检查

应急健康检查是指当发生急性职业病危害事故时，根据事故处理的要求，对遭受或可能遭受急性职业病危害的人员（包括在事故现场工作的直接或间接接触了职业病危害因素的劳动者或参与应急救援者），应及时组织健康检查。目的是了解、确定事故是否造成健康损害，及时救治急性职业患者或观察对象，同时评价事故的后果。

依据检查结果和现场劳动卫生学调查，确定危害因素，为急救和治疗提供依据，控制职业病危害的继续蔓延和发展。应急健康检查应在事故发生后立即开始。对从事可能产生职业性传染病作业的劳动者，在疫情流行期或近期密切接触传染源者，亦应及时开展应急健康检查，随时监测疫情动态。

四、职业健康监护档案管理

职业健康监护工作是一项覆盖职业健康检查、接触控制和信息管理的系统工程。要求对职业健康监护工作从组织实施、体检报告的形成到筛检职业病患者等操作程序化、规范化和信息化，对所有资料形成健康监护档案并进行管理。

（一）职业健康监护档案

职业健康监护档案是职业健康监护全过程的客观记录资料，是系统地观察劳动者健康状况的变化，评价个体和群体健康损害的依据，其特征是资料的完整性和连续性，其内容包括劳动者和用人单位职业健康监护档案两方面。

1. 劳动者职业健康档案内容　主要包括劳动者职业史、既往史和职业病危害接触史、职业健康检查结果及处理情况以及职业病诊疗等健康资料。

2. 用人单位职业健康监护档案　主要包括用人单位职业卫生管理组织组成和职责、职业健康监护制度和年度职业健康监护计划、接触职业病危害因素人员名单、历次职业健康检查的文书（委托协议书、职业健康检查机构的健康检查总结报告和评价报告）、工作场所职业病危害因素监测结果、职业病诊断证明书和职业病报告卡、用人单位对职业病患者、患有职业禁忌证和已出现职业相关健康损害劳动者的处理和安置记录、用人单位在职业健康监护中提供的其他资料和职业健康检查机构记录整理的相关资料以及卫生行政部门要求的其他资料等。

(二) 职业健康状况分析

对职业从事者的职业健康监护资料应及时加以整理、分析、评价并反馈，使之成为开展和做好职业卫生工作的科学依据。评价方法分为个体评价和群体评价。个体评价主要反映个体接触量及其对健康的影响，群体评价包括作业环境中有害因素的强度范围、接触水平与机体的效应等。在分析和评价时，涉及的常用于反映职业性危害情况的指标有发病率、患病率、疾病构成比、平均发病工龄、平均病程期限等。

(三) 职业健康监护档案管理

职业健康监护档案管理是一项非常重要的工作，管理得好可以起到事半功倍的效果。职业健康监护工作过程中，要求有一支具有一定经验、精通本专业知识、熟悉相关学科知识的相对高学历组成的专业技术人员队伍。同时应由指定机构依照法规进行专门监督、指导，并制定一套完整的切实可行的管理模式。职业健康监护档案管理包括以下内容。

1. 用人单位应当依法建立职业健康监护档案，并按有关规定妥善保存。劳动者或劳动者委托代理人有权查阅劳动者个人的职业健康监护档案，用人单位不得拒绝或者提供虚假档案材料。劳动者离开用人单位时，有权索取本人职业健康监护档案复印件，用人单位应当如实、无偿提供，并在所提供的复印件上签章；

2. 职业健康监护档案应有专人管理，管理人员应保证档案只能用于保护劳动者健康的目的，并保证档案的保密性。用人单位发生分立、合并、解散、破产等情形时，其职业健康监护档案应当依照国家有关规定实施移交保管。

（杨曦伟）

第六节 工作场所健康促进

工作场所健康促进是健康促进的重要方面，同时也是职业卫生服务的内容之一。在工作场所开展健康促进保护和促进职业人群身心健康，从而保障企业和社会可持续发展国际上已达成普遍共识。20 世纪 90 年代中期以来，我国工作场所健康促进工作在政府的重视和世界卫生组织（WHO）的支持下逐步开展起来。《"健康中国 2030" 规划纲要》明确提出："开展职业病危害基本情况普查，健全有针对性的健康干预措施。强化职业病报告制度，开展用人单位职业健康促进工作,预防和控制工伤事故及职业病发生。"为落实《"健康中国 2030"规划纲要》推进健康中国建设,国务院编制印发了《"十三五"卫生与健康规划》,该规划明确了着力推进的职业病防治工作:开展职业病危害普查和防控,加强尘肺病等重点职业病监测和职业健康风险评估;提高医用辐射防护监测与危害控制水平;提升医疗卫生机构职业病报告、职业健康检查和职业病诊断、鉴定、救治能力;加强职业人群健康教育,推动用人单位落实职业病防治主体责任,开展用人单位职业健康促进试点。2019 年 7 月,我国出台了《健康中国行动(2019—2030 年)》,围绕疾病预防和健康促进两大核心,提出将开展包括实施职业健康保护行动在内的 15 个重大专项行动。职业健康保护行动主要依据《中华人民共和国职业病防治法》和有关职业病预防控制指南,分别提出劳动者个人、用人单位、政府应采取的举措。我国这些有关工作场所健康促进工作的推进与实施必将为进一步强化政府、社会、个人责任,加快推动工作场所健康促进理念,建立健全职业健康教育体系,全方位保障职业人群健康奠定坚实基础。

一、概念

工作场所健康促进(workplace health promotion,WHP)指从企业管理的各项策略、支持性环境、职工群体参与、健康教育以及卫生服务等方面,采取综合性干预措施,以期改善作业条件、改变职工不健康生活方式、控制健康危险因素、降低病伤及缺勤率,从而达到促进职工健康、提高职业生命质量和推动经济可持续发展的目的。

作业场所健康促进的目标是创造卫生、安全、满意和高效的作业环境;保护充满活力的人力资源;促进社会经济可持续发展。

二、内容

WHP 与面向社会群体的健康促进最主要的不同之处在于目标人群不同,工作场所健康促进所面对的是职业人群,尽管职业群体是社会群体的重要组成部分,但职业群体在社会特征上有其特殊性,特别是他们除了面临与普通人群相似的公众健康问题以外,比如肥胖、吸烟等,同时还面临职业有害因素的威胁。因此在规划职业人群健康促进计划时,应该充分考虑到他们的特殊性。

全面的工作场所健康促进内容,包括职业危害与安全、行为与生活方式、政策与服务、健康管理四个方面,表15-4列出了不同类型的一些具体内容。

表 15-4　工作场所健康促进的内容

类别	内容
职业危害与安全	生产环境中的有害因素(包括化学性、物理性、生物性因素)
	职业紧张(生理紧张、心理紧张)
	职业安全
行为与生活方式	工作场所控烟
	预防酒精及药物滥用
	运动与健身
	合理营养
	体重控制
政策与服务	职业卫生法规、卫生标准、管理制度
	健康政策
	卫生服务利用
健康管理	健康危险因素评价
	健康体检
	自我保健
	心理健康咨询
	心血管系统疾病、糖尿病、艾滋病等

　　工作场所健康促进以健康教育为主,同时结合组织建设、政策开发、环境营造、社区动员、促进参与、能力建设等综合措施。健康促进的具体内容应该建立在形势分析的基础上,即充分评估目标群体面临的健康风险与威胁,根据资源和人力情况,确定优先领域和内容,实事求是地制定健康促进计划。

三、实施

　　创建成功的工作场所健康促进实践,既要重视健康促进的内容,也要重视实施健康促进的过程,两者同等重要。要本着持续改进的思想,在实施过程中不断改进完善健康促进项目,尽可能保证卫生、安全和健康项目满足各方需求并持续发展下去。

(一) 基本情况调查

工作场所健康促进的基本出发点就是针对所存在的影响健康的行为危险因素(亦包括环境中的危险因素),通过各种途径的健康教育和其他的干预措施,矫正不健康行为,建立良好的生活习惯和工作方式,以促进自身和他人的健康。实施健康促进的前提是充分评估职业人群面临的主要健康问题及需求,以确定在该群体中开展健康促进的目标,设计健康促进方案、干预实施和效果评价的途径,即构成一项完整的"系统工程"。

(二) 干预实施

实施职业健康促进通常需要诸多部门协作,亦属于多方参与、共同协作的综合性项目。1990 年,WHO 关于在发展中国家实施健康促进规划中提出了三条基本原则,即政府政策倡导、社会环境支持、授权公众参与,构成了健康促进的核心。1992—1995 年在我国实施的上海工厂健康促进示范项目,实施中的重要内容包括政策导向、环境支持、规划实施、实施过程监测、目标人群健康意识、参与素质等方面变化的信息收集。

国家职业病防治规划(2016—2020 年)明确提出了八大主要任务,其中之一就是有关开展宣传教育和健康促进:动员全社会参与,充分发挥主流媒体的权威性和新媒体的便捷性,广泛宣传职业病防治法律法规和相关标准,普及职业病危害防治知识。积极利用"职业病防治法宣传周"开展各种形式的宣传活动,提高宣传教育的针对性和实效性。督促用人单位重视工作场所的职业健康宣传教育工作。创新方式方法,开展健康促进试点,推动"健康企业"建设,营造有益于职业健康的环境。巩固健康教育成果,更新健康促进手段,及时应对产业转型、技术进步可能产生的职业健康新问题。

2019—2030 年,我国将实施职业健康保护行动:针对不同职业人群,倡导健康工作方式,落实用人单位主体责任和政府监管责任,预防和控制职业病危害,完善职业病防治法规标准体系,鼓励用人单位开展职工健康管理,加强尘肺病等职业病救治保障。预期目标到 2022 年和 2030 年,工伤保险参保人数稳步提升,并实现工伤保险法定人群参保全覆盖;接尘工龄不足 5 年的劳动者新发尘肺病报告例数占年度报告总例数的比例实现明显下降,并持续下降;辖区职业健康检查和职业病诊断服务覆盖率分别为 ≥ 80% 和 90%。

(三) 效果评价

为了保证工作场所健康促进项目运行质量,需要对项目实施的效果进行分析评价,以总结、反馈,不断修正、完善。监测评价可分为过程评价、近期或中期效果评价以及远期或结局评价三个阶段。过程评价主要是分析项目活动的进展情况及存在的问题;近期效果着重评价影响行为的"三大因素"是否有所改变,中期效果评价由关注行为危险因素是否有所降低,常见病、多发病是否呈现控制趋势以及作业环境是否有所改善等;远期评价则关注最终目标的实现程度,包括发病率、工伤率、医疗卫生服务的有效性与可及性以及社会和经济效益等。

(杨曦伟)

附录

本教材涉及的职业病种类及相应诊断标准

附表 1　本教材涉及的职业病种类及相应现行诊断标准

	职业病种类	相应诊断标准	诊断标准编号
尘肺病	1. 矽肺	职业性尘肺病的诊断	GBZ 70—2015
	2. 煤工尘肺	职业性尘肺病的病理诊断	GBZ 25—2014
	3. 石墨尘肺		
	4. 碳黑尘肺		
	5. 石棉肺		
	6. 滑石尘肺		
	7. 水泥尘肺		
	8. 云母尘肺		
	9. 陶工尘肺		
	10. 铝尘肺		
	11. 电焊工尘肺		
	12. 铸工尘肺		
	13. 根据《职业性尘肺病的诊断》和《职业性尘肺病的病理诊断》可以诊断的其他尘肺病		
	注:石棉肺、滑石尘肺、云母尘肺和水泥尘肺均属于硅酸盐肺		
其他呼吸系统	1. 金属及其化合物粉尘肺沉着病	职业性金属及其化合物粉尘(锡、铁、锑、钡及其化合物等)肺沉着病的诊断	GBZ 292—2017
	2. 硬金属肺病	职业性硬金属肺病的诊断	GBZ 290—2017
	3. 棉尘病	职业性棉尘病的诊断	GBZ 56—2016
	4. 过敏性肺炎	职业性过敏性肺炎的诊断	GBZ 60—2014

续表

	职业病种类	相应诊断标准	诊断标准编号
职业中毒	1. 铅及其化合物中毒(不包括四乙基铅)(1)	职业性慢性铅中毒的诊断	GBZ 37—2015
	2. 汞及其化合物中毒(2)	职业性汞中毒诊断标准	GBZ 89—2007
	3. 砷化氢中毒(12)	职业性急性砷化氢中毒的诊断	GBZ 44—2016
	4. 砷及其化合物中毒(10)	职业性砷中毒的诊断	GBZ 83—2013
	5. 镉及其化合物中毒(4)	职业性镉中毒的诊断	GBZ 17—2015
	6. 锰及其化合物中毒(3)	职业性慢性锰中毒诊断标准	GBZ 3—2006
	7. 刺激性气体	职业性急性化学物中毒性呼吸系统疾病诊断标准	GBZ 73—2009
	8. 氯气中毒(13)	职业性急性氯气中毒诊断标准	GBZ 65—2002
	9. 氮氧化合物中毒(18)	职业性急性氮氧化物中毒诊断标准	GBZ 15—2002
	10. 氨中毒(16)	职业性急性氨中毒的诊断	GBZ 14—2015
	11. 光气中毒(15)	职业性急性光气中毒的诊断	GBZ 29—2011
	12. 一氧化碳中毒(19)	职业性急性一氧化碳中毒诊断标准	GBZ 23—2002
	13. 硫化氢中毒(21)	职业性急性硫化氢中毒诊断标准	GBZ 31—2002
	14. 氰及腈类化合物中毒(24)	职业性急性氰化物中毒诊断标准	GBZ 209—2008
	15. 苯中毒(28)	职业性苯中毒的诊断	GBZ 68—2013
	16. 甲苯中毒(29)	职业性急性甲苯中毒的诊断	GBZ 16—2014
	17. 二氯乙烷中毒(35)	职业性急性1,2-二氯乙烷中毒的诊断	GBZ 39—2016
	18. 正己烷中毒(31)	职业性慢性正己烷中毒的诊断	GBZ 84—2017
	19. 二硫化碳中毒(20)	职业性慢性二硫化碳中毒诊断标准	GBZ 4—2002
	20. 苯的氨基及硝基化合物(不包括三硝基甲苯)中毒(41)	职业性急性苯的氨基、硝基化合物中毒的诊断	GBZ 30—2015
	21. 三硝基甲苯中毒(42)	职业性慢性三硝基甲苯中毒的诊断	GBZ 69—2011
	22. 氯乙烯中毒(38)	职业性氯乙烯中毒的诊断	GBZ 90—2017

续表

	职业病种类	相应诊断标准	诊断标准编号
职业中毒	23. 氰及腈类化合物中毒(24)	职业性急性丙烯腈中毒诊断标准	GBZ 13—2016
	24. 有机氟聚合物单体及其热裂解物中毒(34)	职业性急性有机氟中毒诊断标准	GBZ 66—2002
	25. 其他化学中毒(60)二异氰酸甲苯酯	职业性急性化学中毒呼吸系统疾病诊断标准	GBZ 73—2009
		职业性哮喘诊断标准	GBZ 57—2008
	26. 有机磷中毒(50)	职业性急性有机磷杀虫剂中毒诊断标准	GBZ 8—2002
	27. 拟除虫菊酯类中毒(54)	职业性急性拟除虫菊酯中毒诊断标准及处理原则	GBZ 43—2002
	28. 氨基甲酸酯类中毒(51)	职业性急性氨基甲酸酯杀虫剂中毒诊断标准	GBZ 52—2002
物理因素所致职业病	1. 中暑	职业性中暑的诊断	GBZ 41—2019
	2. 冻伤	职业性冻伤的诊断	GBZ 278—2016
	3. 减压病	职业性减压病的诊断	GBZ 24—2017
	4. 高原病	职业性高原病诊断标准	GBZ 92—2008
	5. 航空病	职业性航空病诊断标准	GBZ 93—2002
	6. 手臂振动病	职业性手臂振动病的诊断	GBZ 7—2014
	7. 激光所致眼(角膜、晶状体、视网膜)损伤	职业性激光所致眼(角膜、晶状体、视网膜)损伤的诊断	GBZ 288—2017
放射病	1. 内照射放射病	内照射放射病诊断标准	GBZ 96—2011
	2. 放射性肿瘤	职业性放射性肿瘤判断规范	GBZ 97—2017
	3. 外照射亚急性放射病	外照射亚急性放射病诊断标准	GBZ 99—2002
	4. 外照射放射性骨损伤	外照射放射性骨损伤诊断	GBZ 100—2010
	5. 放射性甲状腺疾病	放射性甲状腺疾病诊断标准	GBZ 101—2011
	6. 放冲复合伤	放冲复合伤诊断标准	GBZ 102—2007
	7. 放烧复合伤	放烧复合伤诊断标准	GBZ 103—2007
	8. 外照射急性放射病	职业性外照射急性放射病诊断	GBZ 104—2017
	9. 外照射慢性放射病	职业性外照射慢性放射病诊断	GBZ 105—2017

续表

职业病种类		相应诊断标准	诊断标准编号
放射病	10. 放射性皮肤损伤	职业性放射性皮肤损伤诊断	GBZ 106—2016
	11. 放射性性腺疾病	职业性放射性性腺疾病诊断	GBZ 107—2015
	12. 放射性疾病	职业性放射性疾病诊断总则	GBZ 112—2017
生物因素所致职业病	1. 炭疽	炭疽诊断	WS 283—2008
	2. 森林脑炎	职业性森林脑炎诊断标准	GBZ 88—2002
	3. 布鲁氏菌病	布鲁氏菌病诊断	WS 269—2019
	4. 艾滋病(限于医疗卫生人员及人民警察)	艾滋病和艾滋病病毒感染诊断	WS 293—2019
	5. 莱姆病	职业性莱姆病的诊断	GBZ 324—2019
	6. 职业性传染病	职业性传染病的诊断	GBZ 227—2017
职业性皮肤病	1. 接触性皮炎	职业性接触性皮炎的诊断	GBZ 20—2019
	2. 光接触性皮炎	职业性光接触性皮炎诊断标准	GBZ 21—2006
	3. 电光性皮炎	职业性电光性皮炎诊断标准	GBZ 19—2002
	4. 黑变病	职业性黑变病诊断标准	GBZ 22—2002
	5. 痤疮	职业性痤疮诊断标准	GBZ 55—2002
	6. 溃疡	职业性皮肤溃疡诊断标准	GBZ 62—2002
	7. 化学性皮肤灼伤	职业性化学性皮肤灼伤诊断标准	GBZ 51—2009
	8. 白斑	职业性白斑的诊断	GBZ 236—2011
	9. 其他职业性皮肤病	职业性皮肤病的诊断总则	GBZ 18—2013
职业性眼病	1. 化学性眼部灼伤	职业性化学性眼灼伤的诊断	GBZ 54—2017
	2. 电光性眼炎	职业性急性电光性眼炎(紫外线角膜结膜炎)诊断标准	GBZ 9—2002
	3. 职业性白内障(含放射性白内障、三硝基甲苯白内障)	①放射性放射性白内障的诊断	①GBZ 95—2014
		②职业性三硝基甲苯白内障诊断标准	②GBZ 45—2010
		③职业性白内障诊断标准	③GBZ 35—2010

	职业病种类	相应诊断标准	诊断标准编号
职业性耳鼻喉口腔疾病	1. 噪声聋	职业性噪声聋的诊断	GBZ 49—2014
	2. 铬鼻病	职业性铬鼻病的诊断	GBZ 12—2014
	3. 牙酸蚀病	职业性牙酸蚀病的诊断	GBZ 61—2015
	4. 爆震聋	职业性爆震聋的诊断	GBZ/T238—2011
职业性肿瘤	1. 石棉所致肺癌、间皮瘤 2. 联苯胺所致膀胱癌 3. 苯所致白血病 4. 氯甲醚、双氯甲醚所致肺癌 5. 砷及其化合物所致肺癌、皮肤癌 6. 氯乙烯所致肝血管肉瘤 7. 焦炉逸散物所致肺癌 8. 六价铬化合物所致肺癌 9. 毛沸石所致肺癌、胸膜间皮瘤 10. 煤焦油、煤焦油沥青、石油沥青所致皮肤癌 11. β-萘胺所致膀胱癌	职业性肿瘤的诊断	GBZ 94—2014
其他职业病	1. 滑囊炎（限于井下工人）	煤矿井下工人滑囊炎诊断标准	GBZ 82—2002
	2. 金属烟热	金属烟热诊断标准	GBZ 48—2002
	3. 股静脉血栓综合征、股动脉闭塞症或淋巴管闭塞症（限于刮研作业人员）	职业性股静脉血栓综合征、股动脉闭塞症或淋巴管闭塞症的诊断	GBZ 291—2017

主要参考文献与信息资源

一、主要参考文献

［1］ JOSEPH LADOU. Current Occupational and Environmental Medicine, 4th edition. The McGrow Hill (North America), 2006.

［2］ 邬堂春. 职业卫生与职业医学. 8版. 北京：人民卫生出版社, 2017.

［3］ 孙贵范. 职业卫生与职业医学. 7版. 北京：人民卫生出版社, 2012.

［4］ 赖亚辉, 王明华. 放射防护学. 北京：中国医药科技出版社, 2007.

［5］ 傅华. 预防医学. 7版. 北京：人民卫生出版, 2018.

［6］ 朱启星. 卫生学. 9版. 北京：人民卫生出版社, 2018.

［7］ Mary Alice Statkiewicz Sherer, et al. Radiation Protection in medical radiography (6th edition). MOSBY ELSEVIER, 2011.

［8］ CHENRILYN TILLMAN. Principles of Occupational Health & Hygience: An introduction. 2007.

［9］ HEALEY B J, WALKER K T. Introduction to occupational health in public health practice. New York: Jossey-Bass, 2009.

［10］ 切瑞林·蒂尔曼主编, 朱明若, 黄汉林等译. 职业卫生导则. 北京：化学工业出版社, 2011.

［11］ 徐桂芹. 职业病危害因素检测实验教程. 北京：清华大学出版社, 2018.

［12］ 高世民. 职业卫生监督管理培训教材. 3版. 北京：煤炭工业出版社, 2014.

［13］ 高世民. 职业卫生评价与检测. 北京：煤炭工业出版社, 2013.

二、信 息 资 源

［1］ 中华人民共和国国家卫生健康委员会官网：http://www. nhc. gov. cn/.

［2］ 中国疾病预防控制中心官网：http://www. chinacdc. cn/.

［3］ 迈向健康中国2030官网：http://health. people. com. cn/GB/26466/401878/406639/index. html.

［4］ 国家煤矿安全监察局官网：https://www. chinacoal-safety. gov. cn/.

［5］ 中华人民共和国应急管理部官网：https://www. mem. gov. cn/.

［6］ 国家卫生健康委职业安全卫生研究中心官网：http://www. niosh. org. cn/.